Michaela Studer

DIE ERNÄHRUNGS-LEHRE

Denken beim Essen

Die Ernährungslehre
Denken beim Essen

Redaktion
Carlos Egli, eidg. dipl. Küchenchef, dipl. Berufsschullehrer, Baden-Rütihof
Erhard Gall, eidg. dipl. Küchenchef, dipl. Berufsschullehrer, Bern
Andreas Häring, eidg. dipl. Küchenchef, dipl. Berufschullehrer, Liestal
Max Lüthi, eidg. dipl. Küchenchef, Berufsschullehrer, Ulisbach

Verlagsredaktion
Roger Augsburger, eidg. dipl. Küchenchef / Produktionsleiter, Greppen
Walter Röllin, eidg. dipl. Küchenchef, Weggis

Fachlich-wissenschaftliche Beratung
Christof Mannhart, Dipl. Ing. ETH, Wolfhausen
Ernährungsbeauftragter am Bundesamt für Sport, Magglingen

Gestaltung, Produktion
Grafisches Konzept, Illustrationen:
MACH AG Communications, Baden, Julien Gründisch
Koordination, Produktion:
MACH AG Communications, Baden, Arlette Hochreutener
Layout und Satz: Heidy Schuppisser, Baden
Korrektorat: Alois Boss, Baden
Druck: buag Grafisches Unternehmen AG, Baden-Dättwil

Empfohlen durch die Schweizerische Gastronomiefachlehrer-Vereinigung

Papier: weiss matt gestrichen holzfrei, 135 gm^2
Schriften: Mignon, ITC Officina Sans

© Hotel & Gastro *formation,* Weggis
3. Auflage 2003

ISBN-Nr. 3-9522214-0-6

Was wir von Inaktivität und falscher Ernährung zu erwarten haben

Noch mehr Fastfood-Anbieter an jeder Strassenecke, noch mehr Fertigmahlzeiten in den Regalen der Grossverteiler, noch mehr Sandwiches, Energie- und Süssgetränke am Kiosk, noch mehr Pizza-Kuriere... entspricht dies der Verpflegung der Zukunft?

Wir leben heute in einer Zeit voller Widersprüche, geprägt durch viel Hektik und zu wenig körperliche Aktivität. Zwar finden wir ein breites Angebot gesunder Lebensmittel vor, essen aber trotzdem zu viel, zu fett und zu süss. Und diese Inaktivität kombiniert mit den falschen Essgewohnheiten ist massgeblich an der Entstehung der häufigsten Zivilisationskrankheiten wie Übergewicht, Herzinfarkt, Hirninfarkt, Altersdiabetes, Bluthochdruck, Krebs etc. beteiligt. Was hat dies nun mit Ihnen zu tun? Sehr viel, denn Sie lernen in Ihrer Berufspraxis hochwertige, frische Nahrungsmittel auszuwählen, diese vielseitig zu kombinieren, sie schonend und schmackhaft zuzubereiten und ansprechend zu präsentieren. Zusätzlich wird Ihnen in den folgenden Kapiteln viel Wissen, sei es über Kohlenhydrate, Fette, Proteine und Nahrungsfasern oder über Vitamine, Mineralstoffe, Spurenelemente und bioaktive Substanzen in Pflanzen, vermittelt. Investieren Sie in eine gesündere Zukunft, indem Sie Ihre Kochkünste mit Ihrem Fachwissen rund um die Ernährung kombinieren und mit viel Freude und Motivation Ihre Gäste, Ihre Familie und auch sich selbst mit gesunden, qualitativ hochwertigen Mahlzeiten verwöhnen.

Christof Mannhart
Dipl. Ing. ETH, Ernährungsbeauftragter am Bundesamt für Sport, Magglingen,
und beim Schweizerischen Olympischen Verband

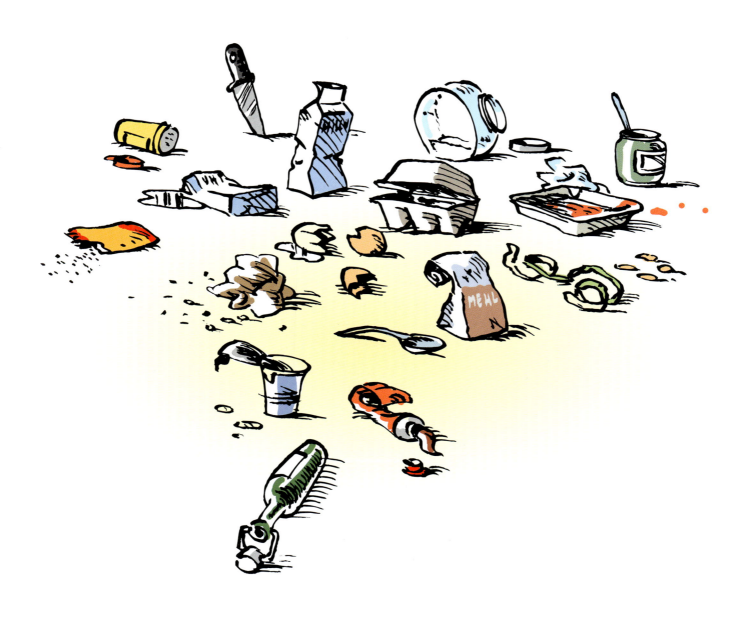

1 Anforderungen an eine gesunde Ernährung

Die Entwicklungsgeschichte der Ernährung des Menschen zeigt eine deutliche Betonung pflanzlicher Kost, ergänzt durch unterschiedliche Mengen vom Tier stammender Lebensmittel. Dies bestätigen auch die anatomischen und physiologischen Merkmale des Menschen. Die Ernährung des Menschen unterliegt kulturabhängig einem steten Wandel. Trotz Verringerung der körperlich schweren Arbeit nehmen viele Menschen eine zu energiereiche Nahrung auf. Während besonders in den wohlhabenden Industrieländern Teile der Bevölkerung überernährt sind, sind in grossen Teilen Afrikas, Asiens und Südamerikas Mangelernährung oder Hunger anzutreffen.

1.1 Grundlagen einer vollwertigen Ernährung

Eine gesunde und wohlschmeckende Ernährung fördert die Gesundheit, indem sie uns hilft, Zivilisationskrankheiten zu verhüten. Viele Faktoren beeinflussen unser Ernährungsverhalten: individuelle Bedürfnisse und Gelüste, das tägliche Befinden, das soziale Umfeld, das aktuelle Nahrungsmittelangebot, die Werbung. In unserem industriell geprägten Zeitalter wird die Ernährung auch beeinflusst von Lebens- und Arbeitsbedingungen, von der Esskultur, aber auch von modischen Trends und nicht zuletzt auch von unseren finanziellen Mitteln. Eine vollwertige Mischkost besteht aus einer Auswahl von pflanzlichen und tierischen Lebensmitteln. Sie bietet alle Voraussetzungen, sich gesund zu ernähren.

1.2 Ernährungsempfehlungen

Fette und Öle

Fette sollten in einer ausgewogenen Ernährung zwischen 25 und 30% des Gesamtenergiebedarfs ausmachen. Dies entspricht je nach Körpergewicht, Grösse und Aktivität 60 bis 80g pro Tag. Zunehmend an Bedeutung gewinnen die einfach ungesättigten Fettsäuren, zum Beispiel Ölsäure, die vor allem in Olivenöl und Rapsöl vorkommt. Ihr wird – wie den mehrfach ungesättigten Fettsäuren – ein Cholesterin senkender Einfluss zugeschrieben.

Fett hat den höchsten Energiewert ($1g \cong 39\,kJ$). Wenn zu viel gegessen wird, wird aufgenommenes Fett im Körper gespeichert und kann zu Übergewicht führen. Da viele Menschen daran leiden und Übergewicht die Entstehung von vielen Zivilisationskrankheiten fördert, sollte man versuchen, die Energiezufuhr durch eine verminderte Fettzufuhr zu reduzieren, und folgende Massnahmen anstreben:

- einen mässigen Gebrauch von Streichfetten (Butter, Margarine)
- die Anwendung fettsparender Garmethoden und schonender Umgang mit Fetten
- hochwertige Fette mit einem hohen Anteil an essenziellen oder einfach ungesättigten Fettsäuren sind vorzuziehen

Süssigkeiten

Süssigkeiten sollte man mit Mass geniessen. Einerseits enthalten sie oft verstecktes Fett und anderseits liefert Zucker nur Energie, keine Vitamine, Mineralstoffe, sekundäre Pflanzenstoffe oder Nahrungsfasern. Daher sollte man pro Tag höchstens eine kleine Süssigkeit essen.

Fleisch, Fisch, Eier und Hülsenfrüchte

Diese Lebensmittel enthalten reichlich Proteine. Sie sollten in einer ausgewogenen Ernährung nicht mehr als 12 bis 15% des gesamten Energiebedarfs ausmachen. Fleisch enthält Proteine von hoher biologischer Wertigkeit, viele weitere Wirkstoffe und ist ein wesentlicher

Vitamin- und Mineralstofflieferant. Das Eisen im Fleisch kann der menschliche Organismus besonders gut verwerten. Fleisch in geringen Mengen kann ein wertvoller Nährstofflieferant sein. Fleisch und Fleischwaren enthalten aber auch Fett, Cholesterin und Purine (Bestandteile der Zellkerne).

Meerfische sind gute Jodquellen. Den in fetten Wildfischen enthaltenen Omega-3-Fettsäuren wird eine günstige Wirkung auf die Gesundheit des Menschen nachgesagt. Omega-3-Fettsäuren sind mehrfach ungesättigte Fettsäuren, die zur Familie der Linolensäure gehören und auch in pflanzlichen Ölen (Soja-, Leinsamen-, Raps- und Weizenkeimöl) vorkommen. Bei einer vollwertigen, gesunden Ernährung sind zwei bis drei Fischmahlzeiten pro Woche empfehlenswert. Fische sind zudem leicht verdaulich.

Eier sind preiswerte und konzentrierte Nährstofflieferanten, besonders das Eigelb. Es ist wesentlich proteinreicher und enthält zusätzlich noch Fett. Ausserdem enthält es die Vitamine A, D, E und K sowie fast alle Vitamine der B-Gruppe, aber auch reichlich Cholesterin.

Aus Fleisch und Eiern sollte daher sehr bewusst ausgewählt werden. Hülsenfrüchte haben unter den pflanzlichen Lebensmitteln den höchsten Protein-Anteil (etwa 20 %). Zudem enthalten sie Kohlenhydrate (etwa 50 %), Nahrungsfasern (etwa 15 %), Mineralstoffe (vor allem Kalium, Calcium, Eisen, Magnesium) und sekundäre Pflanzenstoffe (Farbstoffe, Aroma- und Geschmacksstoffe). Der Vitamingehalt beschränkt sich vorwiegend auf die Vitamine der B-Gruppe sowie auf Vitamin E.

Milch und Milchprodukte

Milch enthält, ähnlich wie das Ei und das Getreidekorn, viele Nähr- und Wirkstoffe, die wir zum Leben brauchen. Lebenswichtig ist Milch vor allem für Heranwachsende. Das Milch-Protein ist hochwertig, das Milchfett bekömmlich, weil es in emulgierter Form vorliegt. Der Milchzucker hat günstige physiologische Eigenschaften, wird aber nicht von allen Personen vertragen. Mineralstoffe und Vitamine runden das Bild des vollwertigen Lebensmittels ab. Der Gehalt an Calcium und Phosphor, die beide für den Aufbau und Erhalt der Knochen wichtig sind, ist hoch. Reich ist die Milch auch an dem wasserlöslichen Vitamin B_2 sowie an den fettlöslichen Vitaminen A und D.

Getreideprodukte und Kartoffeln

Getreide ist der wichtigste Kohlenhydratlieferant in Form von Stärke (zirka 60 bis 70 % des Getreidekorns), aber auch ein wichtiger Lieferant von pflanzlichem Protein (zirka 7 bis 13 %). Das volle Korn mit dem Keimling, der Aleuronschicht und der Schale soll bevorzugt werden, da sich hier die meisten Vitamine, Mineralstoffe, Proteine, sekundäre Pflanzenstoffe und Nahrungsfasern befinden. Vollkornprodukte sind besser verdaulich, wenn das Korn feingeschrotet oder gemahlen wurde.

Kartoffeln enthalten rund 15 bis 20 % Stärke, liefern bedeutend weniger Energie, dafür ist das Vitamin C speziell in ihnen sehr speicherfähig (Lagerkartoffeln enthalten daher immer noch eine beachtliche Menge an Vitamin C). Sie enthalten wenig, aber sehr wertvolles Protein (zirka 2 %).

55 bis 60 % des Gesamtenergiebedarfs sollten mit Kohlenhydraten abgedeckt werden, davon möglichst viel in Form von Stärke (Vollkornprodukte und Kartoffeln).

Obst

Obst enthält neben verschiedenen Zuckerarten viele Vitamine (insbesondere Vitamin C und Carotin), Mineralstoffe (vor allem Eisen, Phosphor, Kalium, Magnesium und Calcium), sekundäre Pflanzenstoffe und Nahrungsfasern, es ist – wie das Gemüse – wegen des hohen Wassergehalts sehr energiearm.

Die im Obst (wie auch in Gemüse und Hülsenfrüchten) enthaltenen sekundären Pflanzenstoffe sind bioaktive Substanzen, die das Immunsystem stärken und entzündungshemmend, blutdruckregulierend, Cholesterin senkend sowie Krebs hemmend wirken können.

Nüsse mit rund 50 bis 60 % Fett und 15 bis 20 % Protein sowie Avocados mit rund 20 % Fett sind dagegen sehr energiereich. Obst sollte nach Möglichkeit roh gegessen werden und ist eine Alternative zu Süssigkeiten. Tiefkühlroheware kommt im Nährwert dem Frischobst nahe. Sterilisiertes Obst in Gläsern oder Dosen enthält häufig nur noch wenig von den hitzeempfindlichen Vitaminen und muss aus Gründen der Haltbarkeit stark gezuckert werden.

Lebensmittel vor 50 Jahren und heute
Durchschnittlicher jährlicher Verbrauch von Nahrungsmitteln je Einwohner in kg

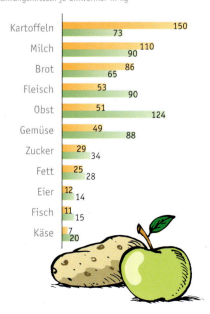

	vor 50 Jahren	heute
Kartoffeln	150	73
Milch	110	90
Brot	86	65
Fleisch	53	90
Obst	51	124
Gemüse	49	88
Zucker	29	34
Fett	25	28
Eier	12	14
Fisch	11	15
Käse	7	20

Gemüse

Gemüse enthält viele Vitamine, Mineralstoffe, sekundäre Pflanzenstoffe, Nahrungsfasern und Wasser, aber wenig Energie.

Ein Teil sollte immer roh gegessen werden. Die im Gemüse enthaltenen sekundären Pflanzenstoffe helfen mit, zahlreichen Zivilisationskrankheiten vorzubeugen, und können somit die ideale Basis zur Gesundheitsförderung und Gesundheitserhaltung bilden.

Gemüse, mit etwas hochwertigem Fett zubereitet, erhöht die Aufnahme der fettlöslichen Vitamine. Lange Warmhaltezeiten sind zu vermeiden (Verlust an Vitaminen, Geschmack und oft auch an Aussehen). Wegen der Auslaugverluste (wasserlösliche Vitamine, Mineralstoffe) die Kochflüssigkeit von Gemüse möglichst weiterverwenden.

Getränke und Alkoholika

Der Wasserhaushalt des menschlichen Körpers wird durch Hormone geregelt. Wasseraufnahme und -abgabe halten sich bei einem gesunden Menschen die Waage. Die täglich notwendige Flüssigkeitsmenge (ungefähr 1,5 bis 2,5 Liter) sollte durch Trink- / Leitungswasser, Mineralwasser, verdünnte Obst- und Gemüsesäfte oder ungesüsste Früchte-, Kräuter-, Grün- oder Schwarztees gedeckt werden, damit die Stoffwechselprozesse und der Kreislauf nicht zu stark belastet werden. Diverse süsse Getränke tragen zu einem sehr hohen Zuckerkonsum bei, fördern Karies, Übergewicht und andere Zivilisationskrankheiten, sie sind deshalb nur bedingt zu empfehlen. Alkoholhaltige Getränke sind keine geeigneten Durstlöscher.

Kurz zusammengefasst:

- Öle, Fette, Zucker und Süsses: sparsam
- Milch, Milchprodukte, Fisch, Fleisch, Eier, Hülsenfrüchte: mässig, auf den Fettgehalt achten
- Getreideprodukte, Kartoffeln: nach Appetit
- Obst, Gemüse: reichlich, nach Herzenslust
- Wasser, alkohol- und zuckerfreie Getränke: bei jeder Gelegenheit

Die nachfolgenden Empfehlungen gewährleisten (im Sinne einer ausgewogenen Mischkost) eine ausreichende Zufuhr von Energie, Nähr- und Schutzstoffen und damit eine gesunde Ernährungsweise.

Die Angaben sind für «Durchschnittspersonen» gedacht, das heisst für Erwachsene mit normaler körperlicher Aktivität und somit durchschnittlichem Energie- und Nährstoffbedarf. Für andere Personengruppen (Kinder, Jugendliche, Spitzensportler, Schwangere) ergeben sich Abweichungen.

Alkohol
pro Tag höchstens 1–2 Gläser Wein oder Bier

Fette und Öle
pro Tag: 10 g unerhitztes Oliven-, Weizenkeim-, Soja- oder Rapsöl; 10 g Bratfett, Erdnuss- oder Olivenöl; 10 g Streichfett als Butter oder Margarine; 1 fettreiche Speise (Frittiertes, Käsespeise, Rösti, Wurst, Paniertes, Patisserie, Rahmsauce)

Milch und Milchprodukte
pro Tag 2 bis 3 Portionen Milchprodukte (1 Portion ≙ 2 dl Milch oder 1 Joghurt oder 30 g Hartkäse oder 60 g Weichkäse)

Gemüse
pro Tag 3 bis 4 Portionen, davon einmal roh (1 Portion ≙ 100 g rohes oder 150–200 g gekochtes Gemüse, 50 g Blatt- oder 100 g Mischsalat)

Getränke
mindestens 1,5 l ungezuckerte und alkoholfreie Getränke

Süssigkeiten
pro Tag höchstens eine kleine Süssigkeit (1 Riegel Schokolade, 1 Stück Patisserie, eine Portion Glace)

Fleisch, Fisch, Eier und Hülsenfrüchte
2–4-mal pro Woche 1 Portion Fleisch (80–120 g) einmal pro Woche statt Frischfleisch Gepökeltes maximal einmal pro Monat Innereien pro Woche zu empfehlen 1–2 Portionen Fisch (1 Portion ≙ 100–120 g) pro Woche 1–3 Eier (inklusive Verarbeitung) pro Woche 1–2 Portionen Hülsenfrüchte (1 Portion ≙ 40–60 g Trockengewicht) oder Tofu

Getreideprodukte und Kartoffeln
pro Tag 3 Portionen stärkehaltige Beilagen wie Brot, Kartoffeln, Teigwaren, Reis oder anderes Getreide

Früchte
pro Tag 2–3 Portionen Früchte, möglichst roh (1 Portion ≙ 1 Apfel oder 1 Banane oder 3 Zwetschgen oder 100 g Beeren)

10 Regeln für eine richtige Ernährung

Regel 1: Vielseitig – aber nicht zu viel

Fit und leistungsfähig sind wir nur, wenn unsere Nahrung die notwendigen Nährstoffe in ausreichender Menge, im richtigen Verhältnis und in der richtigen Form enthält. Die Nahrung soll aus pflanzlichen und tierischen Lebensmitteln zusammengestellt werden. Die Empfehlung lautet: Der Körper braucht eine vielseitige, abwechslungsreiche Ernährung, um seinen Bedarf an den verschiedenen lebenswichtigen Nährstoffen zu decken. Abwechslungsreiches Essen schmeckt und ist vollwertig.

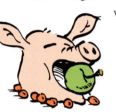

Regel 2: Weniger Fett und fettreiche Lebensmittel

Der Hauptgrund für die häufige Verwendung von Fett ist seine Fähigkeit, zahlreiche Geschmacks- und Aromastoffe zu lösen, was zu einer Geschmacksverstärkung führt.

Fett ist geballte Energie, die als Vorrat für grosse körperliche Leistungen gedacht ist. Überschüssige Energie wird in den Fettzellen gespeichert, was zu Übergewicht führt. Wenn zu viel gegessen wird, macht zu viel Fett «fett» und krank (Herz-, Kreislaufkrankheiten, Bluthochdruck, Diabetes Typ 2, Gelenkbeschwerden, Gicht und viele andere Krankheiten).

Ausser den reinen Fettstoffen liefern viele Nahrungsmittel versteckte Fette, die äusserlich nicht sichtbar sind: zum Beispiel Wurstwaren, Käse, Nüsse, Mayonnaise, Hollandaise, Rahmsaucen, Schokolade, Süssspeisen mit Rahm, Pommes chips, Pommes frites.

Regel 3: Würzig – aber nicht salzig

Salz ist für unseren Körper zur Aufrechterhaltung der Stoffwechselvorgänge sowie des Wasserhaushaltes notwendig. Wir essen im Durchschnitt 8 bis 12 g Kochsalz pro Tag. Dies ist etwa zwei- bis dreimal zu viel. Zu viel Salz verdirbt den Eigengeschmack der Speisen, kann zu einem hohen Blutdruck, zu Herz- und Kreislauferkrankungen führen. Zu viel Salz kann auch eine Ansammlung von Wasser im Gewebe bewirken und die Nieren stark belasten.

Unser Gaumen gewöhnt sich an eine bestimmte Salzkonzentration in der Nahrung. Darum ist es schwierig, den Salzkonsum zu reduzieren. Bestimmte Gemüse (Zwiebeln, Knoblauch), frische Kräuter und andere Gewürze helfen mit, auch mit weniger Salz schmackhafte Speisen herzustellen. Zudem helfen sie, mit ihrem hohen Gehalt an sekundären Pflanzenstoffen vielen Zivilisationskrankheiten vorzubeugen.

Regel 4: Wenig Süsses

Zucker sollte man sparsam verwenden. Zucker als Süssstoff und Geschmacksverstärker liefert nur so genannte leere Kalorien, das heisst nur Energie, aber keine Vitamine, Mineralstoffe, sekundäre Pflanzenstoffe oder Nahrungsfasern. Zudem hat die Zuckeraufnahme mit Süssigkeiten einen schlechten Einfluss auf unseren Blutzuckerspiegel, weil Zucker schnell resorbiert wird und die Sättigung nur von kurzer Dauer ist. Zu viel Zucker in den Speisen kann Karies, Zahnzerfall und weitere Zivilisationskrankheiten begünstigen.

Regel 5: Mehr Vollkornerzeugnisse

Vollkornprodukte (Reis, Brot, Teigwaren, Getreidekörner, Mehle, Flocken) enthalten im Gegensatz zu Weissmehlprodukten einen

- höheren Vitamin- (zum Beispiel B_1, B_2) und Mineralstoffgehalt (Eisen, Calcium, Phosphor),
- höheren Gehalt an Nahrungsfasern und sekundären Pflanzenstoffen,
- höheren Proteingehalt,
- höheren Fettgehalt, weil der Keimling sehr fettreich ist (um die Haltbarkeit zu steigern, wird der Keimling oft beim Mahlprozess entfernt),
- niedrigeren Stärkegehalt.

Nahrungsfasern beeinflussen die Verdauung und verschiedene Stoffwechselfunktionen.

Regel 6: Reichlich Kartoffeln, viel, viel Gemüse und Obst

Diese Kategorie von Lebensmitteln enthält viele Vitamine, Mineralstoffe, Nahrungsfasern, sekundäre Pflanzenstoffe und wegen des hohen Wassergehalts wenig Energie. Ausnahmen sind Nüsse und Avocados, die wegen ihres hohen Fettgehalts von Natur aus energiereich sind. Wenig bearbeitetes Gemüse und Obst sind am vitaminreichsten. Darum

- gehören diese Lebensmittel in den Mittelpunkt der Ernährung,
- sollte man täglich viel Gemüse (zum Beispiel als Salat) und Obst roh essen.

Regel 7:
Weniger tierisches Protein

Pflanzliches Protein ist ebenso wichtig wie tierisches. Tierische proteinreiche Lebensmittel enthalten häufig versteckte Fette, pflanzliche proteinreiche Lebensmittel dagegen oft Nahrungsfasern und sekundäre Pflanzenstoffe. Die fettreichen, wilden Meerfische (Lachs, Makrele, Hering, Thunfisch) sind hingegen sehr empfehlenswert (reich an Omega-3-Fettsäuren).

Nahrungsproteine können sich bei gleichzeitiger Aufnahme gegenseitig ergänzen. Einen guten Ergänzungswert haben:

- Getreideerzeugnisse mit fettarmen Milchprodukten, Fleisch, Fisch oder Ei
- Kartoffeln mit fettarmen Milchprodukten, Fleisch, Fisch oder Ei
- Hülsenfrüchte mit fettarmen Milchprodukten, Fleisch, Fisch, Ei oder Getreideerzeugnissen

Regel 8: Ausreichende Flüssigkeitszufuhr

Der menschliche Körper braucht täglich 2 bis 2,5 l Flüssigkeit, davon wird weniger als die Hälfte (40%) durch feste Nahrungsmittel aufgenommen (zum Beispiel Obst, Gemüse). Die täglich notwendige Flüssigkeitsmenge sollte durch Wasser, Mineralwasser, verdünnte Obst- und Gemüsesäfte oder ungesüssten Tee gedeckt werden. Alkoholische Getränke sind für den Flüssigkeitshaushalt und in grösseren Mengen aus gesundheitlichen Gründen nicht geeignet.

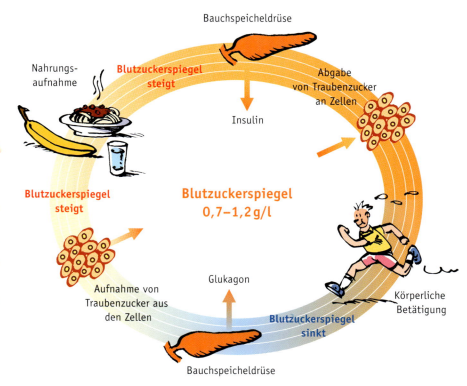

Mechanismen zur Regulierung des Blutzuckerspiegels
Nach der Nahrungsaufnahme steigt der Blutzuckerspiegel allmählich an. Dies veranlasst die Bauchspeicheldrüse, Insulin zu produzieren und die Leber- und Muskelzellen zur Aufnahme von Traubenzucker anzuregen. In diesen Zellen wird Traubenzucker in Form von Glykogen gespeichert. Sinkt der Blutzuckerspiegel allmählich, verhindern das Hormon Glukagon aus der Bauchspeicheldrüse und das Stresshormon Adrenalin aus den Nebennieren eine unerwünschte Senkung, indem aus Glykogen wieder Traubenzucker aufgebaut wird, der dem Blut zur Verfügung steht. Glukagon baut Glykogen aus der Leber ab, Adrenalin Glykogen aus den Muskeln. So pendelt sich der Blutzuckergehalt wieder auf den Normalwert ein.

Regel 9: Öfter kleinere Mahlzeiten

Normalerweise enthält unser Blut je Liter etwa 1 g Traubenzucker. Dieser dient den Zellen, insbesondere den Nervenzellen, als Energielieferant. Am leistungsfähigsten sind wir, wenn unser Blutzuckerspiegel möglichst ausgeglichen bleibt.

Bei 3 Hauptmahlzeiten und 2 bis 3 Zwischenmahlzeiten (Znüni, Zvieri) pro Tag verläuft die Blutzuckerkurve zwischen «Hungergrenze» und «Sättigungsgrenze». Wir sind den ganzen Tag geistig und körperlich leistungsfähig.

Bei nur 3, dafür grossen Mahlzeiten pro Tag zeigt die Blutzuckerkurve grosse Ausschläge.

Die Spitzen über die «Sättigungsgrenze» hinaus bedeuten: Zu viel gegessen, Völlegefühl, Müdigkeit, verminderte Leistungsfähigkeit. Die Spitzen unter die «Hungergrenze» bedeuten: Ungenügend gegessen, Schläfrigkeit, Konzentrationsschwierigkeiten, verminderte Leistungsfähigkeit.

Wer auf das Frühstück verzichtet, beginnt den Tag ohne Energiereserven. Dadurch kann die Leistungsfähigkeit im Verlauf des Vormittags stark beeinträchtigt sein. Dies gilt besonders für Jugendliche.

Fazit:

- Mit 3 Hauptmahlzeiten und 2 bis 3 Zwischenmahlzeiten erreichen wir einen ausgeglichenen Blutzuckerspiegel und ein gleichmässiges Wohlbefinden. Unsere geistige und körperliche Leistungsfähigkeit bleibt erhalten, wir

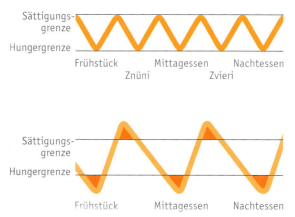

haben keine Ermüdungserscheinungen und verhindern unnötige Fettpolster, wenn zu den Zwischenmahlzeiten zum Beispiel Früchte gegessen werden.

- Mit 3 grossen Mahlzeiten belasten wir die Verdauungsorgane und erreichen einen starken Blutzuckeranstieg und -abfall (verbunden mit Hungergefühl, Absinken der Konzentration und der Leistungsfähigkeit).

Regel 10: Schmackhaft und schonend zubereiten

Kurze und schonende Zubereitungsverfahren erhalten Nährwert und Eigenaroma der Lebensmittel. Wasser laugt Mineralstoffe, Stärke, bestimmte Vitamine und Proteine aus.

Darum

- Rohstoffe möglichst vor dem Zerkleinern waschen
- Lebensmittel aller Art nicht im Wasser liegen lassen

- wenig Fett und wenig Flüssigkeit zum Garen benutzen (Kochflüssigkeit möglichst weiter verwenden)
- Speisen mit frischen Kräutern oder Rohgemüseanteil aufwerten
- schonende Garverfahren wählen
- Speisen nicht lange warm halten oder wieder erwärmen
- für «Mise en place» die Speisen schnell abkühlen und kurz vor Bedarf nochmals erhitzen (aufbereiten)

Essverhalten und Lebensstil

1.4

1.4.1 Falsche Ernährungsweise

Wir essen häufig
- zu viel
- das Falsche (zum Beispiel zu viel Fett)
- zu einseitig
- zu süss (und naschen zwischendurch)
- zu salzig
- zu nahrungsfaserarm
- zu hastig, zu unkontrolliert, zu unregelmässig

Wir trinken
- zu viel Alkohol
- zu viel energiereiche Getränke
- zu wenig ungezuckerte, alkoholfreie Getränke

1.4.2 Zu wenig Bewegung

Frauen und Männern in jedem Lebensalter wird mindestens eine halbe Stunde Bewegung täglich in Form von Alltagsaktivitäten oder Sport mit mindestens «mittlerer» Intensität empfohlen. Diese Basisempfehlung verspricht bedeutende und vielfältige Wirkungen auf Gesundheit und Lebensqualität. «Mittlere» Intensität weist jede körperliche Aktivität auf, bei der man zumindest etwas ausser Atem, aber nicht unbedingt ins Schwitzen kommt. Es ist nicht unbedingt notwendig, die halbe Stunde Bewegung am Stück zu absolvieren. Jede Bewegung, die länger als 10 Minuten dauert, kann über den Tag zusammengezählt werden.

Der wesentlichste Schritt zur Verbesserung der Gesundheit ist derjenige von der Inaktivität zu einer halben Stunde Bewegung täglich. Frauen und Männer,

die diese Basisempfehlungen bereits erreichen, können noch mehr für ihr Wohlbefinden, ihre Gesundheit und ihre Leistungsfähigkeit tun, wenn sie ein gezieltes Training von Ausdauer, Kraft und Beweglichkeit aufnehmen. Ein Training der Ausdauer oder der allgemeinen Fitness umfasst mindestens 3 Trainingseinheiten pro Woche über 20 bis 60 Minuten bei einer Intensität, die leichtes Schwitzen und beschleunigtes Atmen verursacht, das Sprechen aber noch zulässt. Dazu eignen sich alle bewegungsintensiven Sportarten, die grosse Muskelgruppen beanspruchen, wie zum Beispiel Laufen, Velofahren, Schwimmen oder Skilanglauf, aber auch ein Herzkreislauftraining an Fitnessgeräten.

Krafttraining trägt in jedem Alter zu Wohlbefinden und Gesundheit bei, besonders wichtig für die Leistungsfähigkeit und die Erhaltung der Selbstständigkeit wird es etwa ab dem 50. Lebensjahr.

Menschen, die körperlich aktiver sind, rauchen weniger oder verzichten ganz darauf und ernähren sich bewusster.

Dieser insgesamt gesündere Lebensstil spricht zusätzlich für die Förderung von Bewegung und Sport.

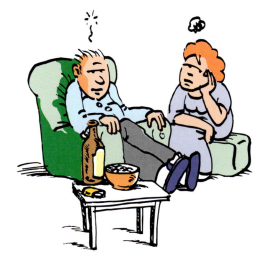

Mit einer gesunden und wohlschmeckenden Ernährung erwirken, erhalten oder fördern wir unsere Gesundheit, unsere Leistungsfähigkeit und nicht zuletzt auch unsere Lebensfreude. Um uns gesund ernähren zu können, benötigen wir gewisse Kenntnisse über den Nährstoff-, Energie- und Nahrungsfasergehalt der Nahrungsmittel. Fast alle Nahrungsmittel sind Gemische von verschiedenen Nährstoffen; aber kaum ein Nahrungsmittel enthält alle Nährstoffe in optimalen Mengen.

Um den Körper mit sämtlichen Nährstoffen zu versorgen, benötigen wir eine vielseitige und abwechslungsreiche Ernährung. Fehlen während einer längeren Zeit bestimmte Nährstoffe, kann dies zu Mangelkrankheiten führen; anderseits kann ein Zuviel an bestimmten Nährstoffen so genannte Wohlstands- oder Zivilisationskrankheiten begünstigen.

2.1 Inhaltsstoffe der Nahrungsmittel

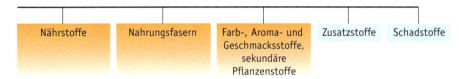

Nährstoffe	Nahrungsfasern	Farb-, Aroma- und Geschmacksstoffe, sekundäre Pflanzenstoffe	Zusatzstoffe	Schadstoffe

> Wir essen Nahrungsmittel, denn für den Aufbau, Unterhalt und zur Energiegewinnung benötigt unser Körper die darin enthaltenen Nährstoffe!

2.1.1 Nährstoffe

Im Laufe von 70 Jahren setzt ein Mensch durchschnittlich an Nährstoffen um:

Wasser	56t
Kohlenhydrate	14t
Proteine	2,5t
Fette	2,5t
Total	75t

Zu den Energie liefernden Nährstoffen zählen Kohlenhydrate, Fette und Proteine. Sie werden auch als Grundnährstoffe (Makro-Nährstoffe) bezeichnet.

Nicht Energie liefernde Nährstoffe (Mikro-Nährstoffe) sind Wasser, Mineralstoffe und Vitamine.

2.1.2 Nahrungsfasern (Ballaststoffe)

Sie sind überwiegend unverdauliche Inhaltsstoffe der Lebensmittel. Sie regen die Darmtätigkeit an und sorgen für einen guten Ablauf der Verdauung. Sie helfen Erkrankungen des Dickdarms zu vermeiden.

2.1.3 Farb-, Aroma- und Geschmacksstoffe, sekundäre Pflanzenstoffe

Farbstoffe sind natürliche Bestandteile der Nahrungsmittel (zum Beispiel Carotin in Karotten, Chlorophyll in grünem Gemüse, Betanin in Randen, Lycopin in Tomaten, Crocetin in Safran, Capsanthin in Paprika, Riboflavin in Eigelb, Myoglobin im Fleisch).

Aromastoffe sind natürliche Bestandteile der Lebensmittel. Sie sind sehr ausgeprägt in Küchenkräutern und anderen Gewürzen enthalten.

Geschmacksstoffe entstehen vielfach beim Zubereiten der Speisen (Braten, Rösten, Sautieren, Backen, Frittieren, Grillieren, Gratinieren).

Sekundäre Pflanzenstoffe zählen zu den bioaktiven Substanzen. Sie wirken positiv auf viele Stoffkreisläufe (zum Beispiel Tätigkeit im Magen-Darm-Trakt, Blutzusammensetzung, Immunsystem, Infektabwehr). Viele Farbstoffe zählen auch zu den sekundären Pflanzenstoffen.

2.1.4 Zusatzstoffe

Die Kennzeichnung der Zusatzstoffe erfolgt bei der Auflistung der Zutaten mit dem Namen oder mit der E-Nummer (weiteres unter 21 Verzeichnis der E-Nummern). Sie werden eingesetzt, um die Haltbarkeit zu verbessern, die Konsistenz zu verändern oder zu erhalten, die optischen und geschmacklichen Eigenschaften positiv zu beeinflussen. Die erlaubten Zusatzstoffe sind in der Zusatzstoffverordnung aufgeführt.

2.1.5 Schadstoffe

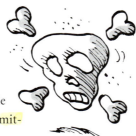

Schadstoffe können die Gesundheit des Menschen schädigen. Es gibt Gifte und Schadstoffe, die von Natur aus in Lebensmit-teln vorhanden sind. Andere gelangen erst durch Umwelteinflüsse, falsche Lagerung, falsche Verarbeitung oder falsche Zubereitung in unsere Lebensmittel.

Funktionen der Inhaltsstoffe der Lebensmittel

Baustoffe dienen zum Aufbau sämtlicher Körperzellen (zum Beispiel Skelett, Gewebe, Organe).

Energielieferanten (Brennstoffe) liefern dem Körper die notwendige Energie für den Wärmehaushalt (Körperwärme), die Organtätigkeiten und die körperlichen Aktivitäten.

Wirkstoffe steuern alle Stoffwechselvorgänge im Körper (zum Beispiel Verdauung, Aufbau und Ersatz der Zellen, Energiebereitstellung, Ausscheidung) und stärken das Immunsystem.

Funktionsfördernde Stoffe unterstützen bestimmte Vorgänge im Körper, zum Beispiel regen Nahrungsfasern die Darmtätigkeit an, Farb-, Aroma- und Geschmacksstoffe fördern die Verdauung, stärken das Immunsystem, behindern Vermehrung und Ausbreitung von schädlichen Mikroorganismen (weiteres unter 12.1 Sekundäre Pflanzenstoffe).

Baustoffe	Energielieferanten	Wirkstoffe	Funktionsfördernde Stoffe
Proteine	Kohlenhydrate	Mineralstoffe	Nahrungsfasern
Wasser	Fette	Vitamine	Farb-, Aroma- und Geschmacksstoffe
Mineralstoffe	Proteine (bedingt)		Coffein (bedingt), Alkohol (bedingt)

Übersicht Nährstoffe

Vorkommen in Lebensmitteln	Vorkommen im menschlichen Körper	Hauptaufgaben im menschlichen Körper
	Kohlenhydrate etwa 1% der Körpermasse	Energielieferant für Grund- und Leistungsumsatz $1\,g \cong 17\,kJ$
	im Blut, vor allem in der Leber und in der Muskulatur	diverse Stoffwechselfunktionen
	Fette etwa 15% der Körpermasse (Mann) etwa 25% der Körpermasse (Frau) vor allem im Unterhautfettgewebe und im Bauchfett	Energielieferant für Grund- und Leistungsumsatz $1\,g \cong 39\,kJ$ diverse Stoffwechselfunktionen
	Proteine etwa 20% der Körpermasse in allen Körperzellen	hauptsächlich zum Aufbau und zur Erhaltung des Körpers, nur bedingt als Energielieferant $1\,g \cong 17\,kJ$
	Wasser 60 bis 70% der Körpermasse in Blut, Lymphe und in allen Körperzellen	zum Aufbau und zur Erhaltung des Körpers; ausserdem zur Regelung der Körpertemperatur, als Transport- und Lösungsmittel
	Mineralstoffe 4 bis 5% der Körpermasse in allen Körperzellen	zum Aufbau und zur Erhaltung des Körpers; als Wirkstoff zur Regelung von Vorgängen im Körper
	Vitamine (in Spuren) je nach Aufgabe in den entsprechenden Körperzellen	als Wirkstoffe zur Regelung von Vorgängen im Körper; als Schutzstoffe gegen Infektionskrankheiten

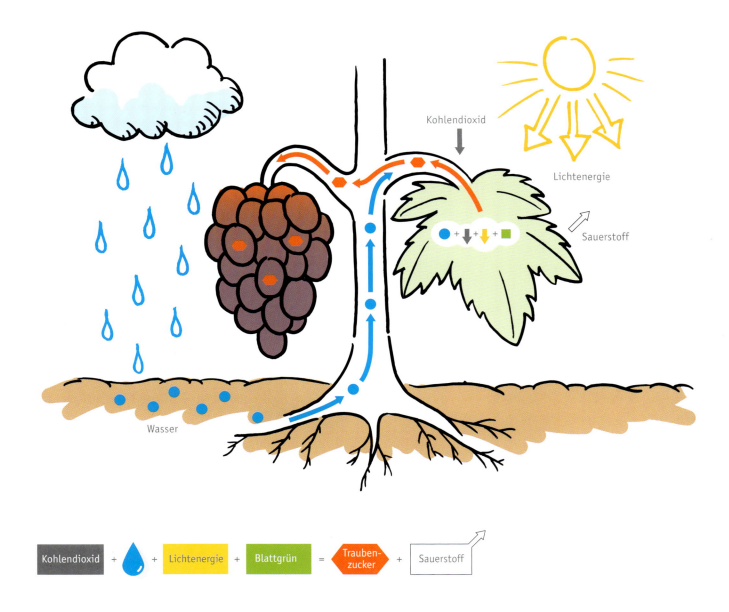

| Kohlendioxid | + | 💧 | + | Lichtenergie | + | Blattgrün | = | Trauben-zucker | + | Sauerstoff |

Dank den grünen Pflanzen ist ein Leben auf der Erde möglich. Nur sie sind in der Lage, mit Hilfe der Sonnenenergie aus anorganischen Verbindungen energiereiche Nährstoffe aufzubauen. Diesen Vorgang nennt man Fotosynthese (phos = Licht, synthesis = Aufbau).
Die Fotosynthese ist eine hoch komplizierte biochemische Reaktionskette, die stark vereinfacht wie folgt verläuft:

- Die Pflanze entnimmt über die Spaltöffnungen ihrer Blätter das Kohlendioxid (CO_2) aus der Luft
- Wasserstoff und Sauerstoff nimmt sie über die Wurzeln als Wasser (H_2O) aus dem Erdboden

- Mit Hilfe des Sonnenlichtes als Energiespender erfolgt in den grünen Pflanzenteilen die Umwandlung dieser 3 Elemente Kohlenstoff (C), Wasserstoff (H) und Sauerstoff (O) in Traubenzucker
- Die Pflanze gibt bei diesem Vorgang Sauerstoff ab

Der in der Pflanze gebildete Traubenzucker ist Baustein für alle weiteren Kohlenhydrate.

Die Kohlenhydrate sind aber auch das Ausgangsprodukt für die Herstellung anderer Nährstoffe.

Die Bildung von Fetten erfolgt durch Umformung von Zucker oder Stärke. Pflanzen können Fette als Energiereserve in Samen, Früchten oder Keimen speichern.

Auch die Bildung der Proteine verläuft über Zwischenprodukte der Kohlenhydrate. Zusätzlich zu den Elementen Kohlenstoff, Wasserstoff und Sauerstoff werden hier noch Stickstoff (N) und zum Teil Phosphor (Ph) und Schwefel (S) in die Proteine eingebaut. Stickstoff, Phosphor und Schwefel werden von der Pflanze mit den Wurzeln aufgenommen.

Der menschliche Körper besteht aus vielen Billionen Zellen. Die Zellen setzen sich zu Gewebe zusammen, dieses wiederum bildet Organe und Organsysteme. Jede einzelne Zelle reagiert auf Reize, verwandelt Nährstoffe in Energie und reproduziert sich. Spezielle Zellen des Körpers können sich aber nicht teilen. Zu ihnen gehören bestimmte Zellen des Nervensystems, einschliesslich des Gehirns. Solche Zellen halten dafür ein Leben lang, vorausgesetzt, sie werden nicht durch Abnützung, Krankheit oder Unfall geschädigt.

Menschliche und tierische Zelle – Pflanzenzelle

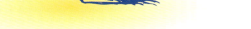

Die Zelle ist die kleinste noch selbständig vermehrungsfähige Einheit der lebenden Organismen, die alle Eigenschaften des Lebens besitzen kann. Die Zellen des menschlichen Organismus gelten als Zentrum des Stoffwechselgeschehens. Sie unterscheiden sich hinsichtlich Form, Grösse, Aufbau und Funktion.

Lange Zeit wusste man nur so viel über den Aufbau des menschlichen Körpers und der anderen Lebewesen, wie man von blossem Auge erkennen konnte. Das Wahrnehmungsvermögen des menschlichen Auges stösst aber ohne Hilfsmittel bereits bei einer Grösse von bestenfalls 0,01 mm an seine Grenzen.

Die Zellen unserer roten Blutkörperchen erreichen zum Beispiel nur einen Durchmesser von 0,006 mm. Erst seit der Erfindung des Lichtmikroskops vor etwa 300 Jahren ist es möglich, die einzelnen Zellen zu erkennen und genauer zu untersuchen. Dank einem modernen Lichtmikroskop ist es heute möglich, den Grundaufbau der Zellen zu erkennen.

Zellmembran / Plasmamembran
Was für unseren Körper die Haut ist, ist für die Zelle die Membran. Zellen sind also von einer Zellmembran umgeben. Diese dünne Zellhaut besteht aus Proteinen und fettähnlichen Stoffen. Sie stellt eine Schranke dar und ist nur für bestimmte Stoffe durchlässig (Ein- und Austritt). Sie dient aber auch als vielfältiger Nachrichtenübermittler.

Zytoplasma / Protoplasma / Zellplasma
Die viskose Flüssigkeit (zähflüssig) befindet sich innerhalb der Zellen und ist die Grundsubstanz jeder Zelle. Sie enthält Enzyme und Stoffwechselzwischenprodukte für eine Reihe wichtiger Stoffwechselvorgänge, so auch für Glykogenaufbau und -speicherung.

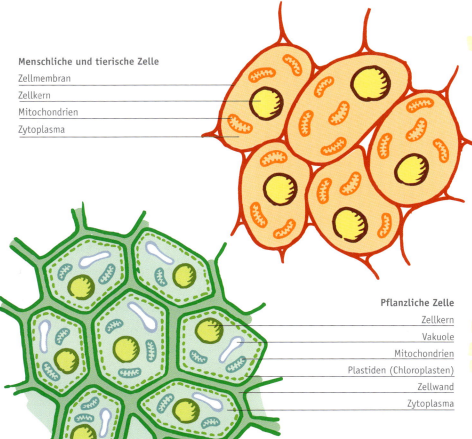

Menschliche und tierische Zelle
Zellmembran
Zellkern
Mitochondrien
Zytoplasma

Pflanzliche Zelle
Zellkern
Vakuole
Mitochondrien
Plastiden (Chloroplasten)
Zellwand
Zytoplasma

Zellkern / Nucleus

Der Zellkern stellt das Steuerzentrum, das Gehirn der Zelle dar. So werden der Stoffwechsel und die Kernteilung – als erster Schritt zur Vermehrung durch Zellteilung – von hier aus geregelt.

Mitochondrien

Neben einer Aussenmembran besitzen die Mitochondrien eine Innenmembran mit zahlreichen Faltungen. Durch diese Faltungen wird die Oberfläche stark vergrössert. Hier erfolgt der grösste Teil der Energiegewinnung. Mitochondrien sind die Kraftwerke der Zelle, wo die «Atmungskette» stattfindet (weiteres unter 15.3 Zwischenstoffwechsel / Zellstoffwechsel).

Der augenfälligste Unterschied bei den Pflanzenzellen ist eine Zellwand aus Cellulose, die unterschiedlich dick ausgebildet ist und der Zelle Festigkeit sowie eine bestimmte Form verleiht. Dagegen können viele der menschlichen / tierischen Zellen ihre Form verändern. Die Pflanzenzelle bildet Vakuolen (sie enthalten meist Zellsaft mit Proteinen, Salzen und Säuren) und hat meistens zusätzlich Plastiden (Ort der Fotosynthese).

Um bestimmte Funktionen übernehmen zu können, sind gleichartige Zellen zu einem Zellverband oder Gewebe zusammengeschlossen (zum Beispiel Muskel-, Nerven-, Knochen-, Knorpel-, Bindegewebe).

Prozentuale Körperzusammensetzung

zum Beispiel	Mann	Frau
Muskeln, Nerven	55 %	47 %
Knochen, Bindegewebe, Blut	32 %	28 %
Energiereserven (Fettgewebe)	13 %	25 %

3.2 Bewegungssystem

3.2.1 Das Skelett

Die wichtigsten Bestandteile des Bewegungsapparates sind das Skelett und die Skelettmuskulatur. Das Skelett nimmt etwa einen Anteil von 15 % des Körpergewichts ein und besteht aus mehr als 200 Knochen. Es stützt den Körper und schützt auch empfindliche Organe wie zum Beispiel das Gehirn, das Herz oder die Lungen.

Ein Knochen besteht nebst Nervengewebe vor allem aus Knochengewebe, das wiederum die härteste Gewebesubstanz in unserem Körper ist. Knochengewebe besteht zu einem Drittel aus Proteinen und Fetten und zu zwei Dritteln aus Calciumverbindungen. Die äusserste Hülle eines Knochens ist die Knochenhaut. Sie ist mit Blutgefässen und Nerven versehen. In der Knochenmitte befindet sich das Knochenmark. Es ist von Blutgefässen durchzogen. Im Knochenmark werden die roten und weissen Blutkörperchen und die Blutplättchen gebildet.

Im Gegensatz zu den Knochen ist Knorpelgewebe eine weiche, elastische, proteinreiche Substanz. Verbindungsstücke zwischen Rippen und Bandscheiben sowie zwischen den einzelnen Rückenwirbeln bestehen aus Knorpeln. Zudem sind die Knochen an den Gelenken mit Knorpeln überzogen. Die Gelenkkapsel, eine Fortsetzung der Knochenhaut, liefert die Gelenkflüssigkeit. Bänder und Sehnen geben dem Gelenk Zugfestigkeit und Stabilität.

3.2.2 Die Skelettmuskeln

Die Muskulatur gibt dem Körper die Fähigkeit, sich zu bewegen. Die gesamte Muskulatur macht durchschnittlich 40 % des Körpergewichtes aus. Die Tätigkeit der Skelettmuskulatur ist dem Willen unterworfen. Mehr als 600 Muskeln geben dem menschlichen Körper seine Haltung und Bewegung. Die Muskeln sind mit dem Skelett durch Sehnen – leicht dehnbare Bänder – verbunden.

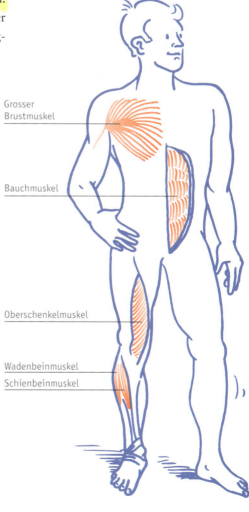

Die Skelettmuskulatur

Grosser Brustmuskel

Bauchmuskel

Oberschenkelmuskel

Wadenbeinmuskel

Schienbeinmuskel

Blut-Kreislaufsystem

Der Blutkreislauf ist das Transport- und Verteilungssystem des Körpers. Es versorgt alle übrigen Teile des Körpers mit Nährstoffen zum Aufbau der Körpersubstanz und mit energieliefernden Stoffen. Zur Energieproduktion muss es jeden Körperteil auch mit Sauerstoff versorgen.

Das Kreislaufsystem transportiert im Weiteren alle Abfallstoffe des Stoffwechsels ab, beispielsweise das bei der Verbrennung entstandene Kohlendioxid. Zudem verteilt es Abwehrzellen und Abwehrstoffe im ganzen Körper, ebenso Hormone, welche auf chemischem Weg Informationen im Körper weitergeben.

3.3.1 Das Blut

Das Blut macht etwa 6 bis 8 % des Körpergewichts eines Menschen aus. Es besteht zu rund 45 % aus festen Bestandteilen (vor allem Blutzellen) und zu rund 55 % aus Blutflüssigkeit (Blutplasma). In der Blutflüssigkeit, die wiederum zu etwa 90 % aus salzhaltigem Wasser besteht, sind Proteine und andere Stoffe gelöst, die transportiert werden müssen.

Rote Blutkörperchen

Die roten Blutkörperchen, rund 5 Millionen pro mm³, haben die Aufgabe, Sauerstoff (O_2) zu transportieren und zum Teil Kohlendioxid (CO_2) zurück zu transportieren. Sauerstoff ist ein Hilfsstoff zur Verbrennung des Traubenzuckers in den Zellen.

Weisse Blutkörperchen

Die weissen Blutkörperchen, rund 7500 pro mm³, dienen der Abwehr gegen Bakterien, Viren und andere Fremdkörper. Die gesamte Immunabwehr ist dabei ein hochkomplexes Zusammenspiel verschiedener Prozesse.

Blutplättchen

Die Blutplättchen, rund 300 000 pro mm³, spielen eine wichtige Rolle bei der Blutgerinnung. Bei einer verletzten Körperstelle bildet das Blutplasma ein Netz aus langen Fibrinfasern (Blutfaserstoffen), an denen die Blutplättchen hängen bleiben und so die Wunde verschliessen.

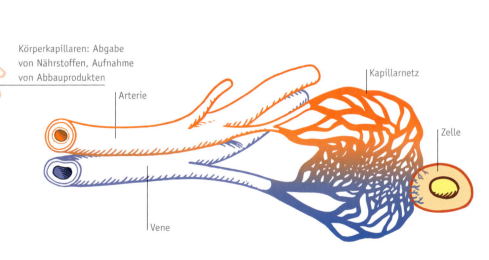

Körperkapillaren: Abgabe von Nährstoffen, Aufnahme von Abbauprodukten

Arterie

Vene

Kapillarnetz

Zelle

Die verschiedenen Blutgefässe weisen höchst unterschiedliche Durchmesser auf:
Herzschlagader (Aorta): 10 mm; Arterien, Venen: 0,02 – 10 mm; Kapillaren: 0,008 – 0,01 mm.

Die Kapillarwände sind äusserst dünn und weisen feinste Poren auf. So sind sie durchlässig für Nährstoffe, Sauerstoff, Hormone und Abbaustoffe wie Kohlendioxid.
Die roten Blutkörperchen können die Kapillarwand nicht durchdringen, im Gegensatz zu den grösseren weissen Blutkörperchen. Diese können sich selbstständig zwischen den Zellen der Kapillarwände durchzwängen, um ihre Aufgabe bei der Abwehr von Bakterien und Fremdkörpern wahrzunehmen.

3.3.2 Der Blutkreislauf

In einem dichten Netz von Blutgefässen zirkuliert das Blut in einem vorgegebenen Kreislauf durch den Körper. Das Herz ist die Pumpe dieses Systems. Sein Muskelgewebe ist in seiner Qualität kaum zu übertreffen. Die Tätigkeit der Herzmuskulatur lässt sich nicht willentlich beeinflussen. In Ruhe schlägt das Herz ungefähr 60- bis 80-mal in der Minute. Es arbeitet autonom, das heisst unabhängig vom Zentralnervensystem.

Beim Menschen ist (wie bei allen Säugetieren und auch bei den Vögeln) das sauerstoffreiche und das sauerstoffarme Blut stets getrennt. Dies ermöglicht eine wirkungsvollere Sauerstoffversorgung. Man spricht deshalb auch von einem doppelten Blutkreislaufsystem: dem Körperkreislauf und dem Lungenkreislauf.

Über feinere, verästelte Blutgefässe wird das Blut zu den äusseren Körperteilen geleitet. Durch haardünne Blutgefässe, die Kapillaren, gelangt es zu den Zellen aller Organe. Hier findet der Stoffaustausch statt.

Durch die Venen fliesst das Blut zurück zum Herz. Auf diesem Rückweg fügen sich die Venen zu immer grösseren Gefässen zusammen bis zu den beiden Hohlvenen, die in die rechte Herzvorkammer führen. Diese pumpt das Blut weiter in die rechte Hauptkammer.

Nun beginnt der Lungenkreislauf: Die rechte Hauptkammer pumpt das sauerstoffarme Blut in Richtung Lunge. In den Lungenkapillaren findet erneut ein Gasaustausch statt. Diesmal wird aber das Kohlendioxid vom Blut in die Atemluft der Lunge abgegeben, dafür nehmen die roten Blutkörperchen wieder Sauerstoff auf. Über die Lungenvene strömt das Blut in die linke Herzvorkammer zurück. Von dort kommt es in die linke Hauptkammer. Damit beginnt wieder der Weg durch den Körperkreislauf von vorn. Erst jetzt, wenn das Blut durch Leber oder Nieren fliesst, werden Abbaustoffe zur Entgiftung (in der Leber) oder zur Ausscheidung (in der Niere) aufgenommen. Der gesamte Weg des Blutes durch den Körper benötigt im Ruhen etwa eine Minute.

3.4 Lymphsystem

Ein grosser Teil des Blutplasmas sickert durch die Poren der Blutkapillaren und füllt ausserhalb der Blutgefässe die Zellzwischenräume aus. Zu 90 % wird diese Flüssigkeit wieder in die Blutkapillaren aufgenommen. Der Rest (etwa 2 Liter pro Tag) wird von Lymphkapillaren aufgenommen und als Lymphe abtransportiert. Die Lymphbahnen werden dabei ähnlich wie die Blutkapillaren immer grösser und vereinigen sich zuletzt in zwei Lymphbrustgängen. Beide münden im Bereich der oberen Hohlvene in den Blutkreislauf.

In die Lymphbahnen sind erbsengrosse Lymphknoten eingeschaltet. Diese funktionieren wie ein Schutzfilter. Beim Durchfliessen der Lymphe werden vorhandene Bakterien, Viren und andere Fremdstoffe abgefangen und abgewehrt. Das ganze Abwehrsystem ist äusserst komplex. Bei einer starken Entzündung schwellen die Lymphknoten spürbar an.

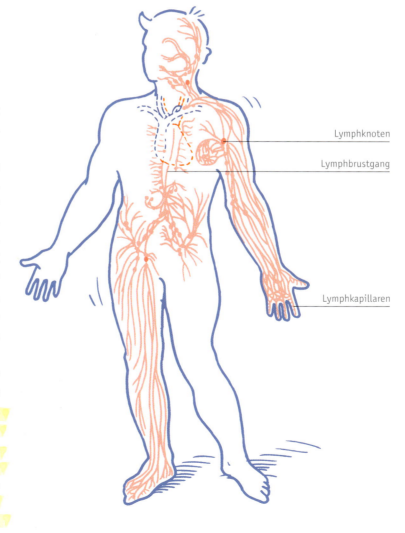

Lymphknoten

Lymphbrustgang

Lymphkapillaren

Energiebedarf

4

Für sämtliche Tätigkeiten benötigen Zellen Energie. Pflanzen sind durch die Fotosynthese in der Lage, Sonnenenergie in chemisch nutzbare Energieformen wie Kohlenhydrate umzuwandeln. Der Mensch ist hingegen auf regelmässige Zufuhr von energiereichen Nährstoffen aus Nahrungsmitteln angewiesen. Der überwiegende Anteil der bei der Verbrennung (Oxidation) der Nährstoffe in den Zellen frei werdenden Energie wird für die Regulierung der Körpertemperatur verwendet.

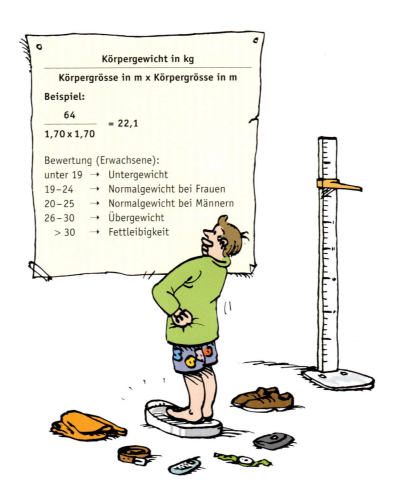

1 Joule ist die Energie, die nötig ist, um einen Körper mit der Masse von 102 g um einen Meter zu heben.

1 kJ ist die Wärmemenge, die nötig ist, um etwa ¼ l Wasser (239 ml) um 1 °C zu erwärmen.

Energie, Arbeit und Wärmemenge werden mit der internationalen Einheit Joule (J) (sprich: dschul) gemessen. 1000 Joule sind 1 Kilojoule (kJ).

Gebräuchlich ist auch noch die alte Einheit Kalorie (cal), 1000 Kalorien sind 1 kcal.

1 Kalorie entspricht zirka 4,2 Joule, 1 Joule entspricht zirka 0,24 Kalorien.

Body-Mass-Index (BMI)
Es wird das Verhältnis von Körpergewicht in kg zur Körpergrösse in m im Quadrat berechnet.

Sehr kräftige Personen können aber BMI-Werte über 25 aufweisen, ohne viel Körperfett aufzuweisen, und gelten nicht als übergewichtig.

$$\frac{\text{Körpergewicht in kg}}{\text{Körpergrösse in m} \times \text{Körpergrösse in m}}$$

Beispiel:

$$\frac{64}{1{,}70 \times 1{,}70} = 22{,}1$$

Bewertung (Erwachsene):
unter 19	→	Untergewicht
19–24	→	Normalgewicht bei Frauen
20–25	→	Normalgewicht bei Männern
26–30	→	Übergewicht
> 30	→	Fettleibigkeit

Ernährungslehre | Seite 21

4.1 Grundumsatz

Im Ruhezustand muss der Organismus lebenswichtige Funktionen aufrechterhalten, wie zum Beispiel Atmung, Gehirntätigkeit, Stoffwechselvorgänge, Herztätigkeit und Regelung der Körpertemperatur.

Der Grundumsatz ist also die Energiemenge, die der Mensch bei völliger Ruhe im Liegen benötigt.

Faustregel für die Berechnung des Grundumsatzes in 24 Stunden in kJ:

Körpergewicht ×100 (zum Beispiel bei einem Körpergewicht von 60 kg: 60 × 100 = 6000 kJ).

Folgende Faktoren beeinflussen den Grundumsatz:

- Alter: Bei älteren Menschen reduziert sich der Energiebedarf für Stoffwechselvorgänge, und somit haben sie einen kleineren Grundumsatz
- Geschlecht: Frauen haben einen höheren Fettanteil im Gewebe, während Männer mit einem höheren Anteil an Muskelgewebe naturgemäss einen grösseren Energieumsatz und damit einen grösseren Grundumsatz haben
- Körperoberfläche (Gewicht, Grösse): Mit zunehmender Grösse oder mehr Gewicht nimmt die Gewebemasse zu, die versorgt werden muss. Der Grundumsatz steigt also. Ausserdem erhöht sich der Wärmeverlust, der durch Abstrahlung über die Körperoberfläche entsteht
- Klima: Im Sommer ist der Grundumsatz niedriger als im Winter
- Stress erhöht den Grundumsatz, Depression reduziert ihn
- Krankheiten, zum Beispiel Fieber, steigern den Grundumsatz; Medikamente, zum Beispiel Schmerzmittel, senken ihn

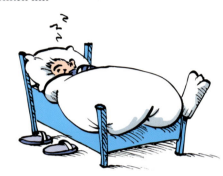

Grundumsatz

4.2 Leistungsumsatz

Jede körperliche und geistige Tätigkeit erhöht den Energiebedarf des Menschen. Die Energiemenge, die ein Mensch für körperliche Leistungen über den Grundumsatz hinaus zusätzlich benötigt, bezeichnet man als Leistungsumsatz. Je nach Aktivität unterscheidet man zwischen Arbeitsumsatz und Freizeitumsatz.

Den Tabellen kann man entnehmen, wie hoch der Arbeitsumsatz beziehungsweise der Freizeitumsatz pro Stunde ist. Wer seinen Energiebedarf steigern möchte, um zum Beispiel abzunehmen oder um mehr essen zu können, muss erhebliche Leistungen vollbringen. Die meisten Menschen überschätzen den Energieumsatz ihrer Tätigkeiten ebenso, wie viele den Energieverbrauch bei verschiedenen sportlichen Betätigungen falsch einschätzen.

Energiebedarf je Kilogramm Körpergewicht pro Stunde:

leichte Arbeit	etwa	2– 4 kJ
mittelschwere Arbeit	etwa	4– 8 kJ
schwere Arbeit	etwa	8–12 kJ
schwerste Arbeit	über	12 kJ

4.3 Gesamtenergiebedarf

Energielieferanten und ihr Brennwert

1 g Kohlenhydrate	≙	17 kJ
1 g Fett	≙	39 kJ
1 g Protein	≙	17 kJ
1 g Alkohol	≙	30 kJ

Der durchschnittliche tägliche Nährstoffbedarf pro Kilogramm Körpergewicht

4 g Kohlenhydrate
0,7 g–0,8 g Fett
0,8 g Proteine

Verteilung des Energiebedarfs Empfohlen wird folgende Grundnährstoffzufuhr:

Kohlenhydrate 55–60%

Proteine 10–15%

Fette 25–30%

Gesamtenergiebedarf = 100%

Empfohlene tägliche Energiezufuhr

Tätigkeiten	Frauen	Männer
leicht (vorwiegend sitzend)	7500 – 9200 kJ	8400 – 10 900 kJ
mittelschwer (vorwiegend stehend)	9200 – 11 700 kJ	10 900 – 13 400 kJ
schwer (kraftaufwändig)	11 700 – 14 200 kJ	13 400 – 15 900 kJ

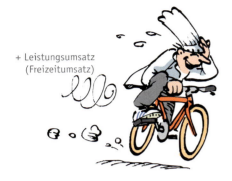

+ Leistungsumsatz
(Freizeitumsatz)

Gesamtenergiebedarf eines Mannes
174 cm / 70 kg – leichte Arbeit

Alter	Grundumsatz	Leistungsumsatz	Gesamtenergiebedarf
19 – 25 Jahre	7300 kJ	3700 kJ	11 000 kJ
26 – 50 Jahre	6800 kJ	3200 kJ	10 000 kJ
51 – 65 Jahre	6200 kJ	2800 kJ	9000 kJ

Die Tabelle mit dem Gesamtenergiebedarf eines Mannes zeigt, dass unser Gesamtenergiebedarf bei wenig Aktivität im Wesentlichen durch den Grundumsatz und nicht durch
die Tätigkeiten – den Leistungsumsatz – bestimmt wird. Wie gering die Energiemenge ist,
die durch verschiedene Tätigkeiten verbraucht wird, zeigen die nachfolgenden Zahlen.

Tätigkeiten – Energiebedarf pro Minute bei entsprechendem
Körpergewicht

Tätigkeiten	Körpergewicht	kJ / Minute	Körpergewicht	kJ / Minute
Aerobic (intensiv)	50 kg	28	71 kg	40
Basketball (Training)	50 kg	26	71 kg	41
Arbeit am Computer	50 kg	5	71 kg	8
Fenster reinigen	50 kg	12	71 kg	17
Karate	50 kg	40	71 kg	58
Karten spielen (Jassen)	50 kg	5	71 kg	7
Rad fahren (15 km/h)	50 kg	21	71 kg	30
Seilspringen (80/min)	50 kg	33	71 kg	49
Skateboarding	50 kg	24	71 kg	35
Tennis (Freizeit)	50 kg	21	71 kg	32
Wandern (5 km/h)	50 kg	18	71 kg	25

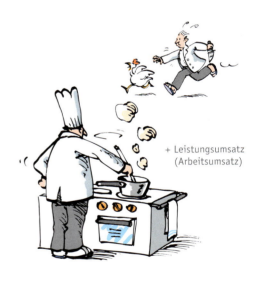

+ Leistungsumsatz
(Arbeitsumsatz)

Gesamtenergieverbrauch bei einem Körpergewicht von 60 kg:			Deckung des Energieverbrauchs ist durch entsprechende Lebensmittel möglich:
	Tätigkeiten	kJ	Lebensmittel
1 h 10 min	Treppen steigen	2340	1 Tafel Vollmilchschokolade
1 h 10 min	Tischtennis spielen	1470	1 Bratwurst (100 g)
1 h 25 min	Fenster putzen	1415	1 Stück Rahmtorte
1 h 10 min	Brustschwimmen	1330	1 Portion Erdnüsse (50 g)
25 min	Tanzen	660	1 Glas Bier (3 dl)
45 min	Rad fahren (10 km/h)	370	1 Apfel
40 min	Abwaschen	315	1 Orange
40 min	Schreiben	85	1 Stück Würfelzucker

= Gesamtenergiebedarf in 24 Stunden

Die Summe aus Grund-
und Leistungsumsatz wird
als Gesamtumsatz oder
als Gesamtenergiebedarf
bezeichnet.

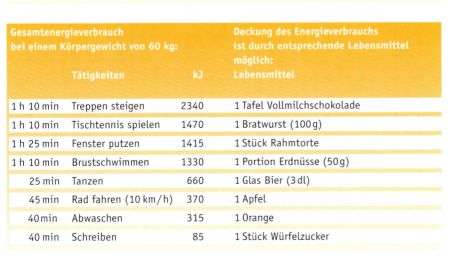

4.4 Energiebilanz

Das Verhältnis zwischen Energiezufuhr und Energieverbrauch muss bei einer sinnvollen Ernährung ausgeglichen sein. Ein solches Verhältnis bezeichnet man als ausgeglichene Energiebilanz.

Liegt die Energiezufuhr durch die Nahrung über dem Energieverbrauch, spricht man von positiver Energiebilanz. Die überschüssige Energie wird als Fett gespeichert. Folge: Gewichtszunahme.

Im umgekehrten Fall, also bei negativer Energiebilanz, wird das gespeicherte Fett abgebaut. Folge: Gewichtsabnahme.

Ursache für Übergewicht ist also eine zu hohe Energiezufuhr oder ein zu geringer Energieverbrauch. Wer abnehmen muss oder möchte, muss für eine negative Energiebilanz sorgen. Gleichzeitig sollte man den Energieumsatz durch körperliche Betätigung erhöhen.

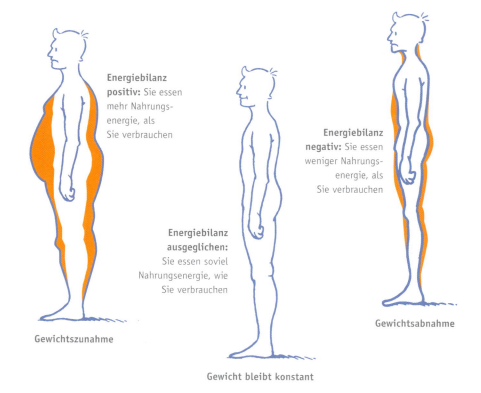

Energiebilanz positiv: Sie essen mehr Nahrungsenergie, als Sie verbrauchen

Gewichtszunahme

Energiebilanz ausgeglichen: Sie essen soviel Nahrungsenergie, wie Sie verbrauchen

Gewicht bleibt konstant

Energiebilanz negativ: Sie essen weniger Nahrungsenergie, als Sie verbrauchen

Gewichtsabnahme

Wenn die Energiezufuhr nicht dem tatsächlichen Energiebedarf angepasst wird, ist Übergewicht mit seinen vielfältigen gesundheitsgefährdenden Folgen nicht zu vermeiden.

4.5 Alkohol – eine alltägliche Droge?

Gewonnen wird Alkohol durch Vergärung beziehungsweise Destillation verschiedener Grundstoffe wie Obst, Getreide oder Kartoffeln. Der Alkoholgehalt der einzelnen alkoholischen Getränke ist unterschiedlich hoch und wird in Volumen-Prozenten angegeben.

Alkohol ist direkt resorbierbar, das heisst, er muss nicht wie die Nährstoffe erst verdaut werden. Die Resorption erfolgt unmittelbar über die Schleimhäute des Magen-Darm-Traktes, aber auch schon über die Schleimhäute des Mundes und der Speiseröhre. Speisen im Magen verlangsamen die Weitergabe des Alkohols in den Darm und somit auch die Resorption. Kohlendioxid (zum Beispiel im Champagner) fördert die Alkoholresorption, da das Gas eine stärkere Durchblutung der Magenschleimhaut bewirkt. Auch warmer Alkohol, Alkohol und Zucker, schnelles Trinken

und leerer Magen beschleunigen die Aufnahme. In der Leber wird Alkohol abgebaut beziehungsweise zu Fett umgewandelt. Alkohol kann vom Muskel nicht direkt verwertet werden. Die Leber kann pro Stunde und pro kg Normalgewicht etwa 0,1 g Alkohol abbauen. Bei einer 50 kg schweren Frau sind dies etwa 5 g Alkohol pro Stunde. Wird mehr Alkohol aufgenommen, gelangt er mit dem Blut in den gesamten Organismus. «Alkoholisch angereichert» wird vor allem das gut durchblutete Gehirn. Nur 5 bis 10 % werden unverändert über Haut, Nieren und Atemluft ausgeschieden. 1 g Alkohol liefert 30 kJ. Alkoholkonsum kann so schnell zur Gewichtssteigerung führen.

Geringe Alkoholmengen können eine Kreislaufschwäche vorübergehend beseitigen, ausserdem steigern sie die Verdauungstätigkeit (durch eine höhere Magensalzsäureproduktion) und regen den Appetit an.

Grössere Alkoholmengen wirken auf die Hirnrinde und beeinflussen das Gedächtnis. Reflexe und Muskelkoordinationen werden gestört. Periphere (äusserliche) Blutgefässe werden erweitert, dadurch wird die Wärmeabgabe verstärkt. Noch grössere Alkoholmengen führen zum Verlust des Bewusstseins. Ein höherer Alkoholkonsum über längere Zeit verursacht schwere Stoffwechselstörungen. Bleibende Schäden können die Folge sein. Er führt zur körperlichen und psychischen Abhängigkeit. Alkohol kann somit zur Droge werden. Es gibt im menschlichen Körper kein Organ oder Zellsystem, welches durch

Alkohol nicht geschädigt werden kann. Akutes Trinken ist oft die Ursache von Hemmungslosigkeit, Aggressionen und Gewalttätigkeiten. Chronisches Trinken ist fast immer Ursache von familiären Spannungen, Verlust von Freunden, Arbeitslosigkeit und Verschuldung. Hinzu kommen in vielen Fällen psychische Probleme. Während der Schwangerschaft sollte Alkohol strikt gemieden werden. Über die Blutbahn gelangt der Alkohol auch in den kindlichen Körper und hat hier eine extrem schädigende Wirkung (er kann zu Hirnschäden und Missbildungen führen). Auch stillende Frauen sollten auf Alkohol verzichten. Ebenso auf Alkohol verzichten sollten Personen, die Medikamente zu sich nehmen, unter seelischen Problemen oder Krankheiten leiden, sowie Personen mit Untergewicht oder starkem Übergewicht. Ausserdem drängt sich ein Alkoholverzicht auf vor oder während dem Lenken von Motorfahrzeugen oder dem Bedienen von Maschinen sowie vor und während der Arbeit.

Wirkungen des Blutalkoholgehalts

0,3 ‰	Konzentrationsschwäche
0,5 ‰	Schwips
0,8 ‰	Fahruntüchtigkeit
1,0 ‰	Sprechschwierigkeiten
2,0 ‰	Torkeln
4,0 ‰	Bewusstlosigkeit

Blutalkoholgehalt:
1 Promille (1 ‰) bedeutet, dass 1 g Alkohol in 1 l Blut vorhanden ist. Der Blutalkoholgehalt ist abhängig von Körpergewicht, Blutmenge und Trinkgeschwindigkeit.

10 g reiner Alkohol sind enthalten in:

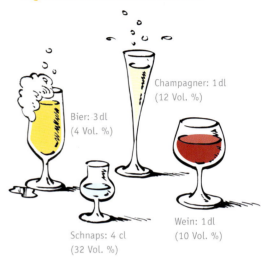

Bier: 3 dl (4 Vol. %)

Champagner: 1 dl (12 Vol. %)

Wein: 1 dl (10 Vol. %)

Schnaps: 4 cl (32 Vol. %)

Durch Alkohol geschädigte Organe

Gehirn: Alkohol kann Gehirnzellen zerstören, eine Hirnschrumpfung wäre die Folge. Bei jedem Vollrausch sterben Gehirnzellen ab.

Leber: Lebererkrankungen gehören zu den häufigsten Folgen des erhöhten Alkoholkonsums (Fettleber, Leberschrumpfung, Leberverhärtung, Gelbsucht).

Nieren: Bedingt durch die Veränderung des Wasserhaushaltes besteht die Gefahr der Nierenschrumpfung.

Bauchspeicheldrüse und Darm: Entzündungen der Bauchspeicheldrüse und des Darms können hervorgerufen werden. Krebs der Bauchspeicheldrüse ist oft die Folge davon.

Herz: Die Herztätigkeit wird in Mitleidenschaft gezogen, es kann zu Herzmuskelschwäche kommen.

Magen: Es kommt ständig zur Reizung der Magenschleimhaut und so zu Magenschleimhautentzündungen und Magengeschwüren.

Nerven: Sie werden geschädigt. Dies zeigt sich vor allem im Zittern der Hände. Zudem können Nervenentzündungen auftreten.

5 Kohlenhydrate

Die Sammelbezeichnung «Kohlenhydrate» steht für eine wichtige Gruppe organischer (der belebten Natur angehörenden) Verbindungen, welche die Hauptmenge des biologischen (natürlichen) Materials auf der Erde darstellt. Kohlenhydrate sind für den Menschen die wichtigsten Energielieferanten. Sie kommen vorwiegend in pflanzlichen Nahrungsmitteln vor. Die Kohlenhydrate werden auch Saccharide genannt.

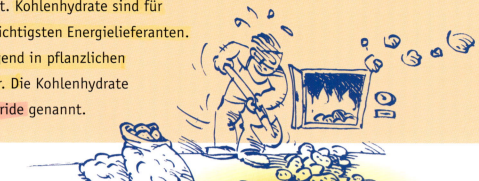

5.1 Vorkommen

Tierische Nahrungsmittel enthalten sehr wenig Kohlenhydrate. So enthält Milch den Milchzucker, in der Leber der Tiere ist Glykogen gespeichert, und das gelagerte Muskelfleisch enthält nur noch Spuren von Glykogen. Kohlenhydrate kommen vorwiegend in pflanzlichen Nahrungsmitteln in unterschiedlicher Form vor, und zwar als:

Zucker

- Trauben- und Fruchtzucker im Obst und Honig
- Rohr- und Rübenzucker im Haushaltszucker
- Malzzucker im keimenden Getreide
- Milchzucker in Milch und Milchprodukten

Stärke

- in Kartoffeln, Hülsenfrüchten und Getreide
- in Mahlprodukten (Brot, Teigwaren und Gebäcke)

Cellulose

- als Gerüststoff der Pflanzen
- in Schalen von Obst, Gemüse, Getreide und Hülsenfrüchten
- Holz ist reine Cellulose

Kohlenhydratgehalt einiger Nahrungsmittel

Nahrungsmittel	Kohlenhydrate
Zucker	100%
Maizena	86%
Bienenhonig	81%
Reis, poliert	78%
Zwieback	73%
Weissmehl	71%
Eierteigwaren	70%
Knäckebrot	66%

Konfitüre	65%
Linsen	52%
Ruchbrot	46%
Grünerbsen, getrocknet	41%
Marroni, Kastanien	41%
Vollkornbrot	40%
Pommes chips	40%
Bananen	21%
Kartoffeln, geschält	17%
Mandeln	15%
Weintrauben	15%
Kirschen	13%
Birnen	12%
Äpfel	11%
Randen	8%
Orangen	8%
Karotten	5%
Zwiebeln	5%
Magermilch	5%
Kalbsleber	4%
Kohl	4%
Magerquark	3%
Zucchetti	2%
Kopfsalat	1%

5.2 Einteilung und Übersicht

Obwohl sich die Kohlenhydrate in Aussehen, Geschmack und auch von ihren Eigenschaften her unterscheiden, bilden sie doch eine einheitliche Gruppe, weil ihnen allen dasselbe Bauprinzip zu Grunde liegt. Sämtliche Zuckerarten, Stärke und Cellulose bestehen nämlich aus denselben Bausteinen. Man nennt diese Bausteine Einfachzucker.

Die Kohlenhydrate bestehen aus den Elementen Kohlenstoff, Wasserstoff und Sauerstoff und werden unterteilt in

- Einfachzucker (Monosaccharide) = kleinste Einheit der Kohlenhydrate
- Zweifachzucker (Disaccharide)
- Vielfachzucker (Polysaccharide)

5.2.1 Einfachzucker

Wichtigste Vertreter der Einfachzucker sind:

- Traubenzucker (Glucose)
- Fruchtzucker (Fructose)
- Schleimzucker (Galactose)

symbolische Darstellung

Einfachzucker

	Vorkommen	Süsskraft	Wasserlöslichkeit
Traubenzucker	Obst, Karotten, Erbsen, Zwiebeln, Honig, Blut	süss	sehr leicht löslich
Fruchtzucker	Obst, Honig	sehr süss	sehr leicht löslich
Schleimzucker	kommt mit Traubenzucker als Milchzucker in der Milch vor	kaum süss	sehr leicht löslich

5.2.2 Zweifachzucker

Zweifachzucker entstehen durch die Verbindung von zwei Einfachzuckern unter Abspaltung von Wasser.

Wichtigste Vertreter der Zweifachzucker sind:

- Rohr-/Rübenzucker (Saccharose)
- Malzzucker (Maltose)
- Milchzucker (Lactose)

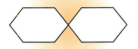

symbolische Darstellung

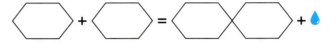

Einfachzucker + Einfachzucker = Zweifachzucker

Zweifachzucker

	Vorkommen	Süsskraft	Wasserlöslichkeit
Rohr-/Rübenzucker	Zuckerrübe, Zuckerrohr, Honig	süss	sehr leicht löslich
Malzzucker	gekeimtes Getreide, Ovomaltine	schwach süss	sehr leicht löslich
Milchzucker	Milch, Milchprodukte	kaum süss	schwer löslich

Zweifachzucker unterscheiden sich in ihrer Zusammensetzung und damit auch in ihren Eigenschaften

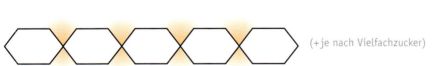

Einfachzucker	Zweifachzucker
Traubenzucker	Rohr-/Rübenzucker
Fruchtzucker	Malzzucker
Schleimzucker	Milchzucker

5.2.3 Vielfachzucker

Vielfachzucker entstehen durch Verbindung mehrerer Einfachzucker unter Abspaltung von Wasser. Sie können zwischen 20 und 50000 Einheiten aufweisen.

symbolische Darstellung

(+je nach Vielfachzucker)

Wichtigste Vertreter der Vielfachzucker sind:

- Dextrin (etwa 20–50 Einfachzucker)
- Stärke (etwa 250–6000 Einfachzucker)
- Glykogen (etwa 5000–7000 Einfachzucker)
- Cellulose (etwa 10000–50000 Einfachzucker)
- Pektin
- Agar-Agar
- Inulin

Vielfachzucker

	Vorkommen	Süsskraft	Wasserlöslichkeit
Dextrine	Abbauprodukt von Stärke in Brotrinde, Mehlschwitze, Zwieback	schwach süss	löslich
Stärke	Getreide, Kartoffeln, Hülsenfrüchte, Mahlprodukte	nicht süss	Amylose ist in heissem Wasser löslich, Amylopektin ist unlöslich
Glykogen	in der Leber und im Muskelgewebe	schwach süss	unlöslich
Cellulose	Gerüstsubstanz in allen pflanzlichen Nahrungsmitteln; in Schalen von Gemüse, Obst, Getreide und Hülsenfrüchten	nicht süss	unlöslich
Pektine	in Verbindung mit Cellulose in Äpfeln, Quitten, Schalen von Zitrusfrüchten	nicht süss	gelieren in Wasser

Stärke

Stärke ist der wichtigste Vielfachzucker. Sie besteht aus 2 unterschiedlichen Vielfachzuckern. Im Innern des Stärkekorns befindet sich die Amylose, die aus 250 bis 300 Traubenzuckern besteht und 20 bis 30% ausmacht. Zu 70 bis 80% besteht Stärke jedoch aus Amylopektin, das die Hülle des Stärkekorns bildet und aus 600 bis 6000 Traubenzuckern besteht. Amylopektin ist wasserunlöslich. Erwärmt man aber das Wasser, quillt es (ab 40°C), weiteres Erhitzen bringt die Stärkekörner zum Platzen und sie verkleistern. So werden Saucen oder Suppen mit Stärke gebunden.

Wenn wir in der Küche von Stärke (zum Beispiel Maisstärke, Kartoffelstärke oder Weizenstärke) sprechen, meinen wir nur das reine Amylopektin.

Dextrine

Dextrine sind Abbauprodukte der Stärke. Sie entstehen beim Abbau durch Enzyme im Mund, aber auch beim trockenen Erhitzen von Stärke (zum Beispiel in Brotrinde, Zwieback, Toast, Gebäckkrusten, Mehlschwitze).

Glykogen

Glykogen ist das Reservekohlenhydrat des menschlichen und tierischen Organismus. Werden mehr verdauliche Kohlenhydrate mit der Nahrung aufgenommen, als sofort zur Energiegewinnung benötigt werden, so werden diese zu Glykogen umgewandelt und in der Leber (150 g) und Muskulatur (200 g) gespeichert.

Glykogen wird auch als tierische Stärke bezeichnet. Als Nahrungsmittel kommt es praktisch nur in der Leber vor, da Glykogen bei der Fleischreifung grösstenteils zu Milchsäure abgebaut wird.

Cellulose

Dieser Vielfachzucker ist aus vielen Traubenzucker-Einheiten aufgebaut. Cellulose ist in allen pflanzlichen Nahrungsmitteln enthalten und bildet als Bestandteil der Zellwände die Gerüstsubstanz der Pflanzen. Cellulose ist in Wasser völlig unlöslich und verkleistert auch nicht.

Cellulose kann vom menschlichen Körper nicht abgebaut werden, da der Mensch kein entsprechendes Enzym besitzt. Lediglich Wiederkäuer wie Rinder, Schafe und Ziegen verfügen über Enzymsysteme, mit denen sie die Traubenzucker-Verknüpfungen spalten können. Wegen ihrer Faserstruktur wirkt aber Cellulose anregend auf die Darmtätigkeit und gehört als Nahrungsfaser in die tägliche Nahrung.

Pektine

Pektine sind vor allem in Kernen und Schalen von Obst enthalten (in Äpfeln, Quitten, Johannisbeeren, Stachelbeeren, Zitrusfrüchten). Pektine besitzen eine hohe Quellfähigkeit. Beim Kochen mit Säure und Zucker quellen sie stark auf und gelieren beim Erkalten. Diese Eigenschaft nutzt man zur Herstellung von Konfitüren und Gelees.

Agar-Agar

Pflanzliches Geliermittel, das aus Algen gewonnen wird. Im Handel als Körner, Blätter oder Pulver erhältlich.

Inulin

Dieser Vielfachzucker kommt in Topinamburs, Roggen, Artischocken und Zichorien vor. Inulin besteht aus einer langen Kette von Fruchtzucker-Molekülen, die von menschlichen Verdauungsenzymen nicht angegriffen werden können und deshalb unverdaut in den Dickdarm gelangen. Inulin wird häufig in Functional Food verwendet.

5.3 Nahrungsfasern / Ballaststoffe – keineswegs Ballast

Die unverdaulichen organischen Bestandteile der Nahrung bezeichnen wir – wegen ihrer faserigen Struktur – als Nahrungsfasern.

Es handelt sich hierbei überwiegend um die Gerüstsubstanzen und das Material der Zellwände nahrungsliefernder Pflanzen. Sie gehören zur Familie der Kohlenhydrate, deren Grundbaustein der Traubenzucker ist. Wegen ihrer Unverdaulichkeit werden sie oft auch Ballaststoffe genannt.

Bis vor wenigen Jahren wurde ihre Bedeutung zur Gesunderhaltung des menschlichen Körpers völlig verkannt. Heute weiss man, dass eine ausreichende Zufuhr Voraussetzung für einen normalen Verdauungsablauf ist. Ebenso kann eine Reihe von Störungen und Erkrankungen des Darms mit Hilfe einer nahrungsfaserreichen Kost vermieden werden, wie zum Beispiel Verstopfungen, Hämorrhoiden, Dickdarmgeschwüre. Mit einem Mangel an Nahrungsfasern werden auch Krankheiten wie hoher Blutdruck, Übergewicht, hoher Cholesterinspiegel, Dickdarmkrebs, Diabetes und Magenkrebs in Verbindung gebracht.

Wie wirken Nahrungsfasern in unserem Körper?

Sie regen die Kautätigkeit an und fördern dadurch die Ausschüttung von Speichel, ein erster Schritt zur besseren Verdauung. Ein gut eingespeichelter Nahrungsbrei vermag überschüssige Magensäure zu neutralisieren. Eine nahrungsfaserreiche Nahrung verweilt länger im Magen und löst dadurch ein länger anhaltendes Sättigungsgefühl aus, was sich hemmend auf das Hungergefühl auswirkt. Im Darm nehmen Nahrungsfasern Wasser auf und quellen dabei, wodurch es zu einer Volumenvergrösserung des Nahrungsbreies kommt. Das hat zur Folge, dass die Muskulatur der Darmwand gedehnt und die Tätigkeit angeregt wird (Peristaltik). Das starke Quellvermögen der Nahrungsfasern fördert eine weiche Beschaffenheit des Stuhles und verkürzt die Zeit zwischen Nahrungsaufnahme und endgültiger Ausscheidung.

Nahrungsfasern sind auch Nahrungsgrundlage für die Darmbakterien, sie tragen damit zur Bildung einer gesunden Darmflora bei. Schliesslich vermögen Nahrungsfasern ungünstige Nahrungsbestandteile wie Schwermetalle und Cholesterin zu binden und auszuscheiden.

Die empfehlenswerte Tagesmenge an Nahrungsfasern liegt bei mindestens 30 Gramm (weiteres unter 12 Bioaktive Substanzen).

Nahrungsfasergehalt einiger Nahrungsmittel
(Angaben in Gramm pro Portion)

1 Portion weisser Reis zu 60 g	1,0 g
1 Stück Weissbrot zu 40 g	1,2 g
1 Portion Vollkornreis zu 60 g	2,5 g
1 Stück Walliser Roggenbrot zu 40 g	3,0 g
1 Apfel zu 150 g	5,0 g
1 Portion Linsen zu 60 g	6,5 g

Überblick Gehalt an Nahrungsfasern
- nahrungsfaserfrei tierische Nahrungsmittel, Stärkemehle
- nahrungsfaserarm Weissbrot, weisser Reis, Obstsäfte, Gemüsesäfte
- nahrungsfaserreich Vollkornbrote, Vollkornreis, Vollkornteigwaren, Kartoffeln, Hülsenfrüchte, Gemüse, Obst, nahrungsfaserangereicherter Functional Food
- Nahrungsfaser-Konzentrat Weizen- und Haferkleie, Biertreber (Malz)

Aufgaben und Bedarf

Kohlenhydrate werden nur in sehr geringen Mengen zum Aufbau bestimmter Körpersubstanzen wie Knochen, Knorpel und Schleimstoffen benötigt.

Hauptaufgabe der Kohlenhydrate ist es, Energie zu liefern. 1 g Kohlenhydrat liefert 17 kJ.

Der Mensch sollte 55 bis 60 % seiner Energie in Form von Kohlenhydraten aufnehmen, und zwar vorwiegend komplexe Kohlenhydrate (Kohlenhydrate mit Nahrungsfasern, Vitaminen, Mineralstoffen und sekundären Pflanzenstoffen). Dies entspricht beim Erwachsenen je nach Körpergrösse und körperlicher Tätigkeit einer Menge von etwa 300 bis 500 g/Tag. Zu bevorzugen sind vor allem Vollkornprodukte, Kartoffeln, Hülsenfrüchte, Obst und Gemüse. Sie liefern ausser Energie wertvolle Vitamine, Mineralstoffe, Nahrungsfasern und bioaktive Substanzen, zudem enthalten diese Nahrungsmittel wenig oder kein Fett.

Weil unsere Gehirnzellen sowie bestimmte Blutbestandteile und Nervenzellen nur Traubenzucker als Energie nutzen können, müssen wir täglich mindestens 50 g Traubenzucker aufnehmen.

Energiereiche, nahrungsfaserarme Kohlenhydrate (in Torten, Süssigkeiten, zuckerreichen Getränken) sollten nur in geringen Mengen aufgenommen werden. Sie haben einen niedrigen Sättigungswert, und somit besteht die Gefahr einer zu grossen Zufuhr. Die Folge kann Übergewicht sein, denn die Kohlenhydrate, die der Körper nicht benötigt, werden an Stelle von Fett verbrannt. Das so nicht verbrauchte Fett führt zu erhöhten Fettspeichern.

5.5 Eigenschaften und küchentechnische Bedeutung

Löslichkeit in Wasser

Alle Kohlenhydrate, die sich in Wasser gut lösen, sind hygroskopisch (wasseranziehend). Das heisst, sie nehmen leicht Luftfeuchte an. Mit steigender Zahl der Bausteine (Einfachzucker) nimmt die Löslichkeit ab.

Die Löslichkeit von Haushaltszucker in Wasser ist temperaturabhängig. Dies kommt beim Kochen von Zucker zur Geltung. Mit höherer Wassertemperatur kann das Wasser mehr Zucker aufnehmen. Auf Grund dieser Erscheinung werden unterschieden:

- ungesättigte Lösung
  (1 l Wasser und 1 kg Zucker)
- gesättigte Lösung
  (1 l Wasser und 1,5 kg Zucker)
- übersättigte Lösung
  (1 l Wasser und 2 kg Zucker)

Feuchtigkeitsaufnahme kann den Verderb von Nahrungsmitteln begünstigen.

Vergärbarkeit

Die Vergärbarkeit hat eine grosse Bedeutung in der Nahrungsmittelindustrie.

Kohlenhydrate können mit Enzymen von Hefen, Bakterien und Schimmelpilzen vergoren werden, zum Beispiel Hefeteig, Sauerteig, Sauerkraut, Sauermilchprodukte (Joghurt), Käse, Rohwürste (Salami). Die bekannteste Gärungsart ist die alkoholische Gärung (Bier- und Weinherstellung).

Quellen

Vielfachzucker (zum Beispiel Stärke) haben ein gutes Wasserbindevermögen, das bei der Teigherstellung angewandt wird.

Binden / Verkleistern

Stärke wirkt als Bindemittel bei der Herstellung von Suppen, Saucen und Mehlspeisen. Das Bindevermögen ist abhängig vom Verhältnis Stärke zu Flüssigkeit sowie von der entsprechenden Temperatur. Nach dem Abkühlen wird die gebundene Flüssigkeit noch fester (Verkleisterung).

Gel-Bindung

Pektine können Wasser binden und so gelieren. Diese Eigenschaft wird bei der Herstellung von Gelee / Konfitüre angewendet.

Hydrolyse (Spaltung)

Zwei- und Vielfachzucker können durch Wasseraufnahme abgebaut werden. Als Auslöser (Katalysator) wirken Säuren und Enzyme. Diese Eigenschaft spielt bei der Verdauung eine wichtige Rolle. Sie wird auch in der Nahrungsmittelindustrie bei der Herstellung von Stärkesirup (Glucose in der Patisserie) und Traubenzucker (DextroEnergen) angewendet.

Bräunungsvermögen

Kohlenhydrate haben die Eigenschaft, sich bei Erhitzung von weiss, über gelb und braun bis zu schwarz zu färben. Diese Verfärbung hat nicht nur optisch, sondern auch geschmacklich einen grossen Stellenwert in der Herstellung verschiedener Nahrungsmittel (zum Beispiel Brot, Caramel, Bier).

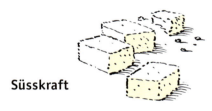

Süsskraft

Nur Einfach- und Zweifachzucker schmecken süss. Die Süsskraft der einzelnen Kohlenhydrate ist sehr unterschiedlich. Als Bezugsgrösse wird Haushaltszucker (≙ 100) gewählt.

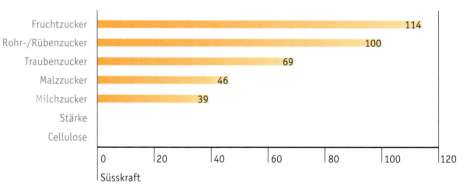

	Süsskraft
Fruchtzucker	114
Rohr-/Rübenzucker	100
Traubenzucker	69
Malzzucker	46
Milchzucker	39
Stärke	
Cellulose	

5.6 Kohlenhydrat-Stoffwechsel

Zwei- und Vielfachzucker müssen zuerst durch Enzyme der Verdauungssäfte, die der menschliche Körper (unter Wasseranlagerung) selbst bildet, schrittweise in Einfachzucker abgebaut werden, ehe der Körper sie nutzen kann. Nur Einfachzucker können durch die Dünndarmwand ins Blut aufgenommen (resorbiert) werden.

Die Verdauung der Kohlenhydrate beginnt im Mund. Während des Kauens wird die Nahrung mit Speichel vermischt. Im Speichel befindet sich das Enzym Amylase – gebildet in der Ohrspeicheldrüse –, das die Stärke und das Glykogen zu Dextrinen und teilweise bis zu Malzzucker abbaut. Im Magen befinden sich keine Enzyme für den Abbau der Kohlenhydrate. Die Amylase des Mundspeichels ist hier noch eine kurze Zeit wirksam. Im Zwölffingerdarm kommen mit dem Bauchspeicheldrüsensaft weitere Enzyme hinzu. Maltase spaltet schliesslich den Malzzucker zu Traubenzucker. Im weiteren Dünndarm wird Rohr- oder Rübenzucker durch Saccharase in Trauben- und Fruchtzucker sowie Milchzucker durch Lactase in Trauben- und Schleimzucker gespalten.

Anschliessend werden die Einfachzucker resorbiert und über das Blutsystem zur Leber transportiert, von dort aus gelangen sie in die verschiedenen Körperzellen, wo sie gespeichert oder abgebaut werden. Das Hormon Insulin steuert den Kohlenhydratstoffwechsel und bewirkt den Aufbau von Glykogen.

Energiegewinnung in der Zelle

Über das Blut gelangt der Traubenzucker in die Zellen. Hier findet der Abbau und somit die Energiegewinnung statt. Dabei entstehen Kohlendioxid (CO_2), Wasser (H_2O) und Energie. Die Energie wird zum Teil als Wärme freigesetzt und teilweise in Form von chemischer Energie (ATP) gespeichert.

Benötigt der Körper sehr schnell Energie und herrscht gleichzeitig in den Zellen ein Sauerstoffmangel, so wird Traubenzucker zu Milchsäure abgebaut. Dies geschieht bei sportlicher Betätigung über einen längeren Zeitraum oder bei kurzen Höchstleistungen. Bei diesem Vorgang wird deutlich weniger, dafür schneller Energie gewonnen.

Nicht benötigter Traubenzucker wird zu Glykogen umgebaut und in der Leber (150 g) und Muskulatur (200 g) gespeichert. Im Blut selbst sind nur etwa 5 g (0,7 bis 1,2 g pro Liter Blut) Traubenzucker vorhanden. Zwischen den Mahlzeiten kann Glykogen wieder zu Traubenzucker abgebaut und zur Energiegewinnung genutzt werden. Aus der

Leber gelangt der Traubenzucker über das Blut in alle Zellen und stellt so die Energieversorgung sicher. Muskelglykogen dient dagegen nur der Energiegewinnung in den Muskelzellen. Die Glykogenspeicher sind spätestens 18 Stunden nach der letzten Nahrungsaufnahme erschöpft.

Der menschliche Körper vermag also nur eine sehr begrenzte Kohlenhydratmenge zu speichern. Wenn die Glykogenspeicher in Leber und Muskulatur aufgefüllt sind, werden die überschüssig aufgenommenen Kohlenhydrate (ab 500 g / Tag) in der Leber zu Fett umgebaut und im Fettgewebe gespeichert. Eine zu reichliche Kohlenhydratzufuhr kann somit auch zu Übergewicht führen.

Glykämischer Index

Die Erkenntnis, dass die gleiche Kohlenhydratmenge – aus unterschiedlichen Nahrungsmitteln aufgenommen – verschiedene Blutzuckerspiegel zur Folge hat, führte zur Formulierung des glykämischen Index. Demnach werden die kohlenhydrathaltigen Nahrungsmittel nicht allein nach ihrem Kohlenhydratgehalt eingeteilt, sondern auch

nach ihrer Wirkung auf den Blutzuckeranstieg. Ist der Blutzuckeranstieg nach Verzehr eines kohlenhydrathaltigen Lebensmittels identisch mit dem Blutzuckeranstieg nach Weissbrot mit der gleichen Kohlenhydratmenge, dann spricht man von einem Blutzuckerindex von 100. Manche Lebensmittel ergeben einen schnelleren Blutzuckeranstieg als Weissbrot (Blutzuckerindex grösser als 100).

Die langsamen Blutzuckerbildner sind besonders geeignet für die Ernährung bei Diabetes. Früher glaubte man, dass stärkehaltige Produkte zu einem viel langsameren Blutzuckeranstieg führen als Zucker. Das ist falsch. Zucker besteht zur Hälfte aus Fruchtzucker und hat deshalb einen tieferen glykämischen Index (83) als Weissbrot (100). Einen tiefen bis mittleren glykämischen Index haben Hülsenfrüchte, ganze Getreidekörner, Haferflocken, Milchprodukte, Obst, Spaghetti (auch raffinierte), Vollkornreis oder speziell behandelter weisser Reis (parboiled). Nahrungsfaserreiche Produkte haben in der Regel einen tieferen glykämischen Index als nahrungsfaserarme

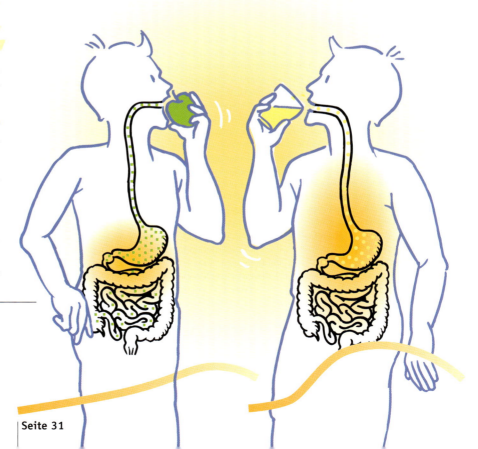

Glykämischer Index
Der Apfel in seiner natürlichen Vorkommensweise hat einen günstigeren glykämischen Index als der Apfeljus. Er lässt den Blutzucker weniger rasch ansteigen.

Produkte. Die Angaben des glykämischen Index sind immer nur Näherungswerte. Obst enthält, je nach Reife, mehr oder weniger Zucker, so dass der glykämische Index variiert. Für eine gesunde Ernährung ist es wichtig, dass wir vorwiegend Nahrungsmittel mit einem niedrigen bis mässigen glykämischen Index aufnehmen. Diese Massnahmen tragen zu einem konstanten Traubenzuckergehalt im Blut und somit zu einem geregelten Insulinstoffwechsel bei. Dies hat langfristig einen wesentlichen Einfluss auf das Vermeiden von Diabetes Typ 2.

Nahrungsmittel mit gleicher Kohlenhydratmenge führen zu einem unterschiedlich hohen Blutzuckeranstieg. Der glykämische Index hängt von der Zusammensetzung der Stärke, vom Nahrungsfaser-, Fett- und Proteingehalt sowie von der Oberflächenstruktur und der Art der Zubereitung ab. Ebenfalls variiert er von Mensch zu Mensch.

Bei folgender Tabelle wurde Weissbrot als Referenz genommen. (100 g Weissbrot entspricht einem glykämischen Index 100.)

Hoher Glykämie-Index		Mittlerer Glykämie-Index		Tiefer Glykämie-Index	
Malzzucker	152	Müsli	85	Joghurt	52
Traubenzucker (Glucose)	137	Griesszucker (Saccharose)	83	Apfel (Golden Delicious)	48
Honig	124	Vollkornroggenbrot	80	Milchschokolade	47
Kartoffelstock	123	Rahmglace	69	Kichererbsen	47
Cornflakes	123	Reis (parboiled)	69	Limabohnen	46
Rice Crispies	115	Apfelsaft (ungesüsst)	67	Vollmilch	44
Weetabix	105	Spaghetti	67	Linsen (grün)	36
Weissbrot	100	Vollkornbrot	66	Kirschen	32
Rosinen	93	Linsensuppe	63	Fruchtzucker	29
Kartoffeln	80–90	Orange	59	Sojabohnen	20
Pizza	86	Milchzucker (Lactose)	61	Erdnüsse	19

Regulierung des Blutzuckerspiegels

Der Traubenzuckergehalt im Blut bestimmt also den Blutzuckerspiegel. Reguliert wird er von den Hormonen Insulin, Adrenalin und Glukagon.

- Insulin senkt den Traubenzuckergehalt im Blut
- Glukagon erhöht den Traubenzuckergehalt im Blut aus Glykogen der Leber
- Adrenalin erhöht den Traubenzuckergehalt im Blut aus Glykogen der Muskeln

Diese Abstimmung ist bei manchen Menschen gestört. Bei ihnen kommt es zu einem dauernd erhöhten Blutzuckerspiegel. Es kann sogar Traubenzucker im Harn auftreten. Diese Erkrankung heisst Diabetes mellitus (Zuckerkrankheit), die unter 18.2 speziell behandelt ist.

Übersicht Kohlenhydrat-Verdauung

Verdauungsorgane	Enzyme	Kohlenhydratabbau
Mund	Mundspeicheldrüsen: Amylase	Abbau von Stärke und Glykogen zu Dextrin und teilweise zu Malzzucker
Magen	keine Enzyme für den Kohlenhydratabbau	Enzyme des Mundspeichels sind noch eine gewisse Zeit wirksam
Zwölffingerdarm	Bauchspeicheldrüse: Amylase Dünndarmschleimhaut: Maltase, Saccharase	Abbau von Stärke zu Dextrin und Malzzucker Abbau von Malzzucker zu Traubenzucker Abbau von Rohr-/Rübenzucker zu Traubenzucker und Fruchtzucker
Weiterer Dünndarm	Dünndarmschleimhaut: Lactase	Abbau von Milchzucker zu Traubenzucker und Schleimzucker Resorption der Einfachzucker, Transport mit dem Blut zur Leber und dann in die einzelnen Körperzellen, wo sie gespeichert oder abgebaut werden
Dickdarm	keine Enzyme für den Kohlenhydratabbau	Unverdaute und unverdauliche Kohlenhydrate werden von der Darmflora abgebaut und schliesslich mit dem Stuhl ausgeschieden

Energiespeicher in Form von Stärke und Glykogen haben wir bereits kennen gelernt. Eine noch ergiebigere Energiereserve ist das Anlegen von Fettdepots. Für den Menschen wie auch für die Tiere ist dies die einzige Möglichkeit, Energie in grösseren Mengen zu speichern. Aber auch Pflanzen kennen diese Variante der Vorratshaltung (Kerne, Samen). Fette, auch Lipide genannt, kommen in pflanzlichen und tierischen Nahrungsmitteln vor. Sie sind vielfach als «Dickmacher» gefürchtet. Dabei bedeutet Fettkonsum nicht automatisch das ungeliebte Speckpolster auf Taille, Bauch und Hüften. Massvoll und gezielt eingesetzt und genossen, sind fetthaltige Nahrungsmittel ein wichtiger Bestandteil unserer Ernährung.

Bedeutung und Vorkommen 6.1

Pflanzliche Nahrungsmittel	Fettgehalt in %	Tierische Nahrungsmittel	Fettgehalt in %	Nahrungsmittel mit versteckten Fetten	Fettgehalt in %
Sonnenblumenöl	100	Schweinefett	100	Mayonnaise	80
Margarine	80	Butter	82	Mettwurst	44
Erdnüsse	55	Frühstücksspeck	65	Pommes chips	39
Oliven, schwarz	36	Salami	40	Milchschokolade	38
Avocados	23	Eigelb	32	Emmentaler, Gruyère	30
Gipfeli	23	Cervelat	25	Doppelrahmglace	12
Vollkornteigwaren	4	Felchen	3		

Da viele Menschen zu viel essen und Fette pro Gramm mehr als doppelt soviel Energie wie Kohlenhydrate und Proteine aufweisen, kommt der Auswahl weniger fetthaltiger Nahrungsmittel grosse Bedeutung zu. Eine Gefahr bilden dabei die so genannten versteckten Fette. Als solche werden Fettanteile in Nahrungsmitteln bezeichnet, die nicht mit dem Auge direkt wahrgenommen werden.

Fettbildung 6.2

Nahrungsfette sind organische Verbindungen, die ebenso wie die Kohlenhydrate hauptsächlich aus den Elementen Kohlenstoff, Wasserstoff und Sauerstoff aufgebaut sind. Es besteht aber ein unterschiedliches Mengenverhältnis zwischen diesen Elementen.

Alle Fette haben den gleichen Grundaufbau, sie sind aus zwei Arten Bausteinen zusammengesetzt. Bei der Fettbildung verbindet sich 1 Teil Glycerin mit 3 Teilen Fettsäuren, unter Abspaltung von Wasser, zu einem Fettmolekül.

Fette werden auch Triglyceride genannt, da mit dem Glycerin drei (tri) Fettsäuren verbunden sind. Es können drei gleiche oder drei verschiedene Fettsäuren angelagert sein.

Glycerin + Fettsäure + 💧
+ Fettsäure + 💧
+ Fettsäure + 💧

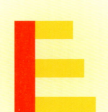

symbolische Darstellung

6.2.1 Fettsäuren

Das Verhalten der Fette und damit auch ihre ernährungsphysiologische Eignung und küchentechnische Verwendung hängen im Wesentlichen von der Art der am Aufbau des Fettmoleküls beteiligten Fettsäuren ab. Sie haben grossen Einfluss auf Schmelzverhalten, Verdaulichkeit, Haltbarkeit und Erhitzbarkeit.

Gesättigte Fettsäuren

Gesättigte Fettsäuren enthalten nur Einfachbindungen, das heisst, jedes Kohlenstoffatom ● ist mit zwei Wasserstoffatomen ○ gesättigt. Fettstoffe mit einem hohen Anteil an gesättigten Fettsäuren haben einen höheren Schmelzbereich, sind stabiler, höher erhitzbar und länger lagerbar.

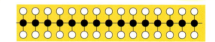

Ungesättigte Fettsäuren

Ungesättigte Fettsäuren enthalten ausser Einfach- noch Doppelbindungen, das heisst, an einem Kohlenstoffatom fehlt ein Wasserstoffatom = einfach ungesättigt.

Je nachdem, wie viele Doppelbindungen im Fettmolekül auftreten, spricht man von einfach ungesättigten Fettsäuren (bei einer Doppelbindung) oder von mehrfach ungesättigten Fettsäuren (bei zwei oder mehr Doppelbindungen). Mehrfach ungesättigte Fettsäuren sind lebensnotwendig. Fettstoffe mit einem hohen Anteil an ungesättigten Fettsäuren haben einen tieferen Schmelzbereich, verderben leichter und sind weniger hitzestabil.

Doppelbindung

Kurzkettige Fettsäuren

Je nach Kettenlänge wird zwischen kurz-, mittel-, und langkettigen Fettsäuren unterschieden.

Kurzkettige haben 4 bis 6 Kohlenstoffatome im Molekül, haben einen tiefen Schmelzbereich, sind wasserlöslich und leicht verdaulich.

Mittelkettige Fettsäuren

Mittelkettige haben 8 bis 12 Kohlenstoffatome im Molekül und sind schwer wasserlöslich.

Langkettige Fettsäuren

Sie haben 14 bis 20 Kohlenstoffatome im Molekül und sind im Wasser unlöslich.

Fette enthalten unterschiedliche Fettsäuren mit unterschiedlichen Eigenschaften

Beispiel	Kettenlänge / Schmelzpunkt		Sättigungsgrad	Vorkommen	Eigenschaften
Buttersäure	kurz	− 8 °C	gesättigt	Milch	leicht verdaulich
Caprylsäure	mittel	+ 16,3 °C	gesättigt	Kokosfett	hoch erhitzbar
Palmitinsäure	lang	+ 62,8 °C	gesättigt	in allen Nahrungsfetten	erhöht den Cholesterinspiegel im Blut
Ölsäure	lang	+ 13 °C	einfach ungesättigt (1 Doppelbindung)	Olivenöl	senkt den Cholesterinspiegel im Blut
Linolsäure	lang	− 5 °C	mehrfach ungesättigt (2 Doppelbindungen)	Maiskeimöl	essenzielle Fettsäure (Aufbau von Zellmembranen)
Linolensäure	lang	− 11 °C	mehrfach ungesättigt (3 Doppelbindungen)	Leinsamenöl, Rapsöl	essenzielle Fettsäure (Aufbau von Zellmembranen)
Arachidonsäure	lang	− 50 °C	mehrfach ungesättigt (4 Doppelbindungen)	Schwarzkümmelöl	essenzielle Fettsäure (Aufbau von Zellmembranen)
Timnodonsäure z.B. Eicosapentaensäure	lang		mehrfach ungesättigt (5 Doppelbindungen)	fetter Wildfisch	essenzielle Fettsäure (Bildung von Blutgerinnseln vorbeugend)

Nahrungsfette weisen einen unterschiedlich hohen Gehalt an verschiedenen Fettsäuren auf. Generell gilt für Fettsäuren: je länger die Kette und je weniger Doppelbindungen, desto fester das Fett. Ölsäure ist die häufigste ungesättigte Fettsäure in tierischen und pflanzlichen Fetten und Ölen. Mehrfach ungesättigte Fettsäuren befinden sich vorwiegend in Nahrungsmitteln pflanzlichen Ursprungs. Eine Ausnahme bilden die Fischöle, in ihnen finden wir sogar Fettsäuren mit fünf und sechs Doppelbindungen. Sie gehören zur Gruppe der Omega-3-Fettsäuren. Diese können der Bildung von Blutgerinnseln und Ablagerungen in den Blutgefässen vorbeugen. Für die Beurteilung der ernährungsphysiologischen Wirkung der Fette ist neben ihrem Gehalt an kurz-, mittel-, langkettigen und die Relation der gesättigten, einfach ungesättigten oder mehrfach ungesättigten Fettsäuren auch ihr Gehalt an essenziellen Fettsäuren, fettlöslichen Vitaminen, Antioxidantien, Geschmacks- und Aromastoffen zu berücksichtigen.

6.2.2 Glycerin

Glycerin ist ein sirupartiger, farbloser, wasserlöslicher, süssschmeckender Alkohol. Es ist in allen Fetten gleich vertreten.

Aufgaben und Bedarf

Fette liefern für uns Menschen den höchsten Energiegehalt oder Brennwert. Beim Abbau in den Zellen liefern sie pro Gramm 39 kJ, also mehr als doppelt so viel Energie, wie beim Abbau von Kohlenhydraten oder Proteinen entsteht.

Fette stellen für den Körper einen grossen Energiespeicher dar. Als Depotfett versteht man das Unterhautfettgewebe und das Bauchfett. Sie können erhebliche Ausmasse annehmen. Wird dem Körper überschüssige Energie in Form von Kohlenhydraten, Proteinen oder Alkohol zugeführt, werden diese Energieträger an Stelle von Fetten verbrannt. Die zugeführten Nahrungsfette werden in diesem Fall vermehrt in Körperfette umgebaut. Das Fettgewebe schützt empfindliche Organe wie Nieren oder Augapfel vor Druck und Stoss. Dieses Organfett ist praktisch immer gleichmässig dick. Depotfett erfüllt auch die Funktion als Wärmeschutz, schlanke Menschen frieren eher. Depotfett wird bei längerer Essenspause (ab 4 Stunden) in der Nacht oder bei körperlicher Aktivität zur Energiegewinnung herangezogen. Zu viel Depotfett bedeutet Übergewicht und ist ein Risikofaktor für Herz und Kreislauf, Bluthochdruck, Diabetes Typ 2 und andere Zivilisationskrankheiten.

Fette sind Träger der fettlöslichen Vitamine A, D, E und K. Diese können nur bei gleichzeitiger Anwesenheit von Fetten im Darm aufgenommen werden.

Da wir nicht in der Lage sind, die mehrfach ungesättigten Fettsäuren selbst aufzubauen, müssen wir sie mit der Nahrung unserem Körper zuführen. Sie werden deshalb als essenziell bezeichnet. Diese Fettsäuren haben wichtige Aufgaben zu erfüllen:

- Sie sind notwendig für den Aufbau der Zellmembranen und sind Zellbestandteile
- Sie dienen als Baustein für die Bildung von bestimmten Gewebehormonen, die für viele Stoffwechselfunktionen, zum Beispiel das Immunsystem, sehr wichtig sind
- Sie können einen erhöhten Cholesterinspiegel senken

Empfehlungen zur Deckung des Fettbedarfs

Fette sollten in einer ausgewogenen Ernährung zwischen 25 und 30 % des Gesamtenergiebedarfs ausmachen. Dies entspricht je nach Körpergrösse und Tätigkeit einem Verzehr von 0,8 g pro Kilogramm Körpergewicht / Tag. Bei Schwerarbeitern ist eine Erhöhung des prozentualen Anteils auf 35 % vertretbar. Der grössere Anteil der Fettaufnahme sollte in Form von ungesättigten Fettsäuren erfolgen. Wenn man bei der Fettauswahl darauf achtet, dass mindestens 50 % pflanzliche Fettstoffe aufgenommen werden, ist die Zufuhr an essenziellen Fettsäuren sicher gewährleistet.

Einteilung

6.4.1 Kriterien

Die Einteilung der Fette kann nach unterschiedlichen Gesichtspunkten erfolgen:

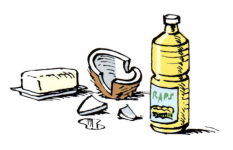

nach der Herkunft	pflanzlich	Erdnussöl
	tierisch	Kalbsnierenfett
nach der Konsistenz bei Zimmertemperatur	flüssig	Olivenöl
	cremig	Pflanzenölcreme
	streichfähig	Butter, Margarine
	fest	Kokosnussfett
nach dem Gehalt an Fettsäuren – Sättigungsgrad – Länge der Ketten	gesättigte	Butter
	ungesättigte	Sonnenblumenöl
	kurzkettige	Milchfett
	mittelkettige	Kokosfett
	langkettige	in allen Nahrungsfetten

6.4.2 Die wichtigsten Fette / Öle und ihre Verwendung

Fettsäurenzusammensetzung in Prozenten:
→ gesättigt / einfach ungesättigt / mehrfach ungesättigt

Baumnussöl → 25 / 25 / 50
Kerne der Baumnuss
Der angenehme Geschmack harmoniert vollkommen mit leicht bitteren Blattsalaten.

Baumwollsamenöl → 25 / 25 / 50
Samen der Baumwollpflanze
Wird nach der Raffination vor allem zur Herstellung von Margarine, Pflanzenfett oder als Speiseöl verwendet.

Butter → 64 / 33 / 3
Fett der Kuhmilch
Wichtigster Vertreter der tierischen Fette. Butter enthält vor allem kurz- bis mittelkettige Fettsäuren und ist deshalb besonders leicht verdaulich. Butter ist wegen des hohen Wassergehaltes leicht verderblich.

Distelöl (Safloröl) → 10 / 13 / 77
Samen der Färberdistel
Wertvolles Speiseöl für die kalte Küche dank hohem Anteil an essenziellen Fettsäuren. Wird zur Herstellung von Diät-Margarine verwendet.

Erdnussöl → 20 / 40 / 40
Samen der Erdnusspflanze
Wird nach der Raffination vor allem zur Herstellung von Margarine, Pflanzenfett oder als Speiseöl (warme Küche) verwendet. Gut haltbar.

Haselnussöl → 8 / 78 / 14
Kerne der Haselnuss
Eignet sich für Salate, kalte Saucen und Fischgerichte. Es wird leicht ranzig und sollte rasch verbraucht werden. Wegen seines intensiven Geschmacks sparsam verwenden.

Kokosfett → 91 / 7 / 2
Fruchtfleisch der Kokosnuss
(Copra genannt) Als Speisefett und zur Herstellung von Margarine. Gut geeignetes Frittierfett für Süssspeisen.

Kürbiskernöl → 19 / 28 / 53
Kürbissamen
Dickflüssiges, grünliches Öl mit intensivem Geschmack. Eignet sich nicht zum Erhitzen, wird daher ausschliesslich in der kalten Küche verwendet.

Leinsamenöl → 10 / 18 / 72
Samen des Flachses
Vor allem in der Diätküche und für kalte Speisen verwendetes Öl mit hohem Anteil essenzieller Fettsäuren.

Maiskeimöl → 13 / 34 / 53
Keimlinge der Maiskörner
Wertvolles Speiseöl für die kalte Küche mit hohem Vitamingehalt. Wird zur Herstellung von Margarine verwendet.

Mandelöl → 8 / 70 / 22
Mandelkerne
Ist reich an essenziellen Fettsäuren. Ein stark duftendes Öl von mild-süsslichem Geschmack, das sein volles Aroma durch Erhitzen entwickelt. Wird hauptsächlich in der Konfektherstellung und zum Backen verwendet, eignet sich aber auch zum Braten und zum Aromatisieren von Salaten.

Olivenöl → 15 / 76 / 9
Früchte des Olivenbaums
«Extra vierge» oder «extra vergine» ist kaltgepresstes, naturreines Olivenöl, das nur unter Einsatz eines leichten Druckes aus der Erstpressung gewonnen wird. Es eignet sich für Salate, in der kalten wie auch in der warmen Küche. Dieses Öl enthält alle biologisch wichtigen Inhaltsstoffe und ist von vollem Aroma.

Palmkernöl → 82 / 15 / 3
Kerne der Ölpalme
Wird vor allem zur Herstellung von Margarine verwendet.

Palmöl → 46 / 44 / 10
Fruchtfleisch der Ölpalme
Geschmackintensives Öl von roter Farbe mit hohem Carotingehalt. Wird vor allem zur Herstellung von Margarine verwendet.

Rapsöl → 6 / 65 / 29
Samen der Rapspflanze
Als Speiseöl in der kalten und warmen Küche, zur Herstellung von Margarine und Speisefetten. Wichtigste in der Schweiz angebaute Ölsaat.

Sesamöl → 9 / 19 / 72
Samen der Sesampflanze
Hellgelbes, geschmacksneutrales Speiseöl für die warme und die kalte Küche. In der asiatischen Küche wird fermentiertes Sesamöl zum Würzen verwendet.

Sojaöl → 15/21/64
Samen der Sojabohne

Vielseitig verwendbares Speiseöl von goldgelber Farbe, vor allem für die kalte Küche und zur Herstellung von Margarine.

> Alle Öle mit einem hohen Anteil an ungesättigten Fettsäuren sollten nach dem Öffnen im Kühlschrank aufbewahrt werden.

Sonnenblumenöl → 10/30/60
Samen der Sonnenblume

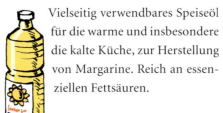

Vielseitig verwendbares Speiseöl für die warme und insbesondere die kalte Küche, zur Herstellung von Margarine. Reich an essenziellen Fettsäuren.

Traubenkernöl → 10/19/71
Kerne der Weintraube

Hochwertiges, geschmacksneutrales Speiseöl, das reich an essenziellen

Fettsäuren ist. Lässt sich hoch erhitzen, geeignet für die warme und die kalte Küche. Wird auch zur Herstellung von Margarine verwendet.

Weizenkeimöl → 16/22/62
Keimlinge des Weizens

Wertvolles Speiseöl für die kalte Küche mit hohem Gehalt an essenziellen Fettsäuren und Vitamin E.

Fettähnliche Stoffe

Fettähnliche Stoffe oder Fettbegleitstoffe kommen immer gemeinsam mit Fetten vor. Verglichen mit dem Vorkommen von Fetten ist ihr Anteil sehr gering.

Bekannte Fettbegleitstoffe sind: Lecithin, Cholesterin, Ergosterin und Carotin.

6.5.1 Vorkommen und Bedeutung der fettähnlichen Stoffe

Fettähnlicher Stoff	Vorkommen	Aufgaben
Lecithin	Eigelb, Hirn, Leber, Hülsenfrüchte, Fischrogen	Baustein von Zellmembranen, Gehirn- und Nervenzellen; wirkt als Emulgator in der Saucenherstellung
Cholesterin	Butter, Eigelb, Wurstwaren, fettes Fleisch, Leber	Bestandteil der Zellmembranen und einiger Hormone, Aufbau von Gallensäuren (Emulgator bei der Fettverdauung)
Carotin	Karotten, Eigelb, Spinat, Petersilie	Farbstoff für Nahrungsmittel, Provitamin A
Ergosterin	Hefe	Durch Bestrahlung mit UV-Licht wandelt sich das in der Haut eingelagerte Ergosterin in Vitamin D um

6.5.2 Lecithin

Im menschlichen Körper ist Lecithin notwendig für den Aufbau der Zellhülle. Es findet sich besonders häufig in Gehirn- und Nervenzellen, im Knochenmark und in der Leber. Da der Körper Lecithin in ausreichendem Masse selbst bildet, muss es – im Gegensatz zu den essenziellen Fettsäuren – nicht mit der Nahrung zugeführt werden. Im Aufbau ähnelt das Lecithin sehr stark den Fetten.

Das Glycerin ist mit zwei fettfreundlichen Fettsäuren verbunden. An Stelle der dritten Fettsäure findet man die wasserfreundliche Phosphorsäure und eine wasserfreundliche Base. Lecithin wirkt als Emulgator, weil es sowohl einen fettfreundlichen als auch einen wasserfreundlichen Pol besitzt.

Diese Eigenschaft des Lecithins im Eigelb nutzt man in der Küche zum Beispiel bei der Herstellung der Holländischen Sauce und der Mayonnaise.

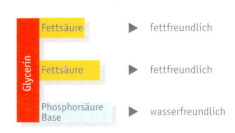

symbolische Darstellung

6.5.3 Cholesterin

Cholesterin ist im Körper keine überflüssige Substanz. Der Organismus setzt Cholesterin für verschiedene Aufgaben ein. Es ist:

- am Aufbau von Zellmembranen beteiligt,
- Grundbaustein von Hormonen,
- Grundbaustein für die Gallensäure, welche beim Fettabbau eine wichtige Rolle spielt.

Der Körper kann seinen gesamten Bedarf an Cholesterin aus den Inhaltsstoffen der Nahrung eigenständig aufbauen. Selbst wenn Cholesterin im Nährstoffangebot völlig fehlen würde, käme es nicht zu Mangelerscheinungen. Eine allzu hohe Cholesterinmenge in der Nahrung kann gefährlich sein. Eine zu hohe Cholesterinzufuhr führt zu einem hohen Cholesterinspiegel im Blut, und das wiederum ist ein Risiko-faktor für die Entstehung von Herz- und Kreislauferkrankungen und Herzinfarkt (weiteres unter 18.4 Ernährung und Fettstoffwechselstörungen). Personen mit einer genetisch bedingten Veranlagung können einen erhöhten Cholesterinspiegel aufweisen.

Cholesterin kommt in Verbindung mit anderen Fetten nur in tierischen Nahrungsmitteln vor. Fische enthalten sehr wenig Cholesterin, Innereien haben dagegen einen hohen Gehalt.

Die Höhe des Cholesterinspiegels im Blut kann durch Nahrungsfaktoren beeinflusst werden. Begünstigt wird ein hoher Cholesterinspiegel zusätzlich noch durch zu hohen Fettkonsum und eine positive Energiebilanz. Personen mit Übergewicht und erblicher Veranlagung sind besonders gefährdet. Ungesättigte Fettsäuren (einfach und mehrfach) und reichlich Nahrungsfasern in der Nahrung senken den Cholesterinspiegel.

300 mg Cholesterin (Tageshöchstmenge) sind enthalten in:

17 g	Eigelb	130 g	Kalbsmilken	240 g	Rindfleisch
64 g	Vollei	150 g	Hummer	330 g	Schweinefleisch
75 g	Kalbsleber	150 g	Austern	330 g	Lammfleisch
100 g	Kaviar	200 g	Miesmuscheln	500 g	Hühnerfleisch
115 g	Mayonnaise	207 g	Emmentaler Käse	2 kg	Magerquark
120 g	Butter	240 g	Krevetten	2 l	Vollmilch

6.6 Eigenschaften und küchentechnische Bedeutung

Löslichkeit

Fette sind in Wasser nicht löslich. Weil ihre Dichte geringer ist als die von Wasser, schwimmt Fett stets obenauf, zum Beispiel Fettaugen auf einer Bouillon, Rahm auf gestandener Frischmilch.

Konsistenz

Fette liegen bei Zimmertemperatur in flüssiger Form (Öl), halb fester Form (Ölcremen) und fester Form (Fett) vor. Dieses Verhalten ergibt sich aus den unterschiedlichen Anteilen der Fettsäuren.

- feste Fette: überwiegend langkettige, gesättigte Fettsäuren
- flüssige Fette: überwiegend ungesättigte oder kurzkettige Fettsäuren

Jedes Fett ist aus verschiedenen Fettmolekülen und jedes Fettmolekül wieder aus verschiedenen Fettsäuren aufgebaut. Deshalb haben Fette keinen festen Schmelz- und Erstarrungspunkt, das heisst, bei Erwärmung beginnen zum Beispiel feste Fette langsam weich zu werden, bis sie geschmolzen sind.

Der Schmelzbereich von Kakaobutter liegt zwischen 23 und 35 °C, deshalb muss Couverture vor der Verarbeitung temperiert werden.

Für die Verdauung von Fetten ist der Schmelzbereich besonders wichtig. Da die Körpertemperatur etwa 37 °C beträgt, sind Fette, deren Schmelzbereich höher liegt, allgemein schwer verdaulich.

Emulgierbarkeit

Werden Fett und Wasser vermischt, tritt nach kurzer Zeit eine Trennung beider Phasen auf, und die Fettkügelchen treiben nach oben. Setzt man diesem Gemisch einen Emulgator zu, bleiben Wasser- und Fettmoleküle in der Schwebe und es erfolgt keine Trennung. Eine solche Mischung nennt man Emulsion. Der Emulgator (zum Beispiel Lecithin) verhindert, dass die Fettkügelchen sich zusammenballen und im Wasser wieder nach oben steigen. Durch Einfluss von Kälte oder Wärme kann die Emulsion zerstört werden, das heisst, der Emulgator wirkt nicht mehr, und die Emulsion löst sich wieder in die Phasen Fett und Wasser auf, zum Beispiel eine Holländische Sauce gerinnt.

Die Emulsionen werden unterteilt in:

- Fett-in-Wasser-Emulsion (zum Beispiel Milch, Rahm)
- Wasser-in-Fett-Emulsion (zum Beispiel Butter, Margarine)

Erhitzbarkeit (Rauchpunkt)

Fette lassen sich verhältnismässig hoch erhitzen, sehr viel höher als Wasser, das ja bereits bei 100 °C siedet. Sie sind daher für das Garen von Nahrungsmitteln insbesondere dann geeignet, wenn die Bildung von Röststoffen erwünscht ist, denn diese entstehen erst bei Temperaturen von über 120 °C.

Allerdings sind der Erhitzbarkeit von Fetten Grenzen gesetzt. An dem für jedes Fett charakteristischen Rauchpunkt beginnen sie, sich zu zersetzen. Es entsteht das gesundheitsschädigende Acrolein (krebserregend).

Verderb

Fette gehören zu den leicht verderblichen Nährstoffen beziehungsweise Nahrungsmitteln. Bei unsachgerechter Lagerung und Verwendung können sie sich leicht zersetzen. Das führt oft zur Bildung von unangenehm riechenden und schmeckenden Produkten, die häufig ausserdem noch physiologisch bedenklich sind. Man bezeichnet verdorbenes Fett als ranzig. Es gibt verschiedene Formen des Fettverderbs.

- Fettspaltung

  Sie erfolgt durch die Wirkung von Enzymen. Dieser Fettspaltungsprozess vollzieht sich in wasserhaltigen Fetten (zum Beispiel Butter, Margarine) sehr schnell.

- Oxidation

  Besonders verderbsanfällige Schwachstellen der Fette sind die Doppelbindungen der ungesättigten Fettsäuren. Sie werden sehr leicht von Luftsauerstoff angegriffen, je mehr Doppelbindungen, desto rascher. Es entstehen gesundheitsbeeinträchtigende Peroxide. Licht und Wärme beschleunigen diesen Vorgang.

- mikrobielle Oxidation

  Bakterien und Schimmelpilze können sich auf fetthaltigen Nahrungsmitteln ansiedeln und einen oxidativen Fettabbau bewirken.

Härtung

Die natürliche Konsistenz der Fette kann ausser durch physikalische auch durch chemische Einflüsse verändert werden. So können Öle durch Wasserstoffzufuhr in einen festen Zustand übergeführt werden. Diesen Vorgang bezeichnet man als Fetthärtung.

Die Fetthärtung erfolgt bei Temperaturen von 180 bis 200 °C unter Einwirkung von Nickelkatalysatoren. Dabei werden die Doppelbindungen der ungesättigten Fettsäuren gespalten und Wasserstoffmoleküle angelagert, was zu einer Änderung der Eigenschaft führt. Dieses Prinzip wird bei der Herstellung von Speisefetten angewandt und ist Voraussetzung der Margarineherstellung.

Geschmacksträger

Bei den meisten Gerichten wird durch die Zugabe von Fettstoffen der Geschmackswert vorteilhaft beeinflusst, weil die meisten Geschmacksstoffe in Fett löslich sind.

Fett-Stoffwechsel

6.7

Die in der Nahrung enthaltenen wasserunlöslichen Fette (Triglyceride) müssen im Verdauungstrakt in kleinere, möglichst wasserlösliche Bruchstücke gespalten werden, damit sie durch die Dünndarmwand ins Blut und in die Lymphe aufgenommen werden können.

Wenige Nahrungsfette – Milchfett, Eigelbfett, Margarine – sind bereits emulgiert und somit wasserlöslich. Daher wird eine geringe Menge bereits im Magen vom Enzym Lipase in Glycerin und Fettsäuren gespalten.

Die meisten Fette müssen jedoch zuerst im Zwölffingerdarm mit dem Gallensaft emulgiert (in feinste Tröpfchen zerteilt) werden. Die Galle wird in der Leber gebildet, in der Gallenblase gespeichert und bei Bedarf in den Zwölffingerdarm abgegeben. Durch diesen Vorgang werden die Fette wasserlöslich, die Oberfläche wird stark vergrössert, und die fettspaltenden Enzyme Lipasen aus der Bauchspeicheldrüse können leichter einwirken. Lipasen spalten nacheinander die Fettsäuren unter Wasseranlagerung vom Glycerin ab. Endprodukte der Verdauung sind Fettbruchstücke (meistens Monoglyceride, wenige Diglyceride) sowie Glycerin und Fettsäuren.

Das freie Glycerin sowie die kurz- und mittelkettigen Fettsäuren gelangen direkt über die Pfortader in die Blutbahn und zur Leber. Die langkettigen Fettsäuren und Fettbruchstücke bilden beim Passieren durch die Darmwand neue Fette (Triglyceride) und gelangen als umhüllte Fettkügelchen über die Lymphgefässe schliesslich auch in die Blutbahn.

Unverdaute Fette gelangen mit Hilfe der Darmperistaltik in den Dickdarm und werden mit dem Stuhl ausgeschieden.

Werden die Fette zur Energiegewinnung benötigt, so gelangen sie aus dem Blut oder aus den Fettzellen zu den Muskelzellen und werden hier zu Kohlendioxid und Wasser abgebaut. Bei diesem Vorgang liefern sie 39 kJ Energie pro Gramm.

Abbau der Fettstoffe

Typisch für die Fettverdauung ist der unvollständige Abbau des Fettmoleküls. Neben den Grundbausteinen Glycerin und Fettsäuren findet man nach der Verdauung noch eine grosse Menge Fettbruchstücke (Mono- und Diglyceride).

Die Fettspeicherung wird wie die Glykogenbildung durch das Hormon Insulin der Bauchspeicheldrüse indirekt gefördert, indem es den Fettabbau hemmt. Umgekehrt kann nur der Fettbaustein Glycerin in Kohlenhydrate umgebaut werden. Dies kann erfolgen, wenn der Körper längere Zeit keine Kohlenhydrate aufnimmt und die Energieversorgung des Gehirns, der Nervenzellen und der roten Blutkörperchen nicht mehr sichergestellt ist.

Wirkung des Enzyms Lipase

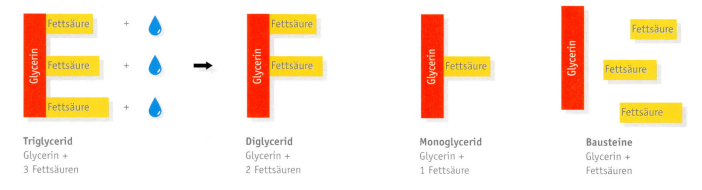

Triglycerid
Glycerin +
3 Fettsäuren

Diglycerid
Glycerin +
2 Fettsäuren

Monoglycerid
Glycerin +
1 Fettsäure

Bausteine
Glycerin +
Fettsäuren

Fett-Verdauung: Übersicht

Verdauungsorgane	Enzyme Verdauungssäfte	Fettabbau
Mund	Einspeichelung	Kein Fettabbau
Magen	Lipase	Abbau von emulgierten Fetten (Milchfett, Eifett, Margarine) Ihre Bedeutung für die Fettverdauung ist gering
Zwölffingerdarm	Gallensaft, Lipasen der Bauchspeicheldrüse	Gallensaft emulgiert Fette Abbau der Nahrungsfette zu Fettbruchstücken (Diglyceride, Monoglyceride) und zu freien Fettsäuren und Glycerin
Weiterer Dünndarm	Lipasen der Bauchspeicheldrüse	Weiterer Abbau der Fettbruchstücke Resorption: Kurz- und mittelkettige Fettsäuren sowie Glycerin gelangen über die Blutbahn zur Leber; langkettige Fettsäuren und Fettbruchstücke werden bereits in der Darmwand wieder zu Fetten aufgebaut und gelangen über das Lymphsystem in den Blutkreislauf
Dickdarm	Keine Enzyme für die Fettverdauung	Unverdaute Fette gelangen mit Hilfe der Darmperistaltik in den Dickdarm und werden mit dem Stuhl ausgeschieden

Proteine sind in jeder menschlichen Zelle vorhanden, der Körper besteht aus ungefähr 60 Billionen Zellen. 20 % unseres Gewichts machen die Proteine aus. Im Unterschied zu Kohlenhydraten und Fetten enthalten Proteine ausser den Elementen Kohlenstoff, Wasserstoff und Sauerstoff noch Stickstoff. Da Kohlenhydrate und Fette keinen Stickstoff enthalten, können sie Proteine nicht ersetzen. Stickstoff stellt eine Art Leitsubstanz der Proteine dar, denn unabhängig davon, welchem Nahrungsmittel ein Protein entstammt, der Stickstoffgehalt liegt stets in der gleichen Grössenordnung, zwischen 15 und 18 %. Man ermittelt daher den Proteingehalt von Nahrungsmitteln auch über den Stickstoffgehalt. Manche Proteine enthalten über diese vier Elemente hinaus noch Schwefel und Phosphor.

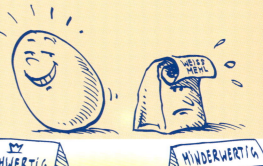

Aufbau

7.1

Proteine sind wie Stärke und Cellulose aus vielen Bausteinen aufgebaut. Die Bausteine der Proteine sind 20 verschiedene Aminosäuren. Die Aminosäuren, die der menschliche Organismus nicht aufbauen kann, müssen wir mit der Nahrung zuführen. Sie sind lebensnotwendig und werden als essenzielle Aminosäuren bezeichnet (analog den essenziellen Fettsäuren). Rund die Hälfte der Aminosäuren ist essenziell (bei Erwachsenen 8, bei Kindern 10).

Dennoch gibt es einen bedeutsamen Unterschied. Der Vielfachzucker Stärke besteht aus einer einzigen Bausteinart; die zusammengeführten Traubenzucker gleichen einander wie ein Ei dem andern. Nicht so die Bausteine der Proteine. Zwar haben die Aminosäuren

viel Ähnlichkeit miteinander, sind aber nicht identisch.

In jedem menschlichen Körper befinden sich 50 000 bis 100 000 verschiedene Proteine. Wie können aus nur 20 verschiedenen Aminosäuren so viele unterschiedliche Proteine aufgebaut werden? Ein Vergleich soll dies

erläutern: Unser Alphabet hat nur 26 Buchstaben, und doch können wir damit unendlich viele Wörter bilden und diese zu immer neuen Sätzen und Texten zusammenfügen. Genauso können die 20 verschiedenen Aminosäuren zu vielen unterschiedlichen Proteinen zusammengefügt werden.

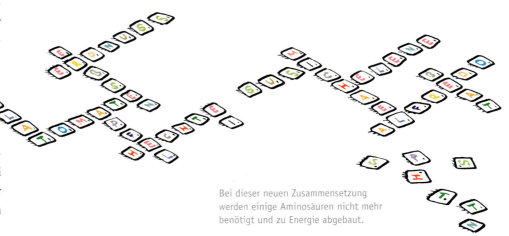

Bei dieser neuen Zusammensetzung werden einige Aminosäuren nicht mehr benötigt und zu Energie abgebaut.

Wenn sich zwei Aminosäuren verbinden, entsteht unter Wasserabspaltung ein Peptid.

Auf diese Weise können sich viele (unterschiedliche) Aminosäuren zu

langen Ketten (Vielfachpeptiden) verbinden. Diese Ketten, die über verschiedene Stufen entstehen, ergeben schliesslich die Proteine.

Man bezeichnet die Peptidketten je nach der Anzahl der Aminosäuren als
- Zweifachpeptide (2 Aminosäuren)
- Vielfachpeptide (bis 100 Aminosäuren)
- Proteine (über 100 Aminosäuren)

A Aminosäure + **B** Aminosäure → **A** **B** Zweifachpeptid + 💧

Proteine entstehen, indem unter Abspaltung von Wasser 100 bis 220 000 Aminosäuren in immer anderer Reihenfolge miteinander verknüpft werden. Viele miteinander verknüpfte Aminosäuren bilden eine Kette. Die 20 Aminosäuren kommen dabei in unterschiedlichen Anteilen vor. In einigen Proteinen kommen also bestimmte Aminosäuren kaum vor, in anderen dagegen in grosser Menge. Die Reihenfolge der Aminosäuren ist in den Proteinen genetisch festgelegt. Die Vielzahl der Proteine kann nach ihrem räumlichen Aufbau gegliedert werden.

1. Aufbauschritt

die einfache Aminosäurekette

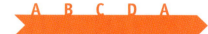

2. Aufbauschritt

Im zweiten Schritt drehen sich die Aminosäureketten zu langen schraubenförmigen Gebilden zusammen, vergleichbar mit einem Seil, das aus einer langen Schnur gebildet wird. Auch die Faltblattform ist typisch.

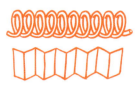

3. Aufbauschritt

Im dritten Schritt winden sich diese Schraubengebilde wiederum ineinander, und es entsteht eine wendelförmige Struktur. Der dritte Schritt entspricht einer doppelten Verschraubung (Schraube in der Schraube).

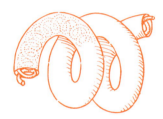

4. Aufbauschritt

Im vierten Schritt fügen sich die Wendel zum Proteinmolekül zusammen. Es kann kugelförmig (globulär) oder faserförmig (fibrillär) aussehen.

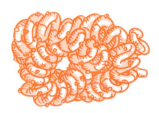

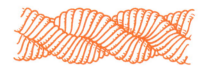

Bestimmte Glieder der Aminosäurekette neigen dazu, sich gegenseitig anzuziehen. Dadurch kommt es zu «Brückenbindungen», welche die Proteinmoleküle in bestimmte Formen zwingen. Deshalb weist jedes Protein eine ihm eigene Form auf.

7.2 Einteilung

7.2.1 Übersicht

Die Einteilung der Proteine kann nach unterschiedlichen Gesichtspunkten erfolgen:

Herkunft	pflanzlich	enthalten in Kartoffeln, Getreideprodukten, Hülsenfrüchten, Nüssen
	tierisch	enthalten in Fleisch, Fischen, Krustentieren, Eiern, Milch, Milchprodukten
Einfache Proteine	kugelförmige (globuläre)	Globuline zum Beispiel in Kartoffeln Albumine zum Beispiel in der Milch Gluten zum Beispiel im Getreide
	faserförmige (fibrilläre)	Kollagene zum Beispiel in Knochen Keratine zum Beispiel in Haaren
Zusammengesetzte Proteine	Proteine + ein anderer Teil	zum Beispiel Chlorophyll (Blattgrün) = Proteine + Mineralstoff Magnesium
Biologische Wertigkeit	hohe Wertigkeit niedrige Wertigkeit	Hühnerei Weissmehl

Tierische Lebensmittel	Proteingehalt %
Gelatineblätter	84
Bündnerfleisch	48
Emmentaler Käse	28
Rehrücken	22,5
Poulet	20
Kalbsleber	19
Krevetten	18,5
Schlachtfleisch	15–21
Fische	16–20
Aufschnitt	13
Vollei	13
Miesmuscheln	10
Joghurt, nature	4
Vollmilch	3,3

Pflanzliche Lebensmittel	Proteingehalt %
Sojamehl	50
Erdnüsse	27
Linsen	24
weisse Bohnen	22
Mandeln	19
Vollkornteigwaren	15
Teigwaren, ohne Ei	12,5
Weissmehl	10
Maisgriess	9
weisser Reis	7
Kartoffeln	2
Pilze	2
Obst allgemein	1
Tomaten	1

Einfache Proteine	Bezeichnung	Vorkommen	Eigenschaften
Kugelförmige Proteine globuläre	Albumine	Ei, Fleisch, Fisch, Milch, Getreide, Gemüse, Kartoffeln, Obst	wasserlöslich, gerinnen bei 70 °C
	Globuline	Fleisch, Fisch, Ei, Hülsenfrüchte, Nüsse, Getreide, Milch, Kartoffeln	löslich in verdünnter Salzlösung, gerinnen bei 70 °C
	Gluten (Kleber)	Getreide: Weizen, Roggen, Gerste, Hafer nicht vorhanden in Reis, Mais, Hirse	wasserunlöslich, quellen und binden Wasser, gerinnen bei 70 °C
Faserförmige Proteine fibrilläre	Myosin, Actin	Fleisch Hauptbestandteil der Muskulatur	löslich in verdünnter Salzlösung
	Kollagene	Sehnen, Bindegewebe, Knorpel, Gelatine	werden nur durch längeres Kochen gelöst
	Keratine	Horn, Haare, Federn	unlöslich und unverdaulich
	Elastine	Bindegewebe, Sehnen	unlöslich, nahezu unverdaulich

Zusammengesetzte Proteine	Bestandteile	Vorkommen	Eigenschaften / Aufgaben
Casein Phosphorproteine	Protein + Phosphor	Milch, Milchprodukte	gerinnt durch Säure im Magen, Gerinnung durch Lab
Hämoglobin, Myoglobin Chromoproteine	Protein + Eisen	roter Blutfarbstoff Muskelfarbstoff	Sauerstofftransport von der Lunge zu den Zellen, Versorgung der Muskulatur
Schleimstoffe (Mucine) Glykoproteine	Protein + Kohlenhydrate	auf allen Schleimhäuten, im Speichel, in Gelenken	schützen die Schleimhäute Schmiermittel in Gelenken
Lipoproteine	Protein + Fett	Blut, Lymphe	Trägerschutz für Fette und fettähnliche Stoffe

> Einfache Proteine sind nur aus Aminosäuren aufgebaut, zusammengesetzte enthalten neben den Aminosäuren noch eine proteinfremde Verbindung (Nichtproteinanteil). Ihre Einteilung erfolgt nach der Art der proteinfremden Gruppe.

Proteine sind von zentraler Bedeutung. Sie bilden die Grundlage allen Lebens. Als Bestandteil der Gene sind Proteine Träger der Erbinformationen. Als Träger von Antikörpern im Blut sind sie auch für die Abwehr von Krankheiten verantwortlich. Sie sind als Baustoff in jeder Zelle zu finden.

Kohlenhydrate und Fette stellen, abgesehen von wenigen Ausnahmen, Energieträger für den menschlichen Körper dar. Sie können problemlos ineinander umgewandelt werden und sich daher bei der Gewinnung von Energie gegenseitig vertreten. Proteine vermögen auch Energie zu liefern. Die Energiegewinnung aus Proteinen ist aber von untergeordneter Bedeutung, solange keine Kost mit stark verringertem Kohlenhydrat- und Fettanteil verzehrt wird. Der Anteil am Gesamtenergiebedarf beträgt daher nur 12 bis 15 %. 1 Gramm Protein liefert – wie die Kohlenhydrate – 17 kJ.

Die Hauptaufgaben der Proteine im Körper sind jedoch sehr viel spezifischer. Dabei ist bemerkenswert, dass sie wegen ihrer vielfältigen strukturellen Möglichkeiten zwei im Grundsatz völlig verschiedene Aufgaben erfüllen. Die Besonderheit der Proteine: Sie dienen als Baustoff und sind zugleich «Organisatoren» der zahlreichen mit dem Baustoff Protein durchgeführten «Bauvorhaben»

7.3.1 Aufgabe als Baustoff

Beim wachsenden wie beim erwachsenen Menschen liefern Proteine Bau- und Ersatzstoffe für jede körpereigene Zelle. Fähig für diese Aufgaben sind Proteine deshalb, weil sie durch geeignete Kombinationen (Verflechtungen, Querverbindungen und Hohlräume) sich praktisch in jede gewünschte Gestalt bringen lassen. In den Zellen findet eine ständige Erneuerung von Körperproteinen statt. Die «Baupläne» liefert die Erbsubstanz. Die Erneuerungszeit für Proteine von inneren Organen wie Leber, Bauchspeicheldrüse, Blut beträgt etwa 10 Tage, von Haut, Muskulatur etwa 100 Tage. Bei der Erneuerung von Körperproteinen werden die nicht mehr benötigten Aminosäuren zu Energie abgebaut.

7.3.2 Aufgabe als «Organisator»

In Gestalt vergleichsweise kleiner, kugelförmiger Moleküle treten Proteine im Körper als Enzyme (Biokatalysatoren) und Hormone (Bioregulatoren) auf.

7.3.3 Bedarf

● Der Proteinbedarf ist abhängig vom Aminosäuregehalt, den der Körper täglich zum Aufbau beziehungsweise zur Erneuerung von Körperzellen benötigt. Dementsprechend unterscheidet man zwei Gruppen:
– Personen, die Proteine zur Erneuerung und zum Aufbau von Körperprotein benötigen. Zu dieser Gruppe gehören Säuglinge, Kinder und Jugendliche, aber auch Schwangere und Stillende.

– Personen, die Protein nur zur Erneuerung von Körperprotein benötigen. Zu dieser Gruppe gehören alle Erwachsenen. Ältere Menschen müssen auf eine proteinreiche Kost – eine grössere Nährstoffdichte – achten, da lediglich ihr Energiebedarf, aber nicht ihr Proteinbedarf sinkt.

● Proteine sollten regelmässig mit den verschiedenen Mahlzeiten aufgenommen werden, da sie nur begrenzt gespeichert werden können.

● Der Proteinbedarf muss auf jeden Fall gedeckt werden, da Protein durch keinen anderen Nährstoff ersetzt werden kann. Eine ausreichende Proteinversorgung ist lebensnotwendig.

● Nur ein Drittel der Proteinaufnahme sollte durch tierische Nahrungsmittel (vor allem Milch, Milchprodukte und Meerfisch) erfolgen.

● Durch pflanzliche Nahrungsmittel, wie Vollkornprodukte, Hülsenfrüchte, Kartoffeln, Gemüse, sollten zwei Drittel des Proteinbedarfs gedeckt werden. Pflanzliche Nahrungsmittel enthalten gleichzeitig Nahrungsfasern, die eine Überversorgung mit Energie und Proteinen verhindern.

● Der jeweilige Proteinbedarf ergibt sich aus der biologischen Wertigkeit und dem Ergänzungswert der Speisen. So muss bei geringerer biologischer Wertigkeit die Gesamtzufuhr von Proteinen oder der Ergänzungswert erhöht werden.

> Die Aminosäuren werden hauptsächlich zum Aufbau von körpereigenem Protein verwendet. Dieser Prozess findet in allen Zellen des Körpers statt. Ausserdem werden Aminosäuren zur Bildung von Enzymen und Hormonen benötigt.

Biologische Wertigkeit und Ergänzungswert

Um den Bedarf an Proteinen zu decken, ist nicht nur die Menge entscheidend, sondern auch die Qualität des jeweiligen Nahrungsproteins. Diese Qualität wird ausgedrückt durch die biologische Wertigkeit. Vollwertiges Protein enthält alle essenziellen Aminosäuren in einem für den Körper passenden Verhältnis. Diesen idealen Zustand findet man in keinem Nahrungsmittel, da stets eine oder mehrere essenzielle Aminosäuren in einem für den Körper ungenügenden prozentualen Anteil enthalten sind.

Je ähnlicher das betreffende Aminosäuremuster dem menschlichen ist, desto höher ist die biologische Wertigkeit. Tierische Proteine sind im Allgemeinen biologisch hochwertiger als pflanzliche. Letzteren fehlen vielfach wichtige essenzielle Aminosäuren. Die essenzielle Aminosäure, die verglichen mit dem Körperprotein am geringsten in einem Nahrungsprotein enthalten ist, begrenzt dessen biologische Wertigkeit. Die biologische Wertigkeit kann je nach Bestimmungsmethode für das einzelne Nahrungsmittel unterschiedlich hoch sein.

Bei einer gemischten Kost werden die Aminosäuren der verschiedenen Nahrungsmittel gleichzeitig aus dem Darm aufgenommen, sie können nun gemeinsam zum Aufbau von Körperprotein verwendet werden. Hierdurch kann man die biologische Wertigkeit eines einzelnen Proteins durch ein anderes erhöhen oder ergänzen.

Einen guten Ergänzungswert haben:
- Getreideerzeugnisse zusammen mit Milchprodukten, Ei, Fleisch oder Fisch
- Kartoffeln zusammen mit Milchprodukten, Fleisch, Fisch oder Ei
- Hülsenfrüchte zusammen mit Milchprodukten, Fleisch, Fisch, Ei oder Getreideerzeugnissen

Nahrungsproteine können sich also bei gleichzeitiger Aufnahme gegenseitig ergänzen. Unter Berücksichtigung des Ergänzungswertes der Proteine kann auch ein strenger Vegetarier, der nur pflanzliche proteinreiche Nahrungsmittel verzehrt, seinen Proteinbedarf decken. Pflanzen mit dem höchsten Proteingehalt sind Hülsenfrüchte, Getreideprodukte und Nüsse.

Nahrungsmittel	Biologische Wertigkeit	Proteine in g pro 100 g Nahrungsmittel	Gebildetes Körperprotein in g
Hühnerei	94	12	11,3
Vollmilch	86	3,3	2,8
Speisequark	86	13	11,2
Rotbarschfilet	80	18	14,4
Rindfleisch	76	19	14,4
Sojabohnen	72	34	24,5
Hefe, frisch	69	12	8,3
Kartoffeln	67	2	1,3
Nüsse	50	14	7,0
Weizenmehl	35	11	3,9
Hülsenfrüchte	30	20–23,5	6,0–7,1
Gelatine	1	84	0,8

Rechnungsbeispiel
Eine Person von 70 kg Körpergewicht benötigt zirka 56 g Protein pro Tag (Körpergewicht in kg × 0,8 g)

Beispiel Industrieland:
1 Portion Rindfleisch

Rindfleisch Menge: 200 g,
Proteingehalt: 19 %,
biologische Wertigkeit: 76 (g je 100 g)

$$\frac{200\ g \times 19 \times 76\ g}{100 \times 100\ g} = 28,88\ g$$

50 % des täglichen Proteinbedarfs sind schon gedeckt.

Beispiel Entwicklungsland:
1 Portion Kartoffeln

Kartoffeln Menge: 200 g,
Proteingehalt: 2 %,
biologische Wertigkeit: 67 (g je 100 g)

$$\frac{200\ g \times 2 \times 67\ g}{100 \times 100\ g} = 2,68\ g$$

Nur 5 % des täglichen Proteinbedarfs sind gedeckt.

Empfehlenswerte Proteinzufuhr in g pro kg Körpergewicht
(bei einer biologischen Wertigkeit von 70)

Säuglinge	1,6 – 2,2 g
Kinder 1–3 Jahre	1,2 g
Kinder 4–6 Jahre	1,1 g
Kinder 6–14 Jahre	1,0 g
Jugendliche	0,8–0,9 g
Erwachsene	0,8 g
Sportler/innen	0,8–1,5 g

> Die biologische Wertigkeit gibt an, wie viele Gramm Körperprotein aus 100 g Nahrungsprotein gebildet werden können.

7.5 Eigenschaften und küchentechnische Bedeutung

Löslichkeit

Einige Proteine lösen sich in Wasser, andere dagegen nur in verdünnten Salzlösungen.

- Albumine
  → wasserlöslich → Auslaugen von Klärfleisch (Klärung)
- Globuline
  → in einer Salzlösung → Herstellung einer Farce (Bindung)
- Kollagen
  → mit Säurezusatz und langem Sieden → Sulzen (Gelierung)

Wasserbindung

Die Eigenschaft der Proteine, Wasser anzulagern, hat für die Herstellung von Nahrungsmitteln grosse Bedeutung.

- Gluten (Kleber) kann bis zur doppelten Masse seines Gewichtes Wasser binden, es ist deshalb für die Teigherstellung besonders wichtig.
- Werden bindegewebereiche Fleischteile über mehrere Stunden gekocht, binden sie Wasser und werden gelatineartig. Das Fleisch wird saftig.

Gerinnung

Unter Gerinnung (Denaturierung) versteht man eine nicht wieder umkehrbare Veränderung der natürlichen Beschaffenheit der Proteine. Bei der Gerinnung werden die Aufbaustufen der Proteine zerstört. Die Aminosäurenketten strecken sich, es entsteht eine ungeordnete Struktur.

Die Gerinnung von Proteinen kann hervorgerufen werden durch

- Hitze, meistens bei 70 °C (Herstellung von Eierspeisen, Garen von Muskelfleisch, Backen von Brot, Erhitzen von Milch, Schaumbildung)
- Säure (Herstellung von Sauermilch, Joghurt, Sauerrahm)
- Enzyme (bei der Verdauung, bei der Herstellung von Käse)

Diese Veränderung kann erwünscht (Rührei) oder unerwünscht (saure Milch) sein. Im allgemeinen Sprachgebrauch wird geronnenes Protein auch als ausgeflocktes oder koaguliertes Protein bezeichnet.

Bräunung

Einige Aminosäuren bräunen mit der Hilfe von Kohlenhydraten bei hoher Hitze. Durch diesen Bräunungsprozess (zum Beispiel beim Anbraten von Fleisch) werden Röststoffe und Geschmacksstoffe gebildet. Diesen Vorgang nennt man «Maillard-Reaktion».

Schäumung

Albumine und Globuline schäumen beim Schlagen; Eischnee als Beispiel: Es tritt eine leichte Gerinnung ein und der Schnee wird fest.

7.6 Protein-Stoffwechsel

Proteine müssen vollständig bis in die kleinsten Bausteine – die Aminosäuren – abgebaut werden. Ansonsten können sie im Blut zu Abwehrreaktionen führen. Die Verdauung der Proteine beginnt im Magen. Hier bewirkt die Magensalzsäure eine Denaturierung (Gerinnung und Quellung) der Proteine. Dadurch wird die Oberfläche der Proteine vergrössert, die Verdauungsenzyme können leichter einwirken. Im Magen befindet sich das Enzym Pepsin. Dieses Enzym spaltet Proteine in Proteinbruchstücke. Im Zwölffingerdarm wirken die Enzyme Trypsin und Peptidasen aus der Bauchspeicheldrüse auf die Proteinbruchstücke ein und bauen sie stufenweise bis zu kleinsten Proteinbruchstücken (2 Aminosäuren) und teilweise sogar bis zu Aminosäuren ab. Im weiteren Dünndarm werden nochmals Peptidasen gebildet, sie bewirken die vollständige Spaltung zu Aminosäuren.

Diese werden über die Darmwand resorbiert und gelangen somit ins Blut und über die Pfortader zur Leber. In der Leber werden Aminosäuren zum Aufbau von Blutproteinen verwendet und mit diesen zu allen Körperzellen transportiert. Dort findet eine ständige Erneuerung von Körperproteinen statt. Ausserdem werden Aminosäuren zur Bildung von Enzymen und Hormonen benötigt. Nicht benötigte Aminosäuren werden in der Leber und in den Nieren zur Energiegewinnung herangezogen.

Als Abbauprodukt fällt neben Kohlendioxid und Wasser zusätzlich Ammoniak an. Das giftige Ammoniak wird zu Harnstoff umgebaut und mit dem Urin ausgeschieden.

Unverdaute Proteine gelangen mit Hilfe der Darmperistaltik in den Dickdarm und werden zum Teil durch die Darmflora zersetzt. Diese Zersetzungsprodukte sind teilweise giftig. Sie müssen, um keinen Schaden anzurichten, möglichst schnell ausgeschieden werden. Ein hoher Nahrungsfaseranteil verstärkt die Peristaltik und sorgt auf diese Weise für den schnellen Abtransport über den Dickdarm.

Verdauungsorgane	Enzyme / Verdauungssäfte	Proteinabbau
Mund	Einspeichelung bei der mechanischen Zerkleinerung	Kein Proteinabbau
Magen	Magensalzsäure	Gerinnung und Quellung von Proteinen durch die Magensalzsäure
	Pepsin	Das Enzym Pepsin spaltet Proteine grösstenteils zu Proteinbruchstücken, sehr wenige bis zu Aminosäuren
Zwölffingerdarm	Trypsin und Peptidasen der Bauchspeicheldrüse	Abbau der Nahrungsproteine grösstenteils zu Proteinbruchstücken, einige zu Aminosäuren
Weiterer Dünndarm	Peptidasen der Dünndarm-schleimhaut	Enzyme der Bauchspeicheldrüse wirken noch weiter, dazu kommen weitere Enzyme des Dünndarms. Abbau der Proteinbruchstücke bis zu Aminosäuren Resorption der Aminosäuren durch die Darmzotten und Transport über die Blutbahn zur Leber
Dickdarm	keine Enzyme für die Proteinverdauung	Unverdaute Proteine gelangen mit Hilfe der Darmperistaltik in den Dickdarm. Zersetzung durch die Darmflora und Sammlung im Mastdarm, wo sie baldmöglichst ausgeschieden werden sollten

8 Wasser

Das Wasser ist der wichtigste Bestandteil aller Lebewesen und Pflanzen. Drei Viertel der Erdoberfläche sind von Meeren bedeckt. Dieses Wasser ist jedoch zu einem grossen Teil als Trinkwasser nicht nutzbar. Der Gefrierpunkt des Wassers liegt bei 0 °C und der Siedepunkt bei 100 °C (abhängig von der Meereshöhe).

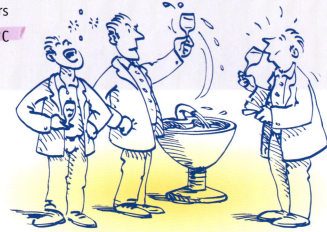

8.1 Wasserkreislauf in der Natur

Wasser verdunstet über Wasseroberflächen, Wäldern und Wiesen. In grösserer Höhe verdichtet (kondensiert) sich der Wasserdunst durch Abkühlung zu Wolken. Steigen die Wolken höher, verdichtet sich der Wasserdunst durch die Abkühlung weiter zu kleinen Tropfen, die als Regen zur Erde fallen, um dann im Gestein und Erdreich zu versickern. Je nach Gesteinsart oder Bodenbeschaffenheit werden Mineralstoffe, Gase und Trübstoffe vom Wasser gelöst und mitgenommen. Danach gelangt dieses Wasser ins Grundwasser. Das Regenwasser gelangt auch über Bäche, Flüsse und Seen wieder zurück ins Meer.

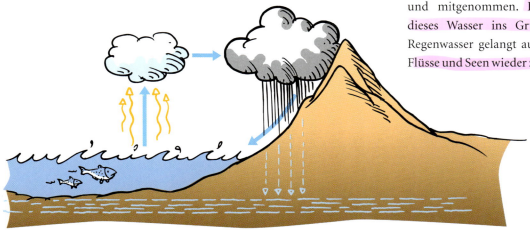

8.2 Wassermolekül

Das Wassermolekül (chemisch H_2O) besteht aus 2 Atomen Wasserstoff und einem Atom Sauerstoff. Obwohl Wassermoleküle insgesamt elektrisch neutral sind, weisen die Wasserstoffatome eine positive (+), das Sauerstoffatom eine negative (−) Ladung auf. Moleküle mit einer derartigen Ladungsverteilung bezeichnet man als Dipol.

Folge: Wasser besitzt die Eigenschaft, bestimmte Stoffe wie Einfachzucker, Zweifachzucker oder Salze zu lösen.

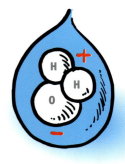

8.3 Physikalische Eigenschaften

Gefrierpunkt und Siedepunkt
Chemisch reines Wasser ist bei normalem Luftdruck zwischen 0 und 100 °C flüssig, unter 0 °C fest (Eis), über 100 °C gasförmig (Wasserdampf).

Dichte des Wassers
Alle Stoffe – ausser dem Wasser – haben ihre grösste Dichte in erstarrtem Zustand. Wasser hat seine grösste Dichte hingegen bei +4 °C. Im Augenblick des Erstarrens nimmt das Volumen (Rauminhalt) des Wassers zu. Deshalb schwimmt Eis auf Wasseroberflächen.

Verteilung des Wassers im menschlichen Körper 8.4

Wasser ist mengenmässig der wichtigste anorganische (zur unbelebten Natur gehörende) Bestandteil des menschlichen Organismus. Der Wasseranteil am Körpergewicht beträgt beim Erwachsenen 50 bis 60 %, wobei Muskelmasse mehr Wasser enthält als Fettgewebe.

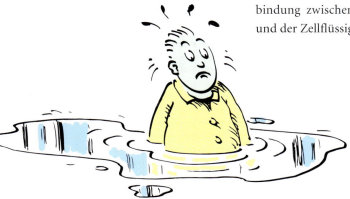

Verteilung

- innerhalb der Zelle
  Der Hauptanteil der Körperflüssigkeit ist innerhalb der Zellen gebunden.
- Blutplasma und Gewebeflüssigkeit
  Die Gewebeflüssigkeit versorgt die Zellen mit Nährstoffen, sorgt für den Abtransport der Stoffwechsel-Endprodukte und stellt somit eine Verbindung zwischen dem Blutplasma und der Zellflüssigkeit her.

- Verdauungstrakt und Niere
  In den Verdauungstrakt ergiesst sich mit dem Speichel, dem Magensaft, dem Bauchspeicheldrüsensaft, der Gallenflüssigkeit und dem Dünndarmsaft täglich eine Flüssigkeitsmenge von über 8 Litern. Diese Flüssigkeit wird jedoch im unteren Dünndarm und im Dickdarm zurückresorbiert und wieder ins Blut aufgenommen.

Sekret	l/d (Liter/Tag)
Speichel	1,0
Magensaft	2,0
Gallenflüssigkeit	1,0
Bauchspeicheldrüsensaft	1,0
Dünndarmsaft	3,0
Gesamt	8,0

Wasserbilanz 8.5

Das Verhältnis von Gesamtwasseraufnahme und Gesamtwasserabgabe wird als Wasserbilanz bezeichnet.

Die Flüssigkeitszufuhr erfolgt

- durch Getränke
- durch das in fester und flüssiger Nahrung enthaltene Wasser
  Der durchschnittliche Wassergehalt der Lebensmittel beträgt 60 bis 70 %.
- durch Oxidationswasser
  Es entsteht beim Stoffwechsel von Kohlenhydraten, Fetten und Proteinen in den Zellen.

Die Flüssigkeitsausscheidung erfolgt

- über die Nieren mit dem Harn
  Eine Mindest-Harnmenge von 0,5 l ist notwendig, um die Abbauprodukte des Stoffwechsels und die überschüssigen Mineralstoffe (vor allem Kochsalz) auszuscheiden. Die Harnmenge ist abhängig von der Flüssigkeitsaufnahme.
- durch den Darm mit dem Stuhl
  Die Wassermenge, die auf diese Weise ausgeschieden wird, ist gewöhnlich sehr gering. Bei Durchfall ist die Flüssigkeitsmenge im Stuhl stark erhöht.

- über die Haut mit dem Schweiss
  Die Schweissbildung ist abhängig von der Temperatur/Luftfeuchtigkeit, sie steigt bei trockenem und heissem Klima und bei stärkerer Muskelarbeit.
- über die Lungen als Wasserdampf mit der Atemluft
  Die so ausgeschiedene Flüssigkeitsmenge steigt mit der Körpertemperatur und dem Atemvolumen und sinkt mit zunehmender Feuchtigkeit der eingeatmeten Luft.

Wasserbilanz eines Erwachsenen
(Körpergewicht 70 kg,
in 24 Stunden)

Wasseraufnahme (zirka)	
Getränke	1,2 l
Speisen	1,0 l
Oxidationswasser	0,3 l
insgesamt	2,5 l

Wasserausscheidung (zirka)	
Niere	1,4 l
Darm	0,1 l
Haut und Lungen	1,0 l
insgesamt	2,5 l

8.6 Aufgaben des Wassers im menschlichen Körper

- **Wasser als Lösungsmittel**
  Abgebaute Nährstoffe (Einfachzucker, Fettsäuren, Aminosäuren, Glycerin) werden in den Verdauungssäften gelöst und durch die Darmwand resorbiert. Die in den Zellflüssigkeiten gelösten Mineralstoffe erzeugen den notwendigen Zelldruck.

- **Wasser als Transportmittel**
  Resorbierte Nährstoffe werden durch das Blut im gesamten Körper verteilt. Abgebaute und nicht verwertbare Stoffe werden mit dem Harn ausgeschieden. Obwohl das Wasser im Körper ständig in Bewegung ist, bleibt die prozentuale Verteilung des Wassers im Körper verhältnismässig gleich.

- **Wasser als Reaktionspartner bei enzymatischen Prozessen**
  An zahlreichen enzymatischen Reaktionen des Stoffwechsels ist Wasser beteiligt.

- **Wasser als Baustoff**
  Wasser ist ein wichtiger Bestandteil aller Körperzellen und Körperflüssigkeiten.

- **Wasser als Quellmittel**
  Nahrungsfasern quellen mit Hilfe von Wasser auf und ermöglichen eine gute Verdauung.

- **Wasser ermöglicht Wärmeregulation**
  Beim Schwitzen können bei extremer Belastung durch körperliche Tätigkeit oder bei hohen Temperaturen pro Stunde bis zu 1,5 l Wasser ausgeschieden werden. Durch die Verdunstung des Wassers/Schweisses wird Wärme verbraucht, die Haut kühlt ab, die Körpertemperatur wird reguliert. Die Körpertemperatur wird auf jeden Fall konstant gehalten, selbst wenn es dabei zu lebensbedrohenden Wasserverlusten kommt.

8.7 Deckung des Flüssigkeitsbedarfs

Wichtig ist die Unterscheidung zwischen dem täglichen Flüssigkeitsbedarf und der Trinkmenge. Als Flüssigkeitsbedarf wird die Summe aus Getränken, Nahrung und Oxidationswasser (während des Stoffwechsels anfallend) verstanden. Dieser liegt erheblich über der Trinkmenge.

Die durch die Haut und Lunge abgegebene durchschnittliche Wassermenge und die Mindest-Harnmenge von 0,5 l erfordern eine tägliche Mindestzufuhr von ungefähr 1,5 l. Ein gesunder Erwachsener sollte täglich 2 bis 2,5 l Flüssigkeit (inklusive die in der Nahrung enthaltene Flüssigkeit) aufnehmen. Ältere Menschen trinken häufig weniger, da ihr Durst-Empfinden sinkt, der Flüssigkeitsbedarf bleibt jedoch gleich. Besonders diese Personengruppe muss auf eine ausreichende Flüssigkeitszufuhr achten.

Verliert der Körper mehr als 2% seines Wasseranteils, so entsteht Durst. Wasserverluste von etwa 5% des Körpergewichts führen zu Verwirrungszuständen. Verluste von mehr als 10% können zum Tode führen.

Der Mensch verfügt über eine hormonelle Regelung des Wasserhaushalts. Der jeweilige individuelle Flüssigkeitsbedarf wird durch folgende Faktoren bedingt:

- Klima
- Arbeitsleistung/Aktivität in der Freizeit
- Kochsalzzufuhr
- Alter

Säuglinge müssen täglich 20% ihres Gesamtkörperwassers ersetzen, Erwachsene dagegen nur 6%. Die Niere des Neugeborenen kann den Harn noch nicht ausreichend herausfiltern und verliert darum viel Wasser über den Urin. Säuglinge sind somit durch Wasserverluste besonders gefährdet.

Geeignete Getränke sind
- energiearme Flüssigkeiten wie ungesüsster Tee, Leitungswasser/Trinkwasser und Mineralwasser,
- vitamin- und mineralstoffreiche Getränke wie Gemüsesäfte und Obstsäfte.

Ungeeignete Getränke sind energiereiche, vitamin- und mineralstoffarme Getränke wie Cola-Getränke, Limonaden, energiereiche Milchgetränke, stark gezuckerter Eistee und alkoholische Getränke.

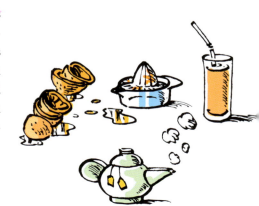

Trinkwasser

Trinkwasser ist Wasser, das bezüglich Aussehen, Geruch, Geschmack sowie in mikrobiologischer, chemischer und physikalischer Hinsicht den allgemeinen Hygiene-Anforderungen entspricht (Lebensmittelverordnung, Hygieneverordnung, Schweizerisches Lebensmittelbuch).

Leitungswasser/Trinkwasser wird aus Oberflächenwasser (Flüsse und Seen), aus Grundwasser oder aus Quellwasser gewonnen.

Anforderungen an Leitungswasser / Trinkwasser

- Es muss frei sein von Krankheitserregern
- Es muss keimarm sein (keine Coli- oder Enterobakterien)
- Trinkwasser sollte einen mittleren Härtegrad aufweisen

- Trinkwasser soll klar, farblos, ohne Geruch und ohne fremdartigen Geschmack sein, Temperatur 8 bis 15 °C
- Grenzwert für Nitrat 40 mg/l

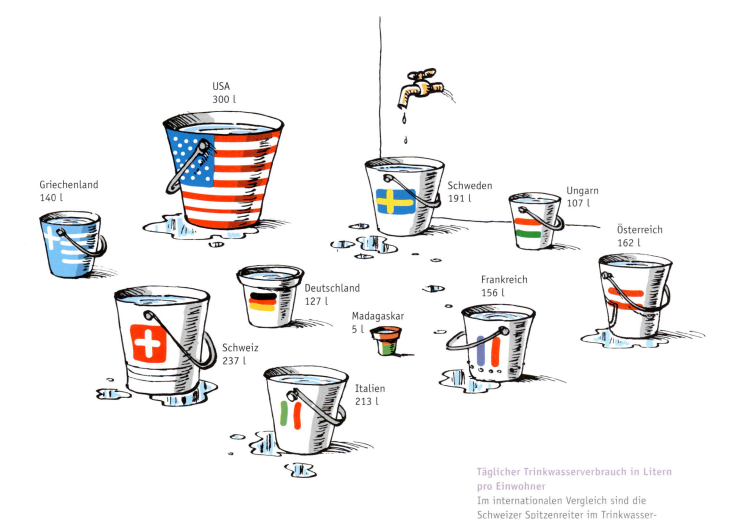

USA
300 l

Griechenland
140 l

Schweden
191 l

Ungarn
107 l

Österreich
162 l

Frankreich
156 l

Deutschland
127 l

Madagaskar
5 l

Schweiz
237 l

Italien
213 l

Täglicher Trinkwasserverbrauch in Litern pro Einwohner
Im internationalen Vergleich sind die Schweizer Spitzenreiter im Trinkwasserverbrauch. Den Einwohnern von Madagaskar stehen im Schnitt täglich nur 5 Liter zur Verfügung; Amerikaner verbrauchen pro Kopf und Tag rund 300 Liter.

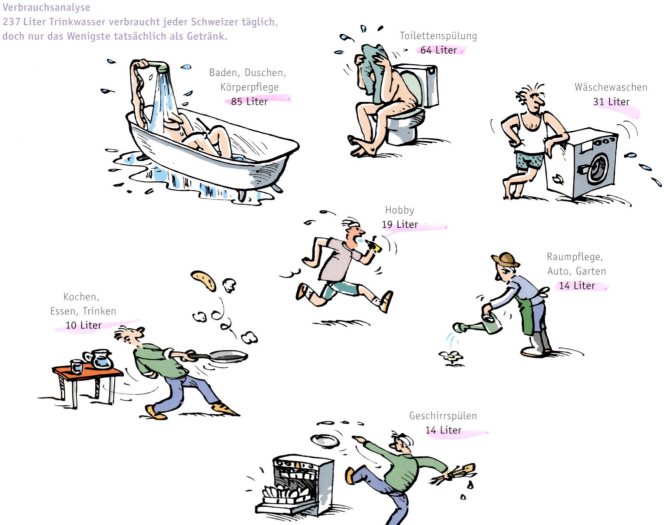

Verbrauchsanalyse
237 Liter Trinkwasser verbraucht jeder Schweizer täglich,
doch nur das Wenigste tatsächlich als Getränk.

Toilettenspülung
64 Liter

Baden, Duschen,
Körperpflege
85 Liter

Wäschewaschen
31 Liter

Hobby
19 Liter

Raumpflege,
Auto, Garten
14 Liter

Kochen,
Essen, Trinken
10 Liter

Geschirrspülen
14 Liter

8.9 Wasserhärte

Oberflächen- und Grundwasser enthalten Mineralstoffe, die sich aus den Erd- und Gesteinsschichten gelöst haben. Für die Härte des Wassers sind besonders Calcium- und Magnesiumsalze verantwortlich. Die Härte des Wassers ist abhängig vom Gestein der jeweiligen Landschaft, von der Regenhäufigkeit und der Jahreszeit. Je mehr Mineralstoffe gelöst sind, desto härter ist das Wasser. Die Wasserhärte wird in Millimol pro Liter (mmol/l) angegeben.

1 mmol ≙ 56 mg Kalk / Calciumoxid (CaO) je Liter Wasser.

Hartes Wasser schmeckt erfrischend, während weiches Wasser einen faden Geschmack aufweist. In hartem Wasser wird die Waschwirkung der Seife herabgesetzt, der Verbrauch von Spül- und Waschmitteln muss erhöht werden.

Sehr hartes Wasser ist für gewisse Zubereitungen ungeeignet, da zum Beispiel die Aromastoffe aus dem Kaffeepulver oder den Teeblättern nicht ausreichend herausgelöst werden können. Auch beim Kochen wirkt sich sehr hartes Wasser negativ aus; Hülsenfrüchte zum Beispiel können nicht genügend aufquellen und werden beim Garen kaum weich.

Bei Verwendung von hartem Wasser in Kochkesseln, Kaffeemaschinen und Heisswasser-Bereitern (zum Beispiel Steamer, Kombisteamer, Warmwasserboiler) setzt sich Kesselstein (Calciumcarbonat, Magnesiumcarbonat) ab, was die Heizleistung vermindert.

Übersicht Wasserhärte

Bereiche	Wassercharakter	Gesamthärte (mmol)
Härtebereich 1	weich	bis 1,3
Härtebereich 2	mittel	1,3 – 2,5
Härtebereich 3	hart	2,5 – 3,8
Härtebereich 4	sehr hart	über 3,8

Mineralstoffe

Mineralstoffe sind anorganische Stoffe (zur unbelebten Natur gehörend), die sich im Erdboden befinden und nur von Pflanzen unmittelbar aufgenommen werden können. Der Mensch nimmt Mineralstoffe nur indirekt über pflanzliche und tierische Nahrungsmittel auf. Ausnahmen bilden Leitungswasser/Trinkwasser und Kochsalz. Die Mineralstoffe werden nach ihrem Anteil im menschlichen Körper und dem notwendigen Bedarf in Mengen- und Spurenelemente eingeteilt. Spurenelemente sind Mineralstoffe, die mit weniger als 50 mg/kg Körpergewicht vorkommen. Bisher hat man etwa 40 Spurenelemente im Körper gefunden, von denen die physiologische Wirkung noch nicht in jedem Fall bekannt ist. Mineralstoffe kommen in fast allen naturbelassenen Nahrungsmitteln vor.

Mineralstoffe im menschlichen Körper (bei 70 kg Körpergewicht)

Mineralstoff	Menge	Vorkommen
Calcium	1700 g	Knochen, Zähne
Phosphor / Phosphat	700 g	Knochen
Kalium	100 g	Gewebeflüssigkeit
Chlor / Chlorid	80 g	Gewebeflüssigkeit, Magensäure
Natrium	80 g	Gewebeflüssigkeit
Magnesium	30 g	Gewebeflüssigkeit
Eisen	4 g	Blutfarbstoff
Fluor / Fluorid	1 g	Zähne
Jod	0,5 g	Schilddrüse

Eigenschaften und ernährungsphysiologische Bedeutung

Werden Nahrungsmittel verbrannt, verbleiben die Mineralstoffe als Ascherückstände. Durch Wiegen und chemische Untersuchungen lassen sich Mengen und Arten der Mineralstoffe bestimmen.

Mineralstoffe sind wasserlöslich und können somit bei der Vor- und Zubereitung von Nahrungsmitteln ausgelaugt werden. Diese unerwünschte Erscheinung kann in Grenzen gehalten werden, wenn man Nahrungsmittel

- nicht zu stark zerkleinert,
- nicht vor dem Waschen zerkleinert,
- nicht unter fliessendem Wasser wäscht,
- nicht zu lange im Wasser liegen lässt,
- nicht mit warmem Wasser säubert,
- in möglichst wenig Flüssigkeit gart und den Fond weiter verwendet.

Zahlreiche Spurenelemente entfalten bei überhöhter Aufnahme eine toxische (giftige) Wirkung.

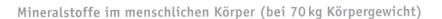

9.1

Aufgaben

Die Mineralstoffe dienen dem menschlichen Körper als Baustoffe und Wirkstoffe. Der menschliche Körper kann Mineralstoffe nicht selber produzieren. Sie müssen regelmässig mit der Nahrung aufgenommen werden. Sie gehören deshalb zu den essenziellen Nährstoffen. Der Mensch scheidet täglich 15 bis 20 g Mineralstoffe aus, die durch die Nahrung ersetzt werden müssen.

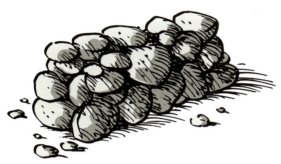

Hauptaufgaben:

- Baustoffe: Calcium und Phosphor sind am Aufbau der Knochen beteiligt. Mineralstoffe geben diesen die Festigkeit und ermöglichen dadurch die Stützfunktion der Knochen.
- Reglerstoffe: Natrium und Kalium regeln mit anderen Mineralstoffen den osmotischen Druck, die Gewebespannung. Die Stoffwechselvorgänge in den Zellen können nur bei normaler Gewebespannung ablaufen. Mineralstoffe beeinflussen den Wasserhaushalt und die Erregbarkeit von Nerven und Muskeln.

- Bestandteil von wichtigen organischen Verbindungen: Jod als Bestandteil der Schilddrüsenhormone, Eisen als Bestandteil der roten Blutkörperchen. Mineralstoffe haben jedoch nicht nur spezifische Aufgaben, auch das Zusammenwirken dieser Stoffe ist von wesentlicher Bedeutung.
- Säuren-Basen-Gleichgewicht im Körper: Für den normalen Ablauf des Stoffwechsels ist ein konstanter pH-Wert aller Körperflüssigkeiten notwendig, da sonst die Wirkung der Enzyme beeinträchtigt wird.

Tagesbedarf

Der Tagesbedarf richtet sich nach dem Anteil der täglich ausgeschiedenen Mineralstoffe. Ausserdem wird er durch Alter, Geschlecht, Ernährungsweise, die körperliche und geistige Tätigkeit bestimmt.

Der Mineralstoffbedarf wird durch eine ausgewogene Ernährung gedeckt.

Beispiel

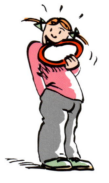

Personengruppe	Eisenbedarf in mg / Tag
Säuglinge	6 – 8
Kinder	8 – 15
Jugendliche	12 – 15
Erwachsene	10 – 15
Schwangere	30
Stillende	20

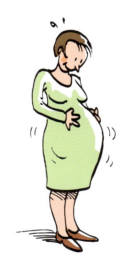

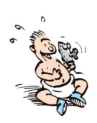

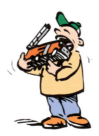

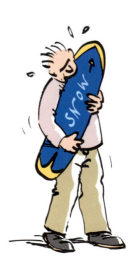

Einteilung

9.4.1 Mengenelemente

Mineralstoffe	Tagesbedarf für Erwachsene	Vorkommen in Nahrungsmitteln	Aufgaben im menschlichen Körper, Wirkungsweise	Mangelerscheinungen
Natrium (Na)	2–3 g	Kochsalz, Fleisch, Fisch, Käse, Wurstwaren	in Blut und in Gewebe-flüssigkeiten zur Regulation der Gewebespannung Wasserhaushalt	Blutdrucksenkung Störungen der Reizleitung
Chlor (Cl) Chlorid (Cl)	3–5 g	Kochsalz, kochsalz-reiche Nahrungsmittel	in Blut und in Gewebe-flüssigkeiten zur Regulation der Gewebespannung Wasserhaushalt Salzsäurebildung im Magen	Schwierigkeiten bei der Proteinverdauung im Magen Muskelschwäche
Kalium (K)	3–4 g	Kartoffeln, Obst, Gemüse, Vollkornprodukte	in den Körperzellen zur Regulation der Gewebe-spannung Erregbarkeit von Nerven und Muskelzellen	Herzmuskelschwäche Muskelerschlaffung Wasseransammlung in Geweben
Calcium (Ca)	1 g	Milch und Milchprodukte, Eigelb, grüne Gemüse, Vollkornprodukte, Leitungswasser, Mineralwasser	Aufbau von Knochen und Zähnen Blutgerinnung Aktivität von Enzymen	Krämpfe Knochenentkalkung (Rachitis, Osteoporose) erhöhte Erregbarkeit der Nerven
Magnesium (Mg)	0,3–0,35 g	Bestandteil des Chlorophylls in allen grünen Pflanzen, Kartoffeln, Nüssen, Fleisch, Leitungswasser, Mineralwasser	Bestandteil von Enzymen normale Erregbarkeit von Muskeln und Nerven	Auftreten von Krämpfen, Gefühllosigkeit Wachstumsstörungen
Phosphor (P) Phosphat (P)	0,7 g	Fleisch, Milch und Milchprodukte, Hülsenfrüchte	Aufbau von Knochen und Zähnen Bestandteil lebenswichtiger Phosphatverbindungen, zum Beispiel ATP	nicht ausreichende Mineralisierungen der Knochen (beruht nicht auf Fehl-Ernährung, sondern auf Funktions-störungen der Nieren)
Schwefel (S)		Eier, Fleisch, Molkenprotein	Aufbau von Proteinen Bestandteil von Enzymen zur Entgiftung	

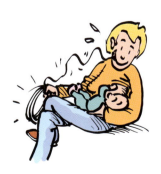

9.4.2 Essenzielle Spurenelemente

Mineralstoffe	Tagesbedarf für Erwachsene	Vorkommen in Nahrungsmitteln	Aufgaben im menschlichen Körper, Wirkungsweise	Mangelerscheinungen
Eisen (Fe)	10–15 mg	Leber, Fleisch, Eigelb, grüne Gemüse	Bestandteil des roten Blutfarbstoffes für den Sauerstofftransport	Blutarmut (Anämie) Erschöpfung mangelnde Infektionsabwehr
Fluor (F) Fluorid (F)	3,1–3,8 mg	Meerfisch, fluoridiertes Trinkwasser, Schwarztee	Härtung des Zahnschmelzes Knochenaufbau Karies-Verminderung	erhöhte Karies-Anfälligkeit
Kupfer (Cu)	1–1,5 mg	Leber, Eigelb, Fleisch, Fisch, Roggen	Aufbau des roten Blutfarbstoffes Pigmentbildung	Blutarmut (Anämie) verminderte Pigmentierung der Haut
Jod (I) Jodid	150 µg	Meerfische, Eier, Milch, jodiertes Speisesalz	Bestandteil des Schilddrüsenhormons normaler Ablauf des Grundumsatzes	Kropfbildung Entwicklungsstörungen (Kretinismus)
Zink (Zn)	7–10 mg	Rindfleisch, Leber, Erbsen, Hafer, Weizen	Bestandteil von Enzymen zum Aufbau von Insulin Antioxidans	Veränderung im Hormonhaushalt verzögerte Wundheilung
Mangan (Mn)	2–5 mg	Hafer, Weizen, Bohnen, Leber, Spinat	Enzymaktivator Antioxidans	Herabsetzung der Enzym-Aktivität
Kobalt (Co)	5 µg	Leber, Getreide, Hülsenfrüchte	Bestandteil des Vitamin B_{12} Enzymaktivator Antioxidans	
Molybdän (Mo)	0,05–0,1 mg	Hafer, Weizen, Nüsse, Hülsenfrüchte	Bestandteil von Enzymen	Haarausfall Nierensteine
Chrom (Cr)	30–100 µg	Vollkornprodukte, Schweinefleisch, Melasse, Hefe	Verbesserung der Insulinwirkung	gestörte Traubenzuckertoleranz verminderte Insulinwirkung
Selen (Se)	30–70 µg	Hering, Thunfisch, Sojabohnen, Fleisch, Hartweizen (Kanada)	Stimulierung der Antikörperproduktion Aktivierung des körpereigenen Abwehrsystems Antioxidans	Schwächung des Immunsystems Aufhellung von Haut und Haaren

9.4.3 Möglicherweise essenzielle Spurenelemente

Mineralstoffe	Tagesbedarf für Erwachsene	Vorkommen in Nahrungsmitteln	Aufgaben im menschlichen Körper, Wirkungsweise	Mangelerscheinungen
Bor (B)	unbestimmt	Sojabohnen, Pflaumen, Rotwein, Rosinen, Nüsse	Bildung von Hormonen Funktionen innerhalb des Hirn-Stoffwechsels	Es kann noch nicht von Mangelerscheinungen gesprochen werden, solange die Lebensnotwendigkeit des Stoffes nicht erwiesen ist
Vanadium (V)	unbestimmt	pflanzliche Fette, Gelatine, Buchweizen	Regulierung des Blutzuckerspiegels unterstützende Wirkung bei der Knochenmineralisierung	Es kann noch nicht von Mangelerscheinungen gesprochen werden, solange dessen Lebensnotwendigkeit nicht erwiesen ist
Silizium (Si)	unbestimmt	Getreide, (Hafer, Hirse, Gerste), Kartoffeln, Gemüse	Strukturelement für Knorpel-, Haut- und Bindegewebe	Störung der Kollagenbildung

Der Begriff Vitamin wurde 1911 von Kasimir Funk gewählt. Zunächst glaubte man, dass es sich bei den Vitaminen einheitlich um stickstoffhaltige Verbindungen handelt, die zur Erhaltung, zum Wachstum und zur Fortpflanzung des Menschen benötigt würden (vita = Leben; amine = stickstoffhaltige Verbindungen). Heute weiss man, dass Vitamine einen unterschiedlichen chemischen Aufbau haben. Vitamine werden mit Grossbuchstaben bezeichnet, wobei Vitamine mit ähnlichen Eigenschaften in einer Gruppe zusammengefasst und mit einem Index versehen werden (zum Beispiel Vitamine des B-Komplexes). Ausserdem gibt es für alle Vitamine eine wissenschaftliche Bezeichnung.

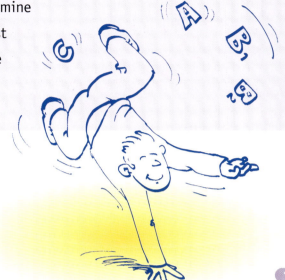

Vorkommen

10.1

Vitamine kommen in pflanzlichen und tierischen Nahrungsmitteln vor. Die meisten Nahrungsmittel enthalten mehrere Vitamine, wobei mit dem Bearbeitungsgrad der Nahrungsmittel deren Vitamingehalt sinkt. Am vitaminreichsten erweisen sich demnach Nahrungsmittel, die nicht oder wenig bearbeitet wurden (zum Beispiel Roh-kost). Die Vitamine kommen nur in sehr geringen Mengen in den Nahrungsmitteln vor. Die Mengenangaben erfolgen in mg und µg (Mikrogramm).

Der Vitamingehalt der einzelnen Nahrungsmittel unterliegt Schwankungen. Unterschiedliche Werte ergeben sich aus

- Tierhaltung und Tierfütterung
- Witterungs-, Wachstumsbedingungen, Arten und Sorten der Pflanzen
- Gewinnung, Bearbeitung / Vorbereitung
- Zubereitung und Lagerung

Vitamingehalt ausgewählter Nahrungsmittel (pro 100 g)

Nahrungsmittel	Vitamin A in µg	B$_1$ in mg	B$_2$ in mg	C in mg
Schweinsfilet	Spuren	1,10	0,31	Spuren
Kalbsleber	21900	0,28	2,61	35
Heilbutt	25	0,05	0,05	1
Forelle	12	0,08	0,08	1
Vollmilch	31	0,04	0,20	2
Eier	265	0,05	0,05	Spuren
Petersilie	1004	0,14	0,30	166
Peperoni	22	0,07	0,05	140
Broccoli	145	0,10	0,21	114
Kartoffeln, in der Schale gegart	2	0,10	0,05	14
Johannisbeeren, schwarz	13	0,05	0,05	189
Zitrone, geschält	1	0,05	0,02	53

10.2 Eigenschaften und Bedarf

Vitamine sind essenzielle, das heisst lebensnotwendige Nahrungsbestandteile, die nicht oder nur unzureichend im menschlichen Körper aufgebaut werden können. Durch eine abwechslungsreiche und ausgewogene Ernährung kann der tägliche Vitaminbedarf gedeckt werden. Allen Vitaminen gemeinsam ist die Wirkung in «kleinster Menge». Vitamine sind organische Substanzen, deren täglicher Bedarf unter 20 mg liegt. Eine Ausnahme stellt das Vitamin C dar (Tagesbedarf 100 mg). Bestimmte Vitamine haben Vorstufen (so genannte Provitamine), die im menschlichen und tierischen Organismus zum eigentlichen Vitamin aufgebaut werden können.

Die Vitamine werden nach ihrer Löslichkeit in wasserlösliche und fettlösliche Vitamine eingeteilt.

Wasserlösliche Vitamine	Fettlösliche Vitamine
Thyamin, B_1	Retinol, A
Riboflavin, B_2	Calciferol, D
Pyridoxon, B_6	Tocopherol, E
Cobalamin, B_{12}	Phyllochinon, K
Pantothensäure	
Niacin	
Folsäure	
Biotin	
Ascorbinsäure, C	

10.3 Ernährungsphysiologische Bedeutung

Während des Transportes, der Lagerung, der Vor- und Zubereitung kommt es zu Vitaminverlusten in Nahrungsmitteln. Diese Verluste vergrössern sich mit der Einwirkungsdauer auf die Nahrungsmittel und nehmen bei starker Zerkleinerung noch zu.

Auslaugeverluste von Vitamin B_1 und Vitamin C bei geschälten Kartoffeln

Vitamin	unzerkleinert	essfertig zerkleinert
B_1	8%	15%
C	9%	51%

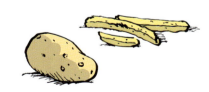

Löslichkeit
Die wasserlöslichen Vitamine können aus den Nahrungsmitteln leicht herausgelöst werden. So entstehen Vitaminverluste durch langes Waschen, Wässern und Garen in viel Flüssigkeit.

Fettlösliche Vitamine bleiben im Wasser ungelöst
Die Löslichkeit dieser Vitamine in Fett wird für die Ernährung ausgenützt, indem bei der Herstellung von Salaten hochwertige Speiseöle zugesetzt und damit die Aufnahmefähigkeit im menschlichen Körper erhöht wird.

Empfindlichkeit gegenüber Hitze
Hitzeempfindliche Vitamine wie Vitamin C und B_1 werden durch höhere Temperaturen angegriffen beziehungsweise zerstört. Solche Verluste treten auf bei Garverfahren und bei der Konservierung mit hohen Temperaturen.

Verluste beim Kochen von Kartoffeln
a) ungeschälte Kartoffeln

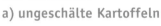

Vitamin	Verlust
Vitamin B_1	4%
Vitamin C	14%

Verluste beim Kochen von Kartoffeln
b) geschälte Kartoffeln

Vitamin	Verlust
Vitamin B_1	16%
Vitamin C	32%

Vitamin-C-Verlust beim Warmhalten von Kartoffelstock (bei 60 °C)

Zeit	Verlust
1 Stunde	42%
3 Stunden	90%

Empfindlichkeit gegenüber Licht

UV-Licht wirkt vor allem während der Lagerung von Nahrungsmitteln vitaminzerstörend. Eine zweckentsprechende Verpackung und eine lichtgeschützte Lagerung können Vitaminverluste gering halten.

Einfluss des Sauerstoffes

Sauerstoffempfindliche Vitamine werden besonders bei Lagerung, Transport sowie bei der Vor- und Zubereitung von Lebensmitteln zerstört. Deshalb:

- Transportwege so kurz wie möglich halten, kühlen
- Nahrungsmittel zweckmässig verpacken
- in geschlossenen Gefässen aufbewahren
- Rohstoffe nicht in zerkleinertem Zustand lagern

Einfluss von Metallen

Vitamin C ist empfindlich auf die Einwirkung von Metall (Kupfer, Eisen). Als Werkstoffe für Werkzeuge und Geschirr in der Lebensmittelherstellung eignen sich besonders rostfreier Stahl, Glas und Kunststoffe.

Vitamine als Körperbestandteile

Vitamine sind essenzielle Nährstoffe, aber keine Energieträger. Sie gehören zur Gruppe der Wirkstoffe. Ihnen ist gemeinsam, dass sie in kleinsten Mengen im Organismus wichtige Lebensfunktionen ermöglichen.

Fettlösliche Vitamine können im menschlichen Körper (Fettgewebe) gespeichert werden. Wasserlösliche Vitamine sind dagegen nur bedingt im Körper speicherfähig (Ausnahme: Vitamin B_{12}). Bei ihnen ist stärker auf eine regelmässige Zufuhr zu achten.

Der tägliche Vitaminbedarf kann durch eine vollwertige Mischkost gedeckt werden:

- Vor allem Obst, Gemüse und Vollkornprodukte essen
- Vitaminreiche Nahrungsmittel frisch und roh essen oder schonend zubereiten

Einfluss der Lagertemperatur auf Verluste an Vitamin B_1 und Vitamin C

Gemüse, 2 Tage gelagert	Vitamin	+ 4 °C	+ 13 °C	+ 20 °C
Blattspinat	B_1	0%	0%	6%
	C	8%	38%	70%
Blattsalat	B_1	0%	0%	5%
	C	29%	38%	46%

Zerstörung von Vitaminen: Übersicht

Vitamin	Zerstörung durch						Verluste
	Hitze	Sauerstoff	Licht	UV-Strahlen	Säuren	Laugen	
Vitamin A, Carotin	0	+	+	+	0	0	20%
Vitamin B_1	++	0	+	+	0	+	20%
Vitamin B_2	+	0	+	+	0	+	20%
Niacin	0	0	0	0	0	0	20%
Folsäure	+	0	+	0	+	0	40%
Pantothensäure	+	0	0	0	+	+	30%
Vitamin B_6	+	0	+	0	0	0	20%
Vitamin B_{12}	+	+	+	+	0	+	30%
Vitamin C	++	+	+	0	0	+	40%
Vitamin D	0	+	0	+	0	+	–
Vitamin E	0	+	+	0	0	0	10%
Vitamin K	+	0	+	+	0	+	–

Zeichenerklärung:
+ = geringe Zerstörung
++ = stärkere Zerstörung
0 = beständig
– = ohne Angabe

10.4.1 Fettlösliche Vitamine

Vitamine	Tagesbedarf	Vorkommen in Nahrungsmitteln	Aufgaben, Wirkungsweise	Mangelerscheinungen
Vitamin A Retinol Provitamin: Carotin	0,8–1,0 mg	Leber, Eigelb, fette Fische, Fettstoffe, Karotten, Grüngemüse	Bestandteil des Sehpurpurs Synthese von Proteinen Zellwachstum Hautbildung	Verhornung von Bindehaut, Haut und Schleimhäuten Nachtblindheit Schwächung des Abwehrsystems
Vitamin D Calciferol Provitamine: Cholesterin Ergosterin	5 µg	Leber, Eigelb, fette Fische, Butter, Pilze, Hefe	Aufnahme von Calcium (zum Beispiel in Knochen und in Zähnen) Stoffwechselregulation	Osteomalazie (Knochenerweichung) bei Erwachsenen Rachitis bei Kindern
Vitamin E Tocopherol	12–14 mg	Keimöle, Vollkornprodukte, Grüngemüse	Schutz für die Zellmembranen Antioxidans in fettlöslicher Umgebung	unbekannt, eventuell Muskelschwund
Vitamin K Phyllochinon	60–70 µg	Grüngemüse, Fleisch, Fische	normaler Ablauf der Blutgerinnung unterstützt den Knochenstoffwechsel	herabgesetzte Blutgerinnung Blutungen eventuell Osteoporose

10.4.2 Wasserlösliche Vitamine

Vitamine	Tagesbedarf	Vorkommen in Nahrungsmitteln	Aufgaben, Wirkungsweise	Mangelerscheinungen
Vitamin B_1 Thyamin	1 –1,2 mg	Vollkornprodukte, Schweinefleisch, Hülsenfrüchte, Kartoffeln, Hefe	Zellstoffwechsel: Kohlenhydrat-Abbau	Wachstumsstörungen Muskelschwund Nervenstörung
Vitamin B_2 Riboflavin	1,2 – 1,4 mg	Milch und Milchprodukte, Fleisch, Fisch, Eier, Vollkornprodukte	Zellstoffwechsel: Wassertransport, Energiegewinnung	Schädigung von Haut und Schleimhäuten Wachstumsstörungen Dermatitis (Hautentzündung)
Pantothensäure	6 mg	Hefe, Leber, Weizenkeime	Zellstoffwechsel: Fett-, Kohlenhydratstoffwechsel	Wachstumsstörungen Nervenstörungen Schädigungen der Haut
Niacin (Nicotinsäure)	13 – 16 mg	Fisch, Fleisch, Gemüse, Vollkornprodukte	Stoffwechselvorgänge (Energiegewinnung)	Entzündung und Verfärbung der Haut Entzündung der Schleimhäute Nervenstörung
Vitamin B_6 Pyridoxin	1,2 – 1,5 mg	Fleisch, Fisch, Gemüse, Kartoffeln	Proteinstoffwechsel	Hautschädigungen Entzündungen an Mund und Augen Nervenstörungen
Vitamin B_{12} Cobalamin	3 µg	Leber, Eigelb, Fleisch, Fische Spuren in Sauerkraut	Bildung roter Blutkörperchen	Anämie (Störung der Blutbildung) Nervenstörungen
Folsäure	400 µg	Gemüse, Fleisch, Vollkornprodukte	Zellstoffwechsel: Aminosäurenstoffwechsel Purinstoffwechsel	Störungen der Blutbildung Schleimhautentzündungen Anämie Spina bifida (offener Wirbelkanal)
Vitamin C Ascorbinsäure	100 mg	Obst, Gemüse, Kartoffeln	Aufbau des Bindegewebes Eisenstoffwechsel Antioxidans	Anfälligkeit gegen Infektionen verzögerte Wundheilung
Biotin	30 – 60 µg	Eigelb, Sojabohnen, Vollkornprodukte	Zellstoffwechsel: CO_2-Übertragung	Veränderung von Haut und Schleimhäuten, Muskelschmerzen Übererregbarkeit

Provitamine und Vitaminversorgung

Provitamine (Vitamin-Vorstufen)

Einige Vitamine können im menschlichen Körper aus einer Vorstufe – einem Provitamin – gebildet werden, zum Beispiel Vitamin A aus Carotin, Vitamin D aus Cholesterin sowie Ergosterin (Bildung in der Haut) und Niacin aus einer essenziellen Aminosäure (Tryptophan).

Hypervitaminose (überhöhte Vitaminzufuhr)

Dazu kommt es durch eine ständige Überversorgung mit den fettlöslichen Vitaminen A und D, diese werden im Körper gespeichert. Mit üblichen Nahrungsmitteln ist dies jedoch kaum möglich. Werden wasserlösliche Vitamine im Übermass aufgenommen, ist die Gefahr einer Überversorgung kleiner, da die meisten im erhöhten Ausmass ausgeschieden werden. Sehr hohe Zufuhren an Vitamin B_6, Niacin und Vitamin C können aber auch zu Stoffwechselstörungen führen.

Hypovitaminose (zu geringe Vitaminversorgung)

Vitaminmangel kann verschiedene Ursachen haben:

- einseitige Ernährung, beispielsweise zu viel Fastfood, Süssigkeiten oder industrielle Fertigkost beziehungsweise falsche Nahrungsmittelverarbeitung
- Schlankheitsdiäten ohne ausreichenden Vitamingehalt
- gestörte Vitaminresorption, beispielsweise bei chronischem Durchfall, bei Abführmittelmissbrauch, bei gestörter Gallenfunktion – fettlösliche Vitamine können nur mit Fetten resorbiert werden – oder bei unzureichender Ausnutzung der Nahrung bei älteren Menschen
- erhöhter Vitaminbedarf, zum Beispiel Schwangere (ausreichende Versorgung mit Folsäure vor und während der Schwangerschaft), Stillende, Raucher/innen, Alkoholkranke, Leistungssportler/innen
- längere Behandlung mit Medikamenten, zum Beispiel mit Antibiotika. Diese verändern die Darmflora und beeinträchtigen so die Vitaminsynthese durch Darmbakterien. Sie wirken somit als Antivitamine. Sie

drängen die Vitamine aus den Stoffwechselverbindungen, zum Beispiel aus den Enzymen, und blockieren so das Stoffwechselgeschehen. Antivitamine kommen jedoch auch in Nahrungsmitteln, beispielsweise in rohem Eiweiss, vor

Eine Hypovitaminose äussert sich meist unspezifisch durch Erschöpfung und Konzentrationsschwäche.

Avitaminose (völliges Fehlen eines Vitamins)

Die Vitaminreserven im Körper sind recht unterschiedlich, so reicht die B_{12}-Reserve für drei bis fünf Jahre, die B_1-Reserve (Thyamin) dagegen nur für einige Tage.

Krankheiten, die durch völliges Fehlen eines Vitamins verursacht werden, sind heutzutage in den Industrieländern praktisch nicht mehr anzutreffen.

Krankheiten, die durch völliges Fehlen eines Vitamins entstehen:

Fehlendes Vitamin	Krankheit
A	Nachtblindheit
B_1	Beriberi
Niacin	Pellagra
C	Skorbut

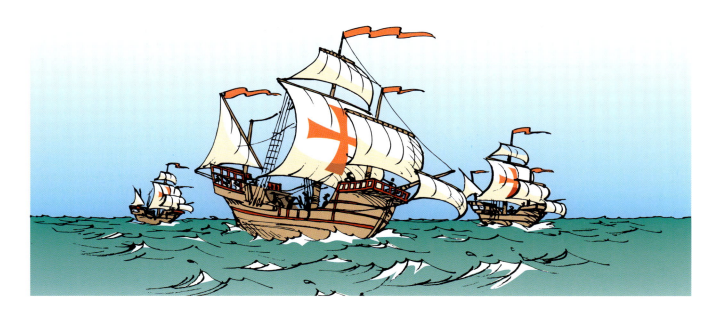

11 Geruchs- und Geschmacksstoffe

Nahrungsmittel enthalten neben Nährstoffen typische Geruchs- und Geschmacksstoffe, die nur in sehr kleinen Mengen enthalten sind. Von den menschlichen Sinnesorganen werden sie gut wahrgenommen.

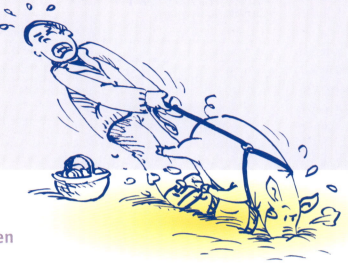

11.1 Vorkommen und Arten

Aromastoffe entstehen in Nahrungsmitteln durch enzymatische und thermische Prozesse bei der Gewinnung, Herstellung und Lagerung auf natürlichem Wege.

Natürliche Aromastoffe

Sie sind in den Nahrungsmitteln enthalten oder entstehen während der Gewinnung, Herstellung und Lagerung aus natürlichen Ausgangsstoffen.

Naturidentische Aromastoffe

Das sind synthetisch hergestellte Aromastoffe, die im chemischen Aufbau den natürlichen Aromastoffen gleichen.

Künstliche Aromastoffe

Das sind künstlich hergestellte Aromastoffe, die den natürlichen Aromastoffen ähnlich sind.

Ätherische Öle

Sie kommen in Pflanzenteilen (Blüten, Blättern, Früchten, Stängeln, Knollen, Rinde) von bestimmten Pflanzenfamilien vor. Gewürze enthalten typische ätherische Öle.

Fruchtester

Sie kommen als Bestandteile der ätherischen Öle besonders in verschiedenen Obstarten vor. Sie werden auch künstlich hergestellt und manchen Nahrungsmitteln zugesetzt.

Organische Säuren

Sie sind als Geschmacksstoffe in verschiedenen Obstarten enthalten. Sie werden auch als Fruchtsäuren bezeichnet. Sie verleihen dem Obst einen erfrischenden Geschmack. Bekannte Fruchtsäuren sind Zitronensäure, Weinsäure, Apfelsäure.

In Gemüsen und anderen Nahrungsmitteln kommen Oxalsäure, Milchsäure und Essigsäure vor.

Fleischbasen

Sie sind charakteristische Bestandteile des Schlachtfleisches. Sie verleihen ihm den arteigenen Geruch und Geschmack, besonders im gegarten Zustand.

Bitterstoffe

Sie kommen vorwiegend in pflanzlichen Nahrungsmitteln vor, entweder als ursprüngliche Bestandteile von Pflanzen wie Hopfen, Grapefruit, Wermut oder als Erzeugnisse von Rohstoffen wie Kaffee und Kakao. Bitterstoffe regen die Produktion der Gallenflüssigkeit an.

Gerbstoffe

Sie kommen vorwiegend in pflanzlichen Nahrungsmitteln vor. Sie zeichnen sich durch eine zusammenziehende Wirkung im Mund aus. Gerbstoffhaltige Nahrungsmittel sind Tee, Rotwein, Quitten und unreife Früchte. Gerbstoffe beeinträchtigen die Aufnahme von Eisen, Selen und Zink.

Die Geruchs- und Geschmacksstoffe sind chemisch sehr unterschiedlich aufgebaut. Als Hauptgruppen kann man unterscheiden:

Geruchsstoffe	Geschmacksstoffe
Ätherische Öle	organische Säuren (Fruchtsäuren)
Fruchtester	Fleischbasen
	Bitterstoffe
	Gerbstoffe

Eigenschaften und ernährungsphysiologische Bedeutung

Nahrungsmittel mit einem zu geringen Eigengeschmack erhalten durch Zusatz von natürlichen Aromastoffen einen höheren Genusswert. Nahrungsmittel, die während der Herstellung Geruchs- und Geschmacksstoffe verlieren, können mit Hilfe von natürlichen oder natur-identischen Aromastoffen geschmacklich aufgewertet werden.

Heute haben sich die Verbrauchererwartungen in Bezug auf Aromastoffe geändert. Gäste wünschen weniger Zusatzstoffe in Nahrungsmitteln. Deshalb sollte man Speisen so zubereiten, dass die natürlichen Aromastoffe weitgehend erhalten bleiben:

- erstklassige Rohstoffe verwenden
- schonende Zubereitungsarten wählen
- moderne Lagerverfahren nutzen

Geruchs- und Geschmacksempfinden

Aromatische Nahrungsmittel wirken appetitanregend und verdauungsfördernd. Geruchs- und Geschmacksstoffe bestimmen massgebend den Genusswert eines Nahrungsmittels. Der Mensch kann vier Geschmacksrichtungen mit der Zunge wahrnehmen: süss, sauer, bitter, salzig.

Geruchs- und Geschmacksstoffe	Physiologische Wirkung
Ätherische Öle	appetitanregend, verdauungsfördernd
Fruchtester	appetitanregend
Fruchtsäuren	appetitanregend, erfrischend
Fleischbasen	appetitanregend
Bitterstoffe	wirken schonend auf die Magenschleimhäute, regen die Leberfunktion an, verdauungsfördernd
Gerbstoffe	wirken beruhigend

Neuere sinnesphysiologische Studien haben gezeigt, dass diese «klassische» Theorie einiger Korrekturen bedarf. So findet man Rezeptoren für Salziges im gesamten Mundbereich sowie überall auf der Zunge (und nicht nur an den vorderen Zungenrändern, wo sie freilich sehr zahlreich sind). Analoges gilt für die Rezeptoren des süssen, sauren und bitteren Geschmacks. Darüber hinaus gibt es Stoffe, die weder süss noch sauer noch salzig noch bitter schmecken – beispielsweise Lakritze. Japanische Physiologen haben bewiesen, dass man auch den «Umami-Geschmack» in die Liste der Geschmacksstoffe aufnehmen muss (Umami schmeckt wie Glutamat und hat auch dieselben Aminosäuren).

Die Geruchs- und Geschmacksstoffe eines Nahrungsmittels werden immer komplex wahrgenommen und empfunden. Zwischen Riechen und Schmecken besteht eine enge Wechselbeziehung. Neben den Grundrichtungen des Geschmacks gibt es Kombinationen mit anderen Eindrücken (zum Beispiel kühl, brennend, scharf, zusammenziehend), die den typischen Geschmack eines Nahrungsmittels erzeugen.

Für alle, die Nahrungsmittel bearbeiten, sind Nase und Zunge wichtige Arbeitsorgane!

Über die Riechfelder der Nase kann der Mensch sechs Grundgeruchsarten unterscheiden: würzig, harzig, brenzlig, blumig, fruchtig, faulig. Der Geruchssinn ist viel empfindlicher als der Geschmackssinn.

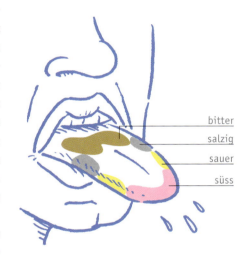

12 Bioaktive Substanzen

Lange Zeit wurden in der Ernährungswissenschaft nur solche Substanzen beachtet, die essenziell, das heisst zufuhr- und lebensnotwendig sind und deren Fehlen zu spezifischen Mangelerscheinungen führt. Inzwischen wird allgemein akzeptiert, dass Lebensmittel Stoffe enthalten, die in diesem Sinne nicht essenziell sind, die Gesundheit aber dennoch positiv beeinflussen. Viele dieser Stoffe wurden traditionell meist unter dem Gesichtspunkt möglicher gesundheitsschädlicher Wirkung betrachtet, so zum Beispiel bestimmte Stoffe in Hülsenfrüchten oder kropffördernde Substanzen in Kohlgemüsen. Diese Schadwirkungen spielen bei üblichen Verzehrsmengen aber keine Rolle, der gesundheitsfördernde Effekt ist dagegen sehr wohl zu beobachten.

Die sogenannten bioaktiven Substanzen können in drei Gruppen eingeteilt werden:

- Sekundäre Pflanzenstoffe
- Nahrungsfasern / Ballaststoffe
- Substanzen in fermentierten Lebensmitteln

12.1 Sekundäre Pflanzenstoffe

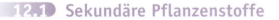

Der Begriff «sekundäre Pflanzenstoffe» wurde erstmals im Jahre 1910 vom Pflanzenphysiologen und Nobelpreisträger Albrecht Kossel verwendet. Wie der Name besagt, werden diese Stoffe nur in Pflanzen gebildet.

Sekundäre Pflanzenstoffe sind in Obst, Gemüse, Getreide und Hülsenfrüchten enthalten. Dazu gehören Aromastoffe (zum Beispiel das Allicin, welches dem Knoblauch den typischen Geschmack verleiht), Farbstoffe (verschiedene Carotine, welche Gemüse und Obst orange, gelb, rot oder grün färben) und Stoffe, welche die Pflanzen zum eigenen Schutz bilden. Auch der menschliche Körper kann von diesen vielfältigen Schutzmechanismen profitieren.

Die verschiedenen Gemüsesorten enthalten sehr unterschiedliche Arten und Mengen von sekundären Pflanzenstoffen. Deshalb ist grundsätzlich viel Abwechslung in der Gemüseauswahl wichtig. Spitzenreiter sind: Knoblauch, Zwiebeln, alle Kohlarten (besonders Broccoli), Peperoni, Tomaten, Fenchel, Spinat und Hülsenfrüchte. Es ist sehr empfehlenswert, zu jeder Mahlzeit oder Zwischenmahlzeit frisches Obst oder Gemüse zu verzehren.

Wirkungsweise

Die einzelnen Substanzen haben ganz verschiedene Wirkungsweisen. Sie ergänzen und fördern sich gegenseitig.

Sekundäre Pflanzenstoffe helfen mit, der Entstehung von Krebs und Herz-Kreislauf-Erkrankungen vorzubeugen. Sie unterdrücken Bakterien, Viren, Pilze, stärken das Immunsystem, regulieren den Blutdruck, den Cholesterin- sowie den Blutzuckerspiegel und haben eine entzündungshemmende Wirkung.

Überblick über die wichtigsten sekundären Pflanzenstoffe

Sekundärer Pflanzenstoff	Vorkommen
Carotinoide	rotgelbes und orange-farbenes Obst und Gemüse grüne Gemüse
Phytosterine	Pflanzensamen, Pflanzenöle
Saponine	Bitterstoffe in Hülsenfrüchten
Glucosinolate	Kohlgemüse, Knoblauch, Senf, Meerrettich
Polyphenole	Randschichten von Getreide, Gemüse, Obst Rotwein, roter Traubensaft
Protease-Inhibitoren	Hülsenfrüchte, Vollkorngetreide
Monoterpene	Pfefferminze Kümmel, Zitrusfrüchte
Phytoöstrogene	Soja, Leinsamen Vollkornprodukte
Sulfide	Zwiebeln, Schnittlauch, Knoblauch
Phytinsäure	Getreide und Hülsenfrüchte
Lectine	Getreide und Hülsenfrüchte

	anti-kanzerogen	anti-mikrobiell	anti-oxidativ	Stärkung des Immun-systems	entzündungs-hemmend	blutdruck-regulierend	cholesterin-senkend	blutzucker-regulierend
Carotinoide	●		●	●				
Phytosterine	●						●	
Saponine	●	●		●			●	
Glucosinolate	●	●					●	
Polyphenole	●	●	●	●	●	●		●
Protease-Inhibitoren	●		●					●
Monoterpene	●							
Phytoöstrogene	●		●					
Sulfide	●	●	●		●			
Phytinsäure	●		●	●			●	●
Lectine	●							●

Nahrungsfasern / Ballaststoffe

12.2

Bekannter als die meisten sekundären Pflanzenstoffe ist die Gruppe der Nahrungsfasern / Ballaststoffe. Mit diesem Oberbegriff werden Bestandteile pflanzlicher Lebensmittel bezeichnet, die von den Verdauungsenzymen des Menschen nicht abgebaut werden können. Als Gerüstsubstanz der Pflanzenzelle sowie Füll- und Schutzmaterial kommen sie in tierischen Lebensmitteln nicht vor. Mit Ausnahme von Lignin (einem Holzstoff) und Cutin (einem pflanzlichen Wachs) gehören alle Nahrungsfasern / Ballaststoffe zur Gruppe der Kohlenhydrate.

Vorkommen der wichtigsten Nahrungsfasern / Ballaststoffe

Lebensmittel	Nahrungsfaser / Ballaststoff
Getreide	Zellulose Hemizellulose Lignin
Gemüse und Obst	Zellulose Pektine Lignin Cutin
Hülsenfrüchte	Hemizellulose
Convenience-Produkte (Cremen, Puddinge)	Pflanzengummi Alginate Modifizierte Stärke

Substanzen in fermentierten Lebensmitteln

12.3

Unter den Substanzen in fermentierten Lebensmitteln ist vor allem die Milchsäure von Bedeutung. Sie entsteht als Endprodukt des Kohlenhydratstoffwechsels verschiedener Mikroorganismen. Die Milchsäuregärung zählt zu den ältesten Konservierungsverfahren überhaupt. Die konservierende Wirkung beruht hauptsächlich auf einer Absenkung des pH-Wertes sowie dem Abbau leicht verfügbarer Kohlenhydrate. Ausserdem ist die Milchsäuregärung mit einer Veränderung der sensorischen und ernährungsphysiologischen Eigenschaften des Lebensmittels verbunden.

Fermentiert werden vor allem Gemüse, Hülsenfrüchte und Getreide sowie Milch, Fleisch und Fische. Am bekanntesten sind:

- Sauerkraut, Sauerrüben, Gurken
- Joghurt
- joghurtähnliche Sauermilch-Erzeugnisse
- probiotische Milchprodukte

Gegenwärtig ist eine neue Generation probiotischer Lebensmittel auf dem Markt, die hinsichtlich ihrer gesundheitsfördernden Wirkungen gezielt optimiert wurde. Eine Vielzahl wissenschaftlicher Publikationen deutet auf die vielfältigen gesundheitsfördernden Wirkungen der in fermentierten Lebensmitteln enthaltenen Substanzen und Organismen hin.

13 Enzyme / Fermente

Alle Lebensvorgänge bei Mensch, Tier und Pflanze sind komplexe biochemische Reaktionen. Sie werden im Wesentlichen durch Enzyme gesteuert. Die Enzyme wirken dabei als Bio-Katalysatoren, das heisst, sie beschleunigen chemische Reaktionen beziehungsweise sie ermöglichen Reaktionen, die ohne ihre Anwesenheit nicht stattfinden würden. Von den in der Natur vermuteten über 10 000 Enzymen sind bisher etwa 2000 genauer bekannt.

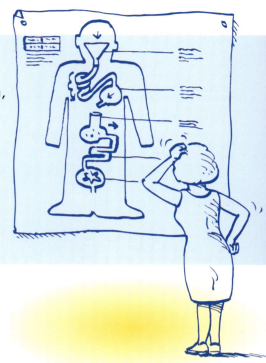

13.1 Vorkommen und Aufbau

Enzyme gehören zu den Wirkstoffen. Jeder Organismus verfügt über eigene Enzyme, die er selber bildet.

Die Enzyme, die in den Lebensmitteln enthalten sind und durch die Nahrung in den menschlichen Körper gelangen, werden als Fremd-Enzyme bezeichnet. Für den Stoffwechsel des Menschen spielen sie vermutlich keine Rolle, da sie durch die Hitzeeinwirkung bei der Speisenzubereitung oder durch die Magensäure weitestgehend unwirksam gemacht werden.

Enzyme gehören ihrer chemischen Struktur nach zu den Proteinen.

Bezeichnung

Der Begriff «Enzym» stammt aus dem Griechischen (zyme: Sauerteig). Im Lateinischen heisst Sauerteig «fermentum».

Der Name eines Enzyms wird wie folgt gebildet:

Wortstamm der Substanz + Endung «ase»	Enzym
Beispiel: Malt(ose) + ase	Maltase

Darüber hinaus gibt es auch Enzyme, deren Namen historisch entstanden sind, beispielsweise Pepsin, Trypsin, Erepsin.

Wichtige Enzyme

Name des Enzyms	Reaktion
Maltase	spaltet Maltose (Malzzucker)
Saccharase (Invertase)	spaltet Saccharose (Rohr-, Rübenzucker)
Lactase	spaltet Lactose (Milchzucker)
Amylasen	spalten Stärke
Lipasen	spalten Fette
Pepsin, Trypsin	spalten Proteine

13.2 Wirkungsweise

Enzyme haben ein so genanntes aktives Zentrum. Dieses ist verantwortlich für die Wirkungsweise des Enzyms. Entsprechend der äusseren Form des aktiven Zentrums kann nur ein ganz bestimmter Stoff von dem Enzym erfasst und verändert werden (nach dem Schlüssel-Schloss-Prinzip). Am Ende des biochemischen Vorgangs steht das Enzym wieder für eine neue Reaktion zur Verfügung.

Wirkungsweise der Enzyme am Beispiel der Maltosespaltung / Malzzuckerspaltung

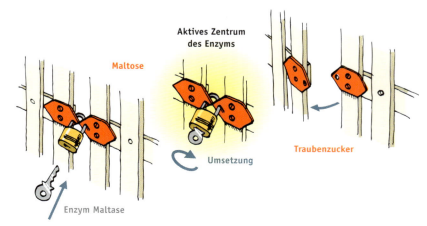

Eigenschaften

13.3

Temperaturabhängigkeit

Die Wirkung der Enzyme ist stark temperaturabhängig. Jedes Enzym hat ein Temperaturoptimum, bei dem es die grösste Aktivität aufweist.

Abhängigkeit vom pH-Wert

Enzyme sind auch vom pH-Wert abhängig. Jedes Enzym hat ein spezifisches pH-Wert-Optimum. Eine Veränderung des pH-Wertes führt zur Verlangsamung der Reaktionsgeschwindigkeit der Enzyme.

Abhängigkeit von der abzubauenden Substanz (Substrat)

Aufgrund ihrer Proteinstruktur können die Enzyme die Substrate erkennen – häufig ist es so, dass ein Enzym nur ein bestimmtes Substrat verändern kann.

–40 °C und darunter:	Die Fett abbauenden Lipasen sind inaktiv.
0 °C und darunter:	Aktivität ist sehr stark eingeschränkt.
30 °C bis 50 °C:	Temperaturoptimum, grösste Enzymaktivität.
60 °C und darüber:	Das Enzym-Protein gerinnt, das Enzym ist unwirksam.
100 °C	Enzyme sind zerstört.

Enzym	Vorkommen	pH-Wert-Optimum
Pepsin	Magensaft	1,5 – 3,0
Maltase	Darmsaft	5,6
Trypsin	Darmsaft	7,0 – 9,0

Ernährungsphysiologische Bedeutung

13.4

Die Wirkung von Fremd-Enzymen wird vom Menschen schon lange zur Herstellung verschiedener Nahrungsmittel genutzt (Hefeteige, Bierherstellung, Käseherstellung).

Lebensmittelveränderungen

Die in den Lebensmitteln enthaltenen Eigen-Enzyme sowie die Tätigkeit von Mikroorganismen rufen erwünschte und unerwünschte Veränderungen hervor.

Erwünschte Veränderungen führen zu Verbesserungen:
- Aroma
  Fermentation von Kakao und Tee
- Geschmack
  Fermentation von Vanilleschoten
- Farbe
  Reifen von Bananen, Kakaobohnen, Tomaten
- Zartheit
  Reifen von Schlachtfleisch, Wild

Unerwünschte Veränderungen führen zu Wertverminderung und Verderb:
- Braunfärbung
  geschälte Äpfel, geschälte Kartoffeln
- Ranzig werden
  Butter
- Teigig werden
  Birnen

Unerwünschte Veränderungen der Enzymwirkung werden durch verschiedene Verfahren bei der Nahrungsmittelherstellung und Lagerung verhindert beziehungsweise abgeschwächt.

Hemmung der Wirksamkeit der Enzyme in der Küche:
- Wärmeentzug
  Kühlen, Tiefkühlen
- Feuchtigkeitsentzug
  Trocknen, Dörren, Gefriertrocknen
- Hitzeeinwirkung
  Blanchieren von Kartoffeln und Grüngemüsen, Garen von frischen Ananas, Papayas und Kiwis bei Süssspeisen mit Gelatine-Zusatz
- Säure-Zusatz
  Artischockenböden, Champignons, Äpfel, Knollensellerie, Schwarzwurzeln

Stoffwechsel

Die ernährungsphysiologische Bedeutung der Enzyme wird im gesamten Stoffwechsel des menschlichen Organismus sichtbar. Sie sind unentbehrlich für den Stoffwechsel, sie bewirken einen erleichterten Aufbau beziehungsweise Abbau von körpereigenen Stoffen. In jedem Verdauungsorgan sind Enzyme wirksam, die der Körper selber auf- und abbaut, beispielsweise in der Bauchspeicheldrüse. Die Nährstoffe werden von den Enzymen schrittweise in ihre kleinsten Bausteine gespalten.

14 Hormone

Das Wort Hormon leitet sich von dem griechischen Verb «hormàn» ab, das «antreiben» bedeutet. Hormone sind chemisch sehr unterschiedlich aufgebaut. Sie werden in besonderen Drüsen oder in spezialisierten Zellen als Gewebehormone gebildet und mit dem Blut im Körper verteilt.

14.1 Regelkreis der Hormonwirkung

Der Hypothalamus, ein spezialisierter Teil des Gehirns, empfängt Botschaften aus dem Zentralnervensystem und produziert Hormone, die zur Informationsvermittlung an die unterhalb des Hypothalamus gelegene Hirnanhangdrüse (Hypophyse) geschickt werden. Ein Hormon verursacht zum Beispiel die Produktion des Wachstums-hormons in der Hypophyse, ein anderes bewirkt die Bildung des Hormons, das die Schilddrüse anregt. Die eigentliche Steuerzentrale des Hormonsystems ist die Hirnanhangdrüse (Hypophyse). Die Hormonbildung in der Bauchspeicheldrüse, Schilddrüse und Nebennierenrinde wird durch sie beeinflusst.

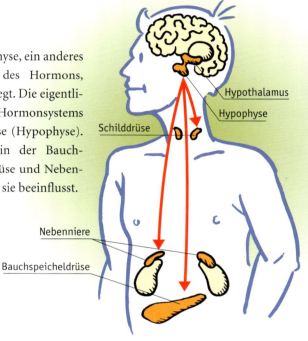

Hypothalamus
Hypophyse
Schilddrüse
Nebenniere
Bauchspeicheldrüse

14.2 Einzelne Hormone und ihre Wirkung

Hormon	Entstehungsort	Wirkung
Wachstumshormon (Somatotropin)	Hirnanhangdrüse	fördert den Aufbau von Körperprotein hemmt den Abbau von Aminosäuren fördert das Wachstum
Insulin	Bauchspeicheldrüse	fördert den Glykogenaufbau in Leber und Muskulatur senkt den Blutzuckerspiegel
Glukagon	Bauchspeicheldrüse	bewirkt den Abbau von Glykogen aus der Leber erhöht den Blutzuckerspiegel fördert die Traubenzuckerbildung aus Aminosäuren und Glykogen
Parathormon	Nebenschilddrüse	beeinflusst den Calcium- und Phosphatstoffwechsel
Thyroxin Triiodthronin	Schilddrüse	Erhöhung des Grundumsatzes Wachstum und Entwicklung
Cortison	Nebennierenrinde	fördert die Bildung von Traubenzucker aus Aminosäuren und Glykogen steigert Fettsäurenabbau
Adrenalin	Nebennierenmark	steigert Blutdruck und Herztätigkeit bewirkt den Abbau von Glykogen aus Muskeln fördert erhöhte Leistungsbereitschaft, weil erhöhter Blutzuckerspiegel

Der Stoffwechsel ist der Motor des Lebens, da er alle Vorgänge und Reaktionen umfasst, welche die Lebensäusserungen von Organismen ermöglichen wie zum Beispiel Bewegung, Reizbarkeit, Fortpflanzung und Wachstum.

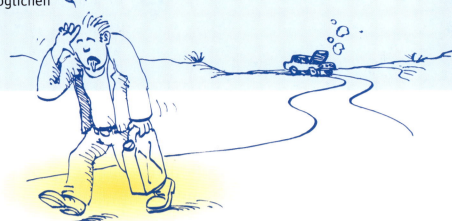

Ein störungsfreier Stoffwechsel ist nur gewährleistet, wenn die Nahrungszufuhr folgende Kriterien erfüllt:
- tägliche Aufnahme aller wichtigen Nährstoffe durch vielseitige Lebensmittelauswahl
- gleichmässige Verteilung der Nährstoffzufuhr auf mehrere kleine Mahlzeiten

Die fein aufeinander abgestimmte Steuerung des Stoffwechsels geschieht durch das Nerven- und Hormonsystem.

Zum Stoffwechsel gehören die Zerlegung der Nahrungsinhaltsstoffe in ihre Grundbausteine im Magen-Darm-Trakt, ihr Transport über Blut und Lymphe zu den Zellen, ihre dort stattfindende Verwertung und die Ausscheidung der Stoffwechselendprodukte. Stoffwechsel bedeutet also fortlaufende chemische Reaktion. Damit diese nicht aufhört, müssen wir atmen, trinken und essen.

Überblick

15.1

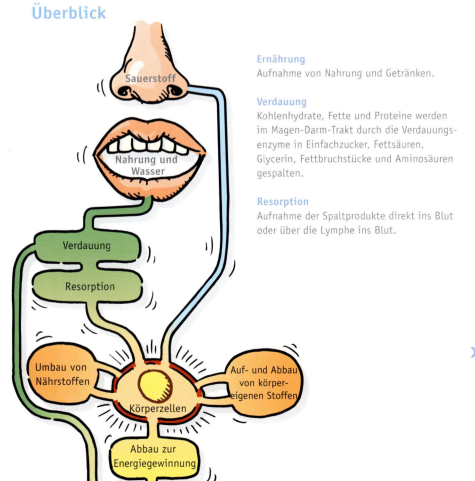

Ernährung
Aufnahme von Nahrung und Getränken.

Verdauung
Kohlenhydrate, Fette und Proteine werden im Magen-Darm-Trakt durch die Verdauungsenzyme in Einfachzucker, Fettsäuren, Glycerin, Fettbruchstücke und Aminosäuren gespalten.

Resorption
Aufnahme der Spaltprodukte direkt ins Blut oder über die Lymphe ins Blut.

Zellstoffwechsel
Die Zellen sind das Zentrum des eigentlichen Stoffwechselgeschehens. Körpereigene Stoffe werden ständig auf- beziehungsweise abgebaut. Durch den Abbau energiereicher Nährstoffe werden chemische Energie und Wärme frei.

Ausscheidung
Endprodukte des Stoffwechsels und nicht verwertbare Nahrungsbestandteile werden abgegeben.

> Der Stoffwechsel umfasst:
> - die Aufnahme von Nahrung, Wasser und Sauerstoff
> - die Verdauung / Resorption
> - die Gewinnung von Energie
> - den Aufbau körpereigener Stoffe
> - die Ausscheidung von Stoffen, die vom menschlichen Körper nicht weiter verwertet werden können

Seite 69

Die Verdauung – als Teil des Stoffwechsels – hat die Aufgabe, die Nahrung mechanisch und biochemisch so vorzubereiten und in ihre Grundbausteine zu zerlegen, dass diese über das Blut zu den Zellen gelangen können.

15.2.1 Verdauungsorgane und ihre Funktionen

Mund

Die Nahrung wird durch Zerbeissen und Kauen zunächst mechanisch zerkleinert. Durch Geschmack, Geruch und Aussehen der Speisen («Das Auge isst mit!») wird die Speichelproduktion – täglich etwa 1 l – angeregt, «das Wasser läuft uns im Mund zusammen». Durch den Speichel (pH-Wert 6,5 bis 7) werden die Gleitfähigkeit des Speisebreis erhöht und das Schlucken ermöglicht. Die Schleimstoffe haben zudem noch eine Abwehrfunktion gegenüber Krankheiten. Der Speichel enthält Enzyme zum Abbau der Stärke, die sie zu Dextrin oder eventuell sogar bis zum Malzzucker abbauen kann.

Magen

Der gleitfähige Speisebrei gelangt über die Speiseröhre in den Magen. Je nach Zusammensetzung verbleibt er hier ein bis mehrere Stunden. Bei sehr fettreichen Speisen kann es bis zu 9 Stunden sein. Der Magensaft (pH-Wert 1 bis 3) – täglich etwa 2 l – enthält 0,5 %ige Salzsäure und Enzyme für den Abbau von Fett (nur emulgiertes Milch- und Eifett) sowie von Proteinen. Die Salzsäure bewirkt das Quellen und Gerinnen der Proteine, damit die Enzyme aktiviert werden und leichter einwirken können. Salzsäure tötet verschluckte Mikroorganismen ab. Damit sich der Magen nicht selbst verdaut, wird seine Innenhaut von einer dicken alkalischen Schleimschicht geschützt. Gleichmässige Bewegungen bewirken eine weitere Zerkleinerung der Nahrung und eine Durchmischung des Speisebreis. Am Magenausgang befindet sich ein Schliessmuskel, der Pförtner. Er sorgt dafür, dass der Speisebrei in kleinen Portionen nach und nach an den Zwölffingerdarm, den ersten Teil des Dünndarms, abgegeben wird.

Dünndarm

Durch die Darmzotten wird die Innenfläche des Dünndarms stark vergrössert; sie beträgt etwa 180 m².

Zwölffingerdarm

Er ist der erste Abschnitt des Dünndarms mit etwa 20 cm Länge. In ihn mündet der Ausgang der Bauchspeicheldrüse. Der Bauchspeicheldrüsensaft (Pankreassaft, pH-Wert 7,4 bis 8,5) – täglich etwa 1 l – ist der wichtigste Verdauungssaft. Er enthält Enzyme für den Abbau von Kohlenhydraten, Fett und Proteinen. Bauchspeicheldrüsensaft reagiert alkalisch und neutralisiert

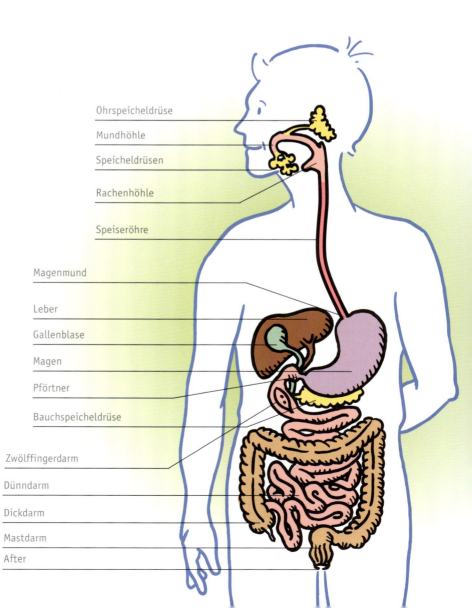

Ohrspeicheldrüse

Mundhöhle

Speicheldrüsen

Rachenhöhle

Speiseröhre

Magenmund

Leber

Gallenblase

Magen

Pförtner

Bauchspeicheldrüse

Zwölffingerdarm

Dünndarm

Dickdarm

Mastdarm

After

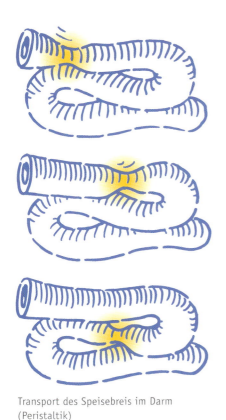

Transport des Speisebreis im Darm (Peristaltik)

somit den Magensaft. Durch den Gallengang gelangt auch die in der Leber gebildete Gallenflüssigkeit (pH-Wert 6,2 bis 8,5) – täglich etwa 1 l – in den Zwölffingerdarm. Vorher wird sie allerdings eingedickt und in der Gallenblase gespeichert. Je nach aufgenommener Fettmenge wird mehr oder weniger Gallenflüssigkeit abgegeben. Die Gallenflüssigkeit hat die Aufgabe, die Fette zu emulgieren (in feinste Tröpfchen zu zerteilen). Emulgierte Fette sind wasserlöslich und haben eine grössere Oberfläche, die Verdauungssäfte/-enzyme können dann leichter einwirken.

Weiterer Dünndarm

Durch die Darmperistaltik (wurmartiges Fortbewegen des Darminhalts) wird der Speisebrei im Dünndarm weiter befördert. Es kommen täglich noch etwa 3 l Dünndarmsaft hinzu, der Enzyme für den Abbau von Proteinen und Kohlenhydraten enthält. Die fettspaltenden Enzyme der Bauchspeicheldrüse sind auch hier noch weiter wirksam. Der zweite Teil des Dünndarms ist mehr auf die Resorption spezialisiert. Ein Heer von Mikrozotten – 2000 bis 3000 pro cm^2 – saugt die kleinen Bausteine der Grundnährstoffe (Aminosäuren, Einfachzucker, Glycerin und Fettsäuren) oder Fettbruchstücke auf und leitet sie in das Blutgefäss oder in die Lymphbahn weiter. Alle Nährstoffe erreichen über das Blut die Zellen, wo sie als Baustoff oder Energielieferant gebraucht werden.

Dickdarm

Unverdaute Speisereste – vor allem Nahrungsfasern – werden nach und nach in den Dickdarm befördert, wo sich die Darmflora (gutartige Bakterien) befindet, die den Speisebrei zerlegt und für ihren eigenen Stoffwechsel verwendet. Eine ausreichende Aufnahme an Nahrungsfasern führt zu einer besseren Darmperistaltik und zu einem weichen Stuhlgang. Im Dickdarm wird ein Teil des Wassers zurückgewonnen, vermutlich auch einige Vitamine und Mineralstoffe. Dadurch wird der Darminhalt eingedickt und bis zur Ausscheidung im letzten Abschnitt des Dickdarms – dem Mastdarm – zwischengelagert.

Leber

Die Leber spielt eine zentrale Rolle im Stoffwechsel.

- Sie dient als Speicherorgan für Glykogen (etwa 150 g), Blut (etwa 20 % der Gesamtmenge), Mineralstoffe (zum Beispiel Eisen) und Vitamine (zum Beispiel Vitamin A, B_{12}).

- Sie steuert den Auf- und Abbau von Kohlenhydraten, Fetten und Proteinen. So wird zur Konstanthaltung des Blutzuckerspiegels in der Leber Traubenzucker (Glucose) zu Glykogen umgewandelt. Ähnlich wird auch der Aminosäuregehalt des Blutes über die Leber geregelt. Beim Abbau von Aminosäuren entsteht Ammoniak. Dieses Ammoniak wird in der Leber zu Harnstoff umgewandelt und so entgiftet. Die Leber reguliert den Abbau der Fettsäuren und wandelt Cholesterin zu Gallensaft um.

- Sie entgiftet den Körper. Körperfremde Stoffe wie Medikamente, Zusatzstoffe, Alkohol oder Schadstoffe werden von der Leber so vorbereitet, dass sie ausgeschieden werden können.

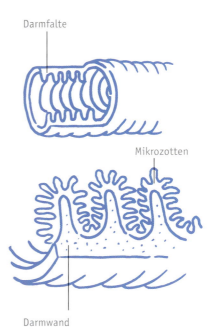

Darmfalte

Mikrozotten

Darmwand

15.2.2 Verdauung (Abbau der Grundnährstoffe)

Verdauungsorgane Verdauungssäfte	Kohlenhydrate	Fette	Proteine
Mund **Mundspeichel**	Zerkleinerung Abbau von Stärke → Dextrine → Malzzucker	Zerkleinerung, Schmelzen	Zerkleinerung
Magen **Magensaft**	Mundspeichelenzyme wirken noch kurz weiter	Enzyme für Abbau von Milch- und Eifett, Fettgehalt bestimmt die Verweildauer im Magen	Salzsäure bringt Proteine zum Gerinnen (Denaturieren), Enzyme für Beginn des Abbaus von Proteinen
Zwölffingerdarm **Gallenflüssigkeit**		Gallenflüssigkeit emulgiert Fette	
Zwölffingerdarm **Bauchspeicheldrüsensaft**	Enzyme für den Abbau von Kohlenhydraten	Enzyme für den Abbau von Fetten	Enzyme für den Abbau von Proteinen
Weiterer Dünndarm **Dünndarmsaft**	Enzyme des Bauchspeichel-drüsensaftes wirken weiter. Enzyme für den Abbau verschiedener Zuckerarten	Enzyme des Bauchspeichel-drüsensaftes wirken weiter	Enzyme für den Abbau von Proteinen
Weiterer Dünndarm Aufnahme durch die Darmwand → **Resorption**	Einfachzucker	Glycerin und Fettsäuren Fettbruchstücke	Aminosäuren
Dickdarm **Ausscheidung**	Lebensraum der Darmflora, Zersetzung des Speisebreis durch Bakterien, Resorption von Wasser, dadurch Eindickung des Darminhalts und Zwischenlagerung bis zur Entleerung		

15.3 Zwischenstoffwechsel / Zellstoffwechsel

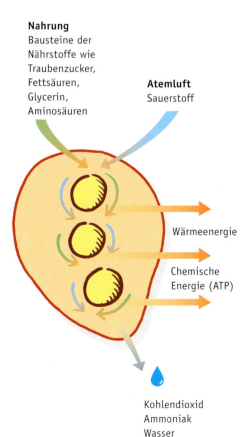

Nahrung
Bausteine der Nährstoffe wie Traubenzucker, Fettsäuren, Glycerin, Aminosäuren

Atemluft
Sauerstoff

Wärmeenergie

Chemische Energie (ATP)

Kohlendioxid Ammoniak Wasser

Der Zwischenstoffwechsel umfasst alle biochemischen Reaktionen, denen die aufgenommenen Nährstoffe nach ihrem Durchtritt durch die Darmwand bis zur Ausscheidung ihrer Abbauprodukte unterliegen. Sämtliche biochemischen Reaktionen des Zwischenstoffwechsels laufen innerhalb der Zellen ab.

Die Zellen sind das Zentrum des eigentlichen Stoffwechsels. Alle Lebensvorgänge sind an die ständige Aufnahme oder Abgabe von Stoffen gebunden. Für den Menschen heisst dies: Lebensmittel werden zum Aufbau von körpereigenen Stoffen und zur Energiegewinnung aufgenommen.

Durch den Abbau energiereicher Nährstoffe wird chemische Energie oder Wärme frei. Die anfallenden Endprodukte werden ausgeschieden.

Alle Lebensvorgänge in den Zellen sind mit Energieverbrauch verbunden. Diese Energie wird in den Zellen durch den Abbau der Grundnährstoffe gewonnen.

Die Energiegewinnung in jeder Zelle erfolgt hauptsächlich durch den Vorgang der Wasserbildung. Da es sich hierbei um einen stufenweisen Abbau handelt, den Enzyme steuern, spricht man von einer biologischen Oxidation. Würden Wasserstoff und Sauerstoff unmittelbar miteinander reagieren, würde die Energie plötzlich freigesetzt und es käme zu einer Art Knallgasreaktion.

In den Zellen wird Wasserstoff von Energie liefernden Grundnährstoffen über mehrere Reaktionen auf den Sauerstoff der Atemluft übertragen. Der Wasserstoff wird dabei langsam von einer Energiestufe zur nächsten weitergereicht. Dabei wird jedes Mal etwas Energie freigesetzt. Ein Teil ist Wärmeenergie (zur Aufrechterhaltung der Körpertemperatur) und ein Teil wird als chemische Energie in Form von energiereichen Verbindungen gespeichert.

Am Ende der Atmungskette verbinden sich zwei Wasserstoffelemente und ein Sauerstoffelement zu Wasser (H_2O).

Diese Wasserbildung ist der wichtigste Energie liefernde Vorgang im menschlichen Körper. Die Energie wird hierbei zu 75 % als Wärmeenergie und zu 25 % als chemische Energie frei.

Mit der Nahrung nehmen wir immer ein unterschiedliches Gemisch von Nährstoffen auf, das der Körper gleichmässig verwendet. So können sich die Nährstoffe hinsichtlich der Energiebereitstellung bei ihrem Abbau teilweise gegenseitig ersetzen. Viele Zellen bevorzugen Traubenzucker als Energielieferant, sie besitzen jedoch auch Enzyme, um Fettsäuren, Glycerin und Aminosäuren abzubauen.

Eine Mindestaufnahme von Kohlenhydraten ist aber für einen reibungslosen Stoffwechsel nötig (Nervenzellen und rote Blutkörperchen können nur aus Traubenzucker Energie gewinnen). Kohlenhydrate können aus Glycerin, Milchsäure (Laktat) und Aminosäuren gebildet werden.

Hinsichtlich ihrer Funktion als Baustoff lassen sich die Nährstoffe nicht austauschen. So verfügt unser Körper nur über einen kleinen Aminosäuren-bestand, aus dem kurzfristig Aminosäuren zum Aufbau körpereigener Proteine herangezogen werden können. Dies ist jedoch nur ein kleiner und unbeständiger Vorrat.

Da sie nicht im Zwischenstoffwechsel aufgebaut werden können, müssen mit der Nahrung zugeführt werden:
- essenzielle Fettsäuren
- essenzielle Aminosäuren
- ausreichend Proteine (essenzielle Aminosäuren)
- daneben Vitamine, Mineralstoffe, Wasser

15.3.1
Stoffwechsel der Kohlenhydrate

15.3.2
Stoffwechsel der Fette

15.3.3
Stoffwechsel der Proteine

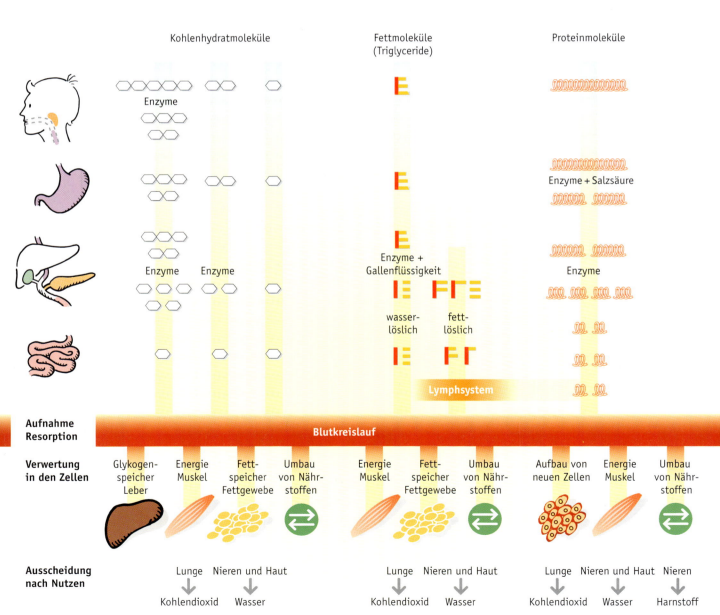

15.3.4 Zwischenstoffwechsel: Übersicht

	Kohlenhydrate	Fette	Proteine
Weg der abgebauten Nährstoffe im Körper	Pfortader (grosse Vene) → Leber → Zellen	Blut- und Lymphbahn	Pfortader → Leber → Zellen
Speicherung	In Form von Glykogen in der Leber (150 g) und in der Muskulatur (200 – 500 g)	Als Depotfett im Unterhautfettgewebe und Zellfett (bei Männern etwa 15 % vom Körpergewicht, bei Frauen etwa 25 %)	Speicherung von Aminosäuren nur in Form eines Notvorrats von 75 – 100 g. Daher müssen sie dem Körper laufend zugeführt werden
Aufbau von körpereigenen Stoffen	In kleinsten Mengen in Knorpeln, Knochen, Bindegeweben und Schleimstoffen. Etwa 1 % der Körpermasse besteht aus Kohlenhydraten	Zum Aufbau von körpereigenen Fetten (Zellfett) Aufbau von fettähnlichen Stoffen (Lecithin) Etwa 5 – 25 % der Körpermasse bestehen aus Fett	Überwiegend zum Aufbau, das heisst zur Neubildung oder Erneuerung von körpereigenen Proteinen. Etwa 15 – 25 % der Körpermasse bestehen aus Proteinen
Abbau zur Energiegewinnung	In allen Zellen kann durch den Abbau von Traubenzucker zu Kohlendioxid und Wasser Energie gewonnen werden. Bei Bedarf wird auch Glykogen zu Traubenzucker abgebaut. Energie kann auch bei Sauerstoffmangel gewonnen werden	Abbau von Fettsäuren und Glycerin zu Kohlendioxid und Wasser unter Energiegewinnung (aber nur mit Sauerstoff); Muskelzellen beziehen ihre Energie vorwiegend aus Fettsäuren	Überschüssige Aminosäuren werden zur Energiegewinnung zu Kohlendioxid, Wasser und Ammoniak abgebaut; Ammoniak wird in der Leber zu Harnstoff entgiftet
Wechselbeziehungen zwischen den Grundnährstoffen	Kohlenhydrate können aus Proteinen und Glycerin gebildet werden	Essenzielle Fettsäuren können nicht aufgebaut werden und müssen dem Körper zugeführt werden	Nichtessenzielle Aminosäuren können bei nicht ausreichendem Stickstoffangebot aus essenziellen Aminosäuren aufgebaut werden. Essenzielle Aminosäuren können jedoch nicht aufgebaut werden
Ausscheidung nach Nutzung	Kohlendioxid durch Lunge, Wasser durch Nieren und Haut	Kohlendioxid durch Lunge, Wasser durch Nieren und Haut	Harnstoff durch Nieren, Kohlendioxid durch Lunge, Wasser durch Nieren und Haut

Eine wichtige Voraussetzung für einen störungsfreien Ablauf des Stoffwechsels ist ein in engen Grenzen regulierter Säuren-Basen-Haushalt. Für die Aufrechterhaltung der normalen Stoffwechselfunktionen ist es unerlässlich, dass das Verhältnis von Säuren und Basen im Körper annähernd konstant bleibt. Als Messgrösse dient der pH-Wert. Verschiedene Systeme im menschlichen Körper sind dafür verantwortlich, dass der pH-Wert trotz grosser Schwankungen bei der Aufnahme sowie der körpereigenen Bildung und Ausscheidung sauer oder basisch wirkender Substanzen nur geringen Schwankungen unterliegt.

pH-Wert

pH ist die Abkürzung von für potentia hydrogenii (potentia, lateinisch = die Gewichtigkeit; hydrogenii, lateinisch = des Wasserstoffes).

Die pH-Wert-Skala zeigt an, ob ein Produkt sauer oder alkalisch reagiert. Bei Werten zwischen 0 und 6,99 spricht man von Säuren, bei Werten zwischen 7,01 und 14 von Basen / Laugen. Je stärker eine Säure ist, desto niedriger ist ihr pH-Wert, je stärker eine Lauge ist, desto höher ist ihr pH-Wert. Der pH-Wert 7 kennzeichnet ein neutrales Milieu.

pH-Wert verschiedener Produkte

sauer	1	konzentrierte Salzsäure
	2	Zitronensaft
	3	Essig, Cola
	4	Joghurt, Tomatensaft
	5	Kaffee
	6	gereiftes Fleisch, Rohwurst, Milch (6,5)
neutral	7	Wasser
alkalisch	8	Eiweiss
(basisch)	9	Backpulver, Spülmittel
	10	Seife (9,5)
	11	
	12	ammoniakhaltiger Allzweckreiniger
	13	
	14	Natronlauge

pH-Wert von Körperflüssigkeiten

Unsere Körpersäfte, das sind Blut, Lymphe und Zellflüssigkeit, müssen bestimmte Säuren- und Basenwerte aufweisen. Nur so können Zellen und Organe richtig funktionieren. Für den normalen Stoffwechselablauf ist ein gleichbleibender pH-Wert von Bedeutung. Für eine optimale Wirkung sind die Enzyme an einen bestimmten pH-Wert gebunden. Der pH-Wert des Blutes liegt normalerweise im leicht alkalischen (basischen) Bereich bei 7,4. Sinkt er unter 7,37 kann es bereits zu Stoffwechselstörungen kommen. Steigt der pH-Wert auf über 7,44 treten Störungen auf; pH-Werte, die ausserhalb des Schwankungsbereichs von 6,8 bis 7,7 liegen, führen zum Tod.

		ph-Wert
Saure Reaktion	Magensaft	0,9–3,0
	Mundspeichel	6,5
	Harn	5,0–7,0
Alkalische (basische) Reaktion	Blut, Tränen	7,4
	Darmsaft	8,0
	Galle	8,2
	Bauchspeicheldrüsensaft	8,5

16.3 Säuren-Basen-Haushalt

Damit alle Lebensvorgänge im menschlichen Körper störungsfrei ablaufen können, bedarf es vielfältiger Regulations- und Kontrollmechanismen, welche die Zusammensetzung des inneren Milieus aufrechterhalten. Durch die Aufnahme, den Abbau und die Verwertung von Nahrungsmitteln ist dieses Milieu steten Schwankungen ausgesetzt. Eines der wichtigsten Regulationssysteme, das insbesondere auf die Art und die Menge der zugeführten Nahrung reagieren muss, ist der Säuren-Basen-Haushalt. Er hat die Aufgabe, das Verhältnis von Säuren und Basen im Körper in sehr engen Grenzen konstant zu halten.

16.4 Einflüsse der Ernährung

Während grosse Uneinigkeit über die säuren- oder basenbildende Wirkung einzelner Lebensmittel herrscht, ist die Beurteilung der verschiedenen Lebensmittelgruppen relativ eindeutig. Als säurebildend gelten insbesondere proteinreiche Lebensmittel, und hier wiederum vor allem solche tierischen Ursprungs mit einem hohen Anteil schwefelhaltiger Aminosäuren. Der Grossteil der pflanzlichen Nahrung hingegen, besonders Blattsalate, Gemüse und Obst, hat anscheinend auf Grund des Gehalts an Kalium und Magnesium eine basenbildende Wirkung.

Einteilung der Lebensmittelgruppen in Säuren- und Basenbildner

stark säurebildend	schwach säurebildend	schwach basenbildend	stark basenbildend
Fleisch, Wurstwaren, Fische	Quark	Milch	Blattsalate
Eier, Käse	Vollrahm	Trockenobst	Gemüse
Süsswaren, Weissmehlprodukte	Vollkornprodukte	Pilze	Obst
Alkohol, Kaffee	Nüsse	Hülsenfrüchte	Kartoffeln

16.5 Ernährungsphysiologische Bedeutung

Viele alternative Ernährungsformen schenken dem Säuren-Basen-Gleichgewicht beziehungsweise dem Problem der Übersäuerung grosse Beachtung. In einer stark säurenbildenden Ernährungsweise, die vor allem durch Reichtum an (tierischem) Protein gekennzeichnet ist, wird die Ursache vieler Zivilisationskrankheiten vermutet. Entsprechend wird einer Entsäuerung des Körpers durch eine basenreiche Ernährung hohe Priorität eingeräumt. Inwieweit dieser ernährungstherapeutische Ansatz zum gewünschten Ziel führt, bedarf noch einer eingehenden Klärung.

Mit den folgenden Kostformen will man ein langes, zufriedenes, gesundes Leben erreichen. Vom Säugling bis zum Greis muss sich der Mensch immer wieder mit der Ernährung auseinandersetzen. Diese muss dem jeweiligen Bedarf angepasst werden.

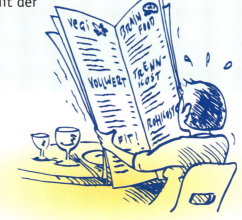

Vollwert-Ernährung

Ziele der Vollwert-Ernährung

Gesundheit und Leistungsfähigkeit des Menschen, seine körperliche und geistige Entwicklung durch sinnvolle Ernährung stehen als Ziele im Vordergrund.

- Die menschlichen Abwehrkräfte gegenüber Krankheiten sollen gestärkt werden
- Der Körper soll mit allen essenziellen Nahrungsmittelbestandteilen optimal versorgt werden
- Ausgehend von der Tatsache, dass jede Nahrungsmittelbearbeitung den Gehalt an wertvollen Inhaltsstoffen vermindert, sollen die Nahrungsmittel möglichst frisch und wenn ernährungsphysiologisch vertretbar unverarbeitet und naturbelassen gegessen werden
- Durch geringe Bearbeitung sollen Nährstoff- und Energieverluste vermieden und die Umweltbelastung verringert werden
- Als gesellschaftliches Ziel ist die Senkung der Ausgaben im Gesundheitswesen anzustreben

Die hauptsächlich verwendeten Nahrungsmittel sind:
- Vollkornprodukte
- Gemüse und Obst
- Kartoffeln und Hülsenfrüchte
- Milch und Milchprodukte
- geringe Mengen an Fleisch, Fisch und Eiern

Etwa die Hälfte der Nahrungsmenge sollte aus unerhitzter Frischkost bestehen.

Grundsätze der Vollwert-Ernährung

- pflanzliche Nahrungsmittel bevorzugen (überwiegend lakto-vegetabile Ernährungsweise)
- vorwiegend wenig verarbeitete Lebensmittel konsumieren (Nahrungsmittel so natürlich wie möglich lassen)
- reichlicher Verzehr unerhitzter Frischkost (etwa die Hälfte der Nahrungsmenge)

- Zubereitung genussvoller Speisen aus frischen Nahrungsmitteln, schonend, mit wenig Fett
- Nahrungsmittel mit Zusatzstoffen vermeiden
- Vermeidung von Nahrungsmitteln aus bestimmten Technologien (wie Gentechnik, Nahrungsmittelbestrahlung)
- möglichst nur Erzeugnisse aus anerkannt ökologischer Landwirtschaft verwenden
- Erzeugnisse aus regionaler Herkunft und entsprechend der Jahreszeit bevorzugen
- unverpackte oder umweltschonend verpackte Nahrungsmittel vorziehen
- Vermeidung beziehungsweise Verminderung der allgemeinen Schadstoffemission und dadurch der Schadstoffaufnahme durch Verwendung umweltverträglicher Produkte und Technologien
- Bevorzugung landwirtschaftlicher Erzeugnisse, die unter sozial verträglichen Bedingungen erzeugt, verarbeitet und vermarktet wurden (unter anderem fairer Handel mit Entwicklungsländern)

Wertstufen für die Einteilung von Nahrungsmitteln

sehr empfehlenswert

nicht oder wenig bearbeitete, unerhitzte Nahrungsmittel.

Etwa die Hälfte der Nahrung sollte aus gekeimtem Getreide, Ölsamen, Ölfrüchten, Vollmilch, Mineralwasser, frischem Obst und Gemüse, frischen Kräutern und Gewürzen bestehen.

empfehlenswert

mässig bearbeitete, vor allem erhitzte Nahrungsmittel.

Etwa die Hälfte der Nahrung sollte aus folgenden Produkten bestehen: Vollkornprodukte, erhitztes beziehungs-weise tiefgekühltes Gemüse und Obst, Nüsse, Schalenkartoffeln (Geschwellte), erhitzte Hülsenfrüchte, blanchierte Keimlinge, kalt gepresste Öle, ungehärtete Pflanzenmargarine, pasteurisierte Vollmilch und Vollmilchprodukte, Fleisch, Fisch, Eier (1- bis 2-mal in der Woche), Kräuter- und Früchtetees, verdünnte Frucht- und Gemüsesäfte, gemahlene Gewürze, getrocknete Kräuter, Meersalz, als Süssungsmittel Honig, Birnendicksaft und Trockenobst.

weniger empfehlenswert

stark bearbeitete Nahrungsmittel (vor allem konservierte).

Nur selten essen: Weissmehlprodukte, Gemüse- und Obstkonserven, Kartoffelfertigmischungen, Sojamilch, Tofu, raffinierte, gehärtete Fette und Öle, UHT-Milch, UHT-Milchprodukte, verarbeitete Fleischwaren, Wurstwaren, Fischkonserven, Fruchtnektar, Kakao, Bier, Wein, Kochsalz, wärmebehandelter Honig, geschwefeltes Trockenobst, Sirup.

nicht empfehlenswert

stark bearbeitete Nahrungsmittel.

Möglichst nicht essen und trinken: Getreidestärke, Nahrungsfaserpräparate, Vitamin- und Mineralstoffpräparate, Tiefkühlfertiggerichte, Nahrungsmittel mit Aromastoffen und Geschmacksverstärkern, Nuss-Nougat-Creme, gehärtete Margarine, Kondensmilch, Schmelzkäse, Milchpulver, Limonaden, Fruchtsaftgetränke, Instant-Kakao, Spirituosen, Zucker, Süssigkeiten, Süssstoffe.

17.2 Vegetarische Kost – pflanzliche Kost

Weltweit ernährt sich etwa eine Milliarde Menschen vegetarisch, die meisten allerdings unfreiwillig aus wirtschaftlichen oder klimatischen Gründen.

Argumente von Vegetariern

ethische und religiöse Gründe

«Wer tötet, gleich ob Mensch oder Tier, bricht ein Urgebot.»

Der griechische Philosoph Pythagoras (6. Jahrhundert vor Christus) sagte: «Solange der Mensch Tiere schlachtet, werden die Menschen auch einander töten. Wer Mord und Schmerzen sät, kann nicht erwarten, Liebe und Freude zu ernten.»

ökologische und politische Gründe

«Die Fleischproduktion ist ein Luxus, den wir uns nicht mehr leisten sollten. Während viele Menschen auf der Welt hungern, leben wir im Überfluss. Weltweit sterben jedes Jahr Millionen von Kindern an Hunger.»

gesundheitliche Gründe

«Der Mensch hat sich ursprünglich aus Pflanzen ernährt. Zu hoher Fleischkonsum kann zur Ablagerung von schädlichen Stoffen im Körper führen; Krankheiten sind die Folgen.» Aus ärztlicher Sicht hat die vegetarische Kost ihre Berechtigung bei Rheuma, Arthrose oder zur Vorbeugung.

Krebspatienten haben meistens eine Abneigung gegen Fleisch.

Die Lebensweise von Vegetariern wird durch moralisch-ethische, ökonomische und auch religiöse Einstellungen geprägt. So lehnen Vegetarier meist auch den Genuss von Alkohol und Nikotin ab.

Formen des Vegetarismus

Unterscheidung

1. Vegetarische Kostform (Veganer)

Veganer ernähren sich nur von pflanzlicher Kost.

Veganer verzehren keine tierischen Nahrungsmittel, auch jene nicht, die von Tieren stammen, wie Milch, Milchprodukte, Eier und Honig.

Da Veganer nur pflanzliche Nahrungsmittel essen, müssen sie ihre Kost sehr sorgfältig zusammenstellen. Bei dieser Kostform kann es durch einseitige oder falsche Nahrungsmittelauswahl zu einer Protein-, Vitamin- und Mineralstoff-Unterversorgung kommen.
Vitamin B$_{12}$ muss zusätzlich ergänzt werden, da dieses Vitamin vor allem in tierischen Nahrungsmitteln enthalten ist. Ein Problem der vegetarischen Ernährung ist auch der Eisenmangel.

Bei der Zusammenstellung der Mahlzeiten ist besonders auf Vollkornprodukte, Hülsenfrüchte, Nüsse, Kartoffeln, Trockenobst und Hefeflocken zu achten.

Der Rohkostanteil muss gering gehalten werden. Gegarte Nahrungsmittel werden vom Körper besser verwertet.

Für ältere Menschen, Säuglinge, Kleinkinder, Schwangere und Stillende ist diese Ernährungsform nicht zu empfehlen.

2. Lacto-vegetabile Kostform

Erlaubt sind pflanzliche Produkte wie bei den Veganern, zusätzlich Milch (lacto), Milchprodukte und Honig.

Anhänger dieser Ernährungsform verzehren kein Schlachtfleisch, keine Fische, Krusten- oder Weichtiere, kein Wild und Geflügel, auch keine Schlachtfleischprodukte.
Ebenso meiden sie Eier oder daraus hergestellte Produkte.

Diese Kostform hat wenig Anhänger.

3. Ovo-lacto-vegetabile Kostform

Bei dieser Kostform wird die lacto-vegetabile Nahrungsmittelpalette mit Eiern ergänzt.

ovo   = Ei
lacto   = Milch
vegetabil = pflanzlich

Erlaubt sind also pflanzliche Nahrung, Milch, Milchprodukte, Eier und Honig.

Diese Kostform ist die am meisten verbreitete unter den Vegetariern.

Diese Kostarten enthalten ausreichend Energie, Proteine, Kohlenhydrate, Nahrungsfasern, Vitamine und Mineralstoffe.

Das bedeutet, dass in der lacto-vegetabilen und in der ovo-lacto-vegetabilen Kost alle essenziellen Nährstoffe in ausreichender Menge vorhanden sind.

Vegetarier sind meist gesünder als Nichtvegetarier, sie haben häufig
– ein geringeres Körpergewicht,
– einen niedrigeren Blutdruck,
– einen niedrigeren Blutfettspiegel.

Herz- und Kreislauferkrankungen treten bei dieser Personengruppe auf Grund der Ernährung und der sonstigen gesunden Lebensführung seltener auf.

Der Zubereitung muss besondere Beachtung geschenkt werden.
Mit frischen Kräutern würzen, mässig salzen.
Zucker nur sparsam verwenden.
Abwechslung in Farbe, Form und Zubereitung ist bei diesen Kostformen besonders wichtig.

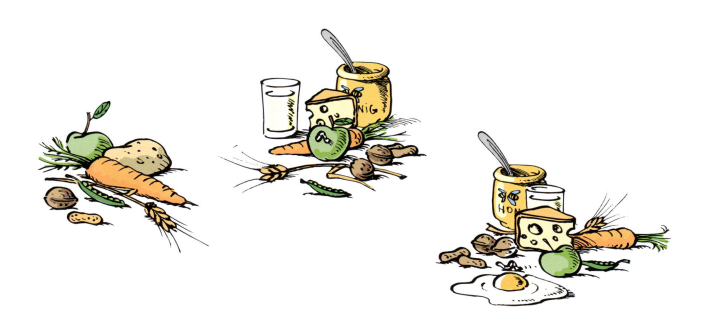

Für viele Menschen ist die Mittelmeerküche längst zum Inbegriff von Genuss und Lebensfreude geworden. Die Ernährungsweise in den Mittelmeerländern entspricht mit ihrem hohen Anteil an verschiedenen Gemüsesorten, Getreide-Erzeugnissen, pflanzlichen Ölen (Olivenöl, Rapsöl) und dem geringen Anteil an tierischen Fetten und Fleisch weitgehend den Vorstellungen einer präventiven (Krankheiten vorbeugenden) Kost. Bereits in den 50er-Jahren wurde festgestellt, dass die Bewohner der Mittelmeerländer im Vergleich zu Nordeuropa und den USA auffällig weniger an Herzkrankheiten leiden.

Die wichtigsten Eckpfeiler der mediterranen Ernährung

Weniger Fleisch, dafür mehr Fisch
Die Mittelmeervölker essen deutlich weniger rotes Fleisch als wir – dafür mehr Fisch. Fisch enthält – je nach Sorte – die besonders wertvollen Omega-3-Fettsäuren.

Viele Kohlenhydrate
Teigwaren, Brot und Getreideprodukte aus vollem Korn sind ausgezeichnete Energielieferanten und wirken dank dem hohen Gehalt an Nahrungsfasern verdauungsfördernd. In Italien ist der «Pasta-Gang» ein fester Bestandteil jeder Mahlzeit.

Weniger Fett
Als empfehlenswert gilt das kaltgepresste Olivenöl. Dieses Öl enthält antioxidative Wirkstoffe. Wer Olivenöl nicht mag, sollte es durch das gesundheitlich wertvolle Rapsöl ersetzen.

Viel Zeit
Die wichtigsten «Zutaten» einer Mahlzeit lassen sich nicht kochen – in den Mittelmeerländern aber umso anschaulicher erleben: Zeit und Lebensfreude. Das Essen geniessen, gute Gespräche führen – dies alles gehört zur Lebenskultur.

Ab und zu ein Glas Rotwein
Rotwein enthält sekundäre Pflanzenstoffe, welche vorbeugend wirken gegen Arterienverkalkung (Arteriosklerose).

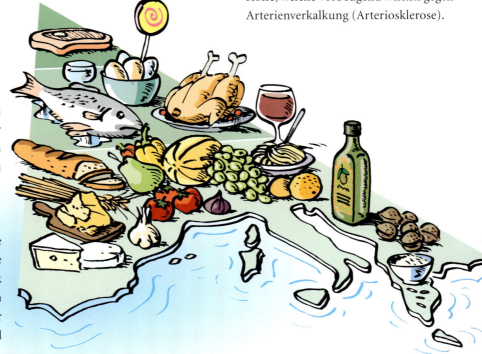

Viel frisches Gemüse und Obst
Insbesonders Tomaten, Gurken, Oliven, Knoblauch und Zwiebeln. Auch das tägliche Obst hat besonders günstige Gesundheitseffekte. Gemüse und Obst enthalten reichlich Nahrungsfasern und sekundäre Pflanzenstoffe.

Ernährung von Sportlern

Eine generelle Sportlerernährung gibt es nicht. Es kommt darauf an, ob sich der Sportler in einer Trainings- oder Wettkampfphase befindet und welche Sportart er mit welchem sportlichem Ziel ausübt. Grundsätzlich ist bei aktiven Sportlern der Energiebedarf erhöht. Die Nahrungs-/Energieaufnahme kann jedoch auf Grund der Aufnahmeleistung des Magen-Darm-Traktes nur begrenzt gesteigert werden. So muss das Körpergewicht zwischen Training und Wettkampf normalisiert werden.

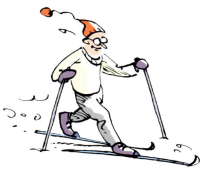

Skilanglauf, eben, 14 km/h
97 kJ pro kg Körpergewicht pro Stunde

Die Tagesenergiemenge sollte auf fünf bis sechs Mahlzeiten verteilt werden. Die Leistungsbereitschaft ist dann gleichmässiger, und die Verdauungsorgane werden weniger belastet.

Die letzte grosse Mahlzeit sollte drei bis vier Stunden vor Training oder Wettkampf eingenommen werden.

Sportler sollten sich generell kohlenhydratreich ernähren. Nur wenn die begrenzten Glykogenspeicher gefüllt sind, kann über einen längeren Zeitraum hinweg Leistung erbracht werden. Der Kohlenhydratbedarf sollte

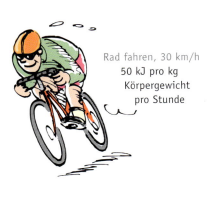

Rad fahren, 30 km/h
50 kJ pro kg Körpergewicht pro Stunde

durch Vielfachzucker (Stärke) gedeckt werden. Vor einer sportlichen Leistung eignen sich leicht verdauliche Speisen aus Getreide (Reis, Teigwaren), Kartoffeln. Nicht geeignet ist Traubenzucker, dieser gelangt schnell ins Blut und bewirkt eine verstärkte Insulinausschüttung, der Blutzuckerspiegel kann zu

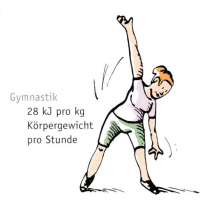

Gymnastik
28 kJ pro kg Körpergewicht pro Stunde

stark absinken. Traubenzucker entzieht dem Gewebe ausserdem Flüssigkeit. Eine fettreiche Ernährung kurz vor Erbringen einer verlangten Leistung beeinträchtigt die Leistungsfähigkeit eines Sportlers, da für den Fettabbau mehr Sauerstoff benötigt wird. Andererseits muss die Nahrung etwa 30% Fett enthalten, damit der erhöhte Energiebedarf gedeckt werden kann.

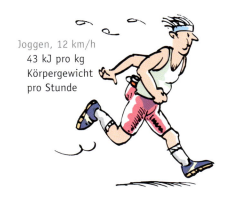

Joggen, 12 km/h
43 kJ pro kg Körpergewicht pro Stunde

Der Proteinbedarf ist nur geringfügig erhöht – vor allen bei Schnellkraft- und Kraftsportlern. Mit zunehmender Muskelarbeit steigt der Proteinumsatz. Er ist bei Athleten wie Gewichthebern oder Ringern mit etwa 2 g Protein pro Kilogramm Körpergewicht am höchsten. Eine übertriebene Proteinauf-

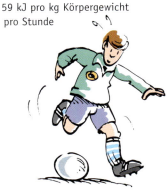

Ball spielen
59 kJ pro kg Körpergewicht pro Stunde

nahme sollte man vermeiden, da Fleisch und Fleischwaren gleichzeitig reichlich Fett enthalten.

Gesundheitssportler sollten sich allerdings nicht mit Leistungssportlern vergleichen. Schon der Durchschnittsbürger nimmt zu viele Proteine (zirka 1,6 g pro kg Körpergewicht) zu sich.

Wasser und Mineralstoffe spielen in der Sportlerernährung eine bedeutende Rolle.

Beim Schwitzen treten hohe Flüssigkeits- und Mineralstoffverluste auf. So werden mit dem Schweiss vor allem Natrium und Kalium ausgeschieden. Dieser Flüssigkeits- und Mineralstoffverlust muss ausgeglichen werden, da es sonst zu Wadenkrämpfen kommen

Stehen, schlaff
4 kJ pro kg Körpergewicht pro Stunde

kann. Leitungswasser oder Tee sind zur Flüssigkeitsbedarfsdeckung ungeeignet, da sie zu wenig Mineralstoffe enthalten.

Während Wettkampf und Training sollte man zirka alle 15 Minuten 1dl bis 2 dl Flüssigkeit zu sich nehmen. Diese Flüssigkeit muss ausgewogene Mineralstoffe und Kohlenhydrate enthalten.

Ob der Vitaminbedarf bei Sportlern erhöht ist, ist nicht eindeutig geklärt. Gesichert ist, dass Vitaminmangel die Leistungsfähigkeit negativ beeinflusst. Vitaminzulagen über den Bedarf hinaus haben keinen messbar leistungssteigernden Effekt.

Kraulschwimmen, 50 m/Minute
59 kJ pro kg Körpergewicht pro Stunde

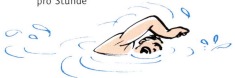

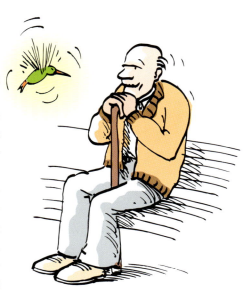

Im Laufe des Lebens verändert sich der Körper. Im Alter lassen bestimmte Funktionen nach, und das Geschmacksempfinden ändert sich. So wird Salz weniger stark, Saures jedoch intensiver wahrgenommen. Auch das Durstgefühl nimmt ab. Viele Senioren können nicht mehr richtig kauen, da Zähne fehlen beziehungsweise der Zahnersatz Probleme bereitet.

Der gesamte Verdauungstrakt ist häufig beeinträchtigt, und die Nährstoffe werden nicht mehr so gut aufgenommen. Etwa 70 % der älteren Leute haben sackförmige Ausstülpungen der Dickdarmschleimhaut (Divertikel), die sich leicht entzünden (Divertikulitis). Stoffwechsel und Hormonbildung ändern sich mit fortschreitendem Lebensalter. Ausserdem verschlechtert sich die Immunabwehr (Senioren sind anfälliger für alle Infektionen, weshalb der Verarbeitung von Nahrungsmitteln besondere Beachtung geschenkt werden muss).

Folgende ernährungsbedingte Erkrankungen treten bevorzugt im Alter auf:
- Osteoporose
- Diabetes Typ 2
- Herz- und Kreislauferkrankungen
- Bluthochdruck
- Verstopfung
- Divertikulitis
- Gicht
- Übergewicht
- Untergewicht

> Im Alter lässt der Bedarf an Energie nach, während der Bedarf an Proteinen, Vitaminen und Mineralstoffen gleich bleibt.

Altersgerechte Ernährung

Diese gesundheitlichen Veränderungen lassen sich durch eine bedarfsgerechte Ernährung verlangsamen oder gar vermeiden.

Dabei ist Folgendes zu beachten: Grundlage einer Seniorenkost ist eine vollwertige Ernährung. Allerdings verringert sich der Energiebedarf, da das Leben ruhiger verläuft, Grund- und Leistungsumsatz nehmen ab. Überernährung sollte in jedem Alter vermieden werden.

Beispiel :
Ein 20-jähriger Mann verbraucht etwa 15 000 kJ pro Arbeitstag.
Ein 65-jähriger Mann verbraucht etwa 8000 kJ pro Rentnertag.

Proteine, Vitamine und Mineralstoffe müssen jedoch in gleicher Höhe zugeführt werden. Deshalb sollten die Nahrungsmittel sehr bewusst ausgewählt werden.

Empfehlenswert:
- Vollkornprodukte (das ganze Korn fein zermahlen)
- Gemüse (schwer verdauliche Sorten meiden)
- Hülsenfrüchte, insbesondere Erbsen, Linsen und grüne Bohnen in kleineren Mengen
- Obst
- fettarme, mild gesäuerte Milchprodukte
- Fischgerichte (ohne Gräte)

Weniger empfehlenswert:
- Fette, insbesondere tierische Fette
- Würste aller Art, fettes Fleisch
- Weissmehlerzeugnisse
- Süssigkeiten
- Salz
- Alkohol

Ernährungssituation

Die hoch betagten geriatrischen Patienten leiden häufiger an einer Unter- oder Mangelernährung als gesunde oder jüngere Senioren. Laut Statistik war fast ein Viertel der Patienten über 75 Jahre bei der Aufnahme in ein Krankenhaus unterernährt. 20 % der Patienten zeigten verringerte Konzentration an Proteinen wie Albumin im Blutserum. Die Vitaminwerte im Blut (vor allem von Vitamin A und C) lagen bei den meisten unter der gewünschten Konzentration.

Der schlechte Ernährungszustand hat folgende Auswirkungen:
- Die Patienten sind geschwächt und stürzen häufiger
- Die Abwehrreaktion gegen Krankheitserreger nimmt mit zunehmendem Alter ab und wird durch eine Unterversorgung an Nährstoffen zusätzlich verschlechtert
- Die Wundheilung ist verzögert, so dass sich die Patienten leichter wund liegen (Dekubitus)

Insgesamt wirkt sich die Mangelernährung negativ auf die Lebenserwartung aus.

Funktionelle Nahrungsmittel – Functional Food

«An apple a day keeps the doctor away.» Heute, wo alles komplizierter ist, reicht ein simples Nahrungsmittel – wie ein Apfel – nicht mehr aus, um die Gesundheit zu erhalten und den Doktor fernzuhalten.

Die Ernährungswissenschaft hat schon seit längerer Zeit erkannt, dass Nahrungsmittel den menschlichen Organismus in positivem oder auch negativem Sinn beeinflussen können. In neuerer Zeit beschäftigen sich die Ernährungswissenschaftler mit einer Kategorie von Lebensmitteln, welche heute allgemein als «Functional Food» bezeichnet wird. Dahinter verstecken sich Lebensmittel, die in ganz besonderer Weise durch Nährstoffergänzungen aufgewertet wurden.

Functional Food soll dem Entstehen ernährungsabhängiger Krankheiten vorbeugen.

«Health Food», «Brain Food», «Functional Food» lauten die Bezeichnungen für gesunde Ernährung.

Zumindest will die Nahrungsmittelindustrie uns dies weismachen.

Functional Food ist zur Zeit beliebt, aber keineswegs eine neuzeitliche Erscheinung. Schon seit vielen Jahren gibt man in der Schweiz dem Kochsalz kleine Mengen Jod oder Fluor bei, um Kropfbildung respektive Karies zu verhindern.

Nahrungsmittel oder Medikament?

Um Täuschungen zu verhindern, verbietet die Schweizerische Lebensmittelverordnung «Hinweise irgendwelcher Art, die einem Lebensmittel Eigenschaften der Vorbeugung oder Heilung einer menschlichen Krankheit zuschreiben».

Functional-Food-Produkte sind keine Medikamente, die zugeführten Substanzen können aber gesundheitliche Vorteile bewirken, Prävention eingeschlossen.

Beim Functional Food gerät das ursprüngliche Lebensmittel in den Hintergrund, im Vordergrund stehen dagegen die Wirkungen, die durch die Nährstoffergänzungen ausgelöst werden.

Die Werbung setzt alles daran, das Image der Produkte kräftig aufzupolieren. So wird aus einer schlichten Milch oder einem Joghurt ein echter «Energy Drink». Ein Joghurt wurde gleich nach seinen enthaltenen Mikroorganismen benannt: LC1

Drei Geisseln der Menschheit möchte die Lebensmittelindustrie mit Functional Food den Kampf ansagen:

- Herz-Kreislauf-Krankheiten
  Hier werden die funktionellen Nahrungsmittel mit den Vitamine A, C und E und sekundären Pflanzenstoffen angereichert. Eine vorbeugende Wirkung wird zudem den unverdaulichen Nahrungsfasern zugeschrieben.

- Osteoporose
  Um die Aufnahme in die Knochen zu verbessern, werden in funktionellen Nahrungsmitteln verschiedene Stoffe miteinander kombiniert. Neben Calcium braucht es auch Vitamin D, um die Aufnahme des Mineralstoffes zu erhöhen.

- Krebs
  Damit ein präventiver Effekt möglich ist, muss der tägliche Verzehr von sekundären Pflanzenstoffen und unverdaulichen Nahrungsfasern massiv erhöht werden. Weil das mit Rohkost und reiner Weizen- oder Haferkleie auf Dauer nicht schmackhaft ist, bietet die Nahrungsmittelindustrie Produkte an, die neben antioxidativ wirksamen Vitaminen Nahrungsfasern enthalten.

Neue «Functional Food»

Das grosse Interesse der Forschung an der Wirkungsweise von Nahrungsmitteln mit und ohne Ergänzungen lässt vermuten, dass in naher Zukunft eine Vielfalt von funktionellen Nahrungsmitteln entwickelt wird.

Functional-Food-Produkte mit ernährungsphysiologischen Zusätzen sind auch risikobehaftet. Diese Nahrungsmittel laufen einer ausgewogenen Ernährung entgegen, denn langfristig erkennen die Menschen nicht mehr, was der Körper braucht. Es kann zu einer Überdosierung von Vitaminen und Mineralstoffen kommen, wenn zu viele funktionelle Nahrungsmittel aufgenommen werden.

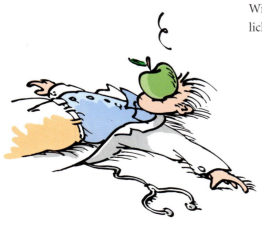

Anthroposophische Ernährungsweise

Die Anthroposophie entwickelte sich aus den Lehren Rudolf Steiners (1861–1925, Philosoph, Deutschland). Die Vertreter der anthroposophischen Ernährungslehre gehen davon aus, dass die «konventionelle» Ernährungswissenschaft ausschliesslich den stofflich-physischen Bereich untersucht. Die anthroposophische Betrachtungsweise hingegen bezieht auch seelische und geistige Einwirkungen der Nahrungsmittel auf den Organismus mit ein.

Zusammenfassung und ernährungsphysiologische Bewertung

Grundsätze und Ziele
Bewusstseinsentwicklung, Gesunderhaltung und Heilung
bewusstes Leben mit der Natur

Nahrungsmittelauswahl
vorwiegend lakto-vegetabil mit hohem Anteil an Vollgetreide
Nahrungsmittel aus biologisch-dynamischer Landwirtschaft
regionale, saisonale und «lebendige» Nahrungsmittel
Meiden: Nachtschattengewächse, Fertigprodukte, bestrahlte und begaste Nahrungsmittel,
stark verarbeitete Nahrungsmittel,
mit Mikrowellen zubereitete Nahrungsmittel

Besonderheiten
Berücksichtigung von Rhythmen (Jahreszeiten, Wochen- und Monatsrhythmen sowie Tag- und Nachtrhythmus) und Temperamenten (Choleriker, Sanguiniker, Phlegmatiker, Melancholiker)
«Kosmische» Einflüsse auf Mensch, Tier und Pflanze werden einbezogen.

Ernährungsphysiologische Bewertung
Beurteilung der Nahrungsmittel nach ihrem «geistigen» Gehalt ist fragwürdig.
Es gelten die Vorteile wie bei anderen vegetarisch orientierten Kostformen,
als Dauerkost geeignet.

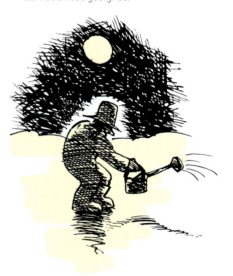

Chinesische Ernährungslehre

In der chinesischen Philosophie basiert Leben auf den beiden Komponenten «Energie» und «Substanz». Ist eine Komponente unzureichend oder übermässig ausgebildet, entsteht Krankheit. Während in der westlichen Diät-Lehre bei einem Mangel jeglicher Art die fehlenden Substanzen von aussen zugeführt werden, geht die chinesische Denkweise davon aus, dass lediglich Energie zugeführt werden muss, um dadurch den Körper in die Lage zu versetzen, die notwendigen Substanzen selbst zu erzeugen. Die chinesische Medizin teilt demgemäss alle Nahrungsmittel hinsichtlich ihrer thermischen Wirkung ein in: heiss, warm, neutral, erfrischend, kalt.

Zusammenfassung und ernährungsphysiologische Bewertung

Grundsätze und Ziele
vorbeugende Gesundheits- und Heilkunde
Ausgewogenheit von Energie (Yang) und Substanz (Yin)

Nahrungsmittelauswahl
vorwiegend lakto-vegetabil, regionale und saisonale Nahrungsmittel
Meiden: Nahrungsmittel ohne «Lebendigkeit»

Besonderheiten
Einteilung der Nahrungsmittel nach der thermischen Wirkung (heiss, warm, neutral, erfrischend, kalt) und nach den fünf Elementen (Holz, Feuer, Erde, Metall, Wasser).

Ernährungsphysiologische Bewertung
ausreichende Nährstoffzufuhr, geringer Rohkostanteil
als Dauerkost geeignet, Empfehlungen für Kinder problematisch

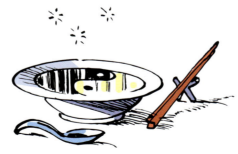

Haysche Trennkost

Die Haysche Trennkost geht auf Howard Hay (1866 – 1940, Arzt, USA) zurück. Nach seiner Theorie können Kohlenhydrate und Proteine im menschlichen Verdauungstrakt nicht zur gleichen Zeit optimal aufgespalten und resorbiert werden. Zu den Grundpfeilern der Hayschen Trennkost zählen die Verwendung naturbelassener, möglichst wenig verarbeiteter Nahrungsmittel ohne Zusatzstoffe, der getrennte Verzehr von vorwiegend protein- beziehungsweise kohlenhydrathaltigen Lebensmitteln, jeweils kombiniert mit neutralen Nahrungsmitteln wie Gemüse, Salate und Obst.

Zusammenfassung und ernährungsphysiologische Bewertung

Grundsätze und Ziele
optimale Bedingungen für die Verdauungsenzyme schaffen
Übersäuerung des Organismus verhindern
Lebensqualität erhöhen

Nahrungsmittelauswahl
vorwiegend lakto-vegetabil
reichlich basenbildendes Obst und Gemüse
möglichst aus ökologischem Anbau, regional und saisonal
Meiden von raffinierten, denaturierten Nahrungsmitteln, bestrahlten Lebensmitteln, Zusatzstoffen

Besonderheiten
reich an Basenbildnern für das Säuren-Basen-Gleichgewicht
weitgehende Trennung von überwiegend protein- und kohlenhydratreichen Nahrungsmitteln
Ernährung als Prävention und Therapie

Ernährungsphysiologische Bewertung
Trennung von Proteinen und Kohlenhydraten schwierig und wissenschaftlich nicht begründbar
Ausreichende Nährstoffzufuhr, wenn die Nahrungsmittelauswahl breit angelegt ist

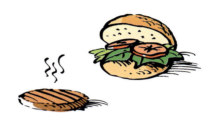

Makrobiotik

Die Makrobiotik (griechisch: makros = gross, lang; bios = Leben) gründet auf dem Zen-Buddhismus. Zentrum dieser Philosophie ist die Lehre von Yin und Yang. Ein wichtiger Teil einer nach Harmonie und Ausgleich strebenden ganzheitlichen Lebensgestaltung ist in der Makrobiotik die gesunde, vollwertige, lebenskraftspendende und die Selbstheilungskräfte des Körpers anregende Ernährung. Die Makrobiotik beinhaltet ein besonderes Verständnis des Yin-Yang-Prinzips, das nach der energetischen Wirkung der verschiedenen Nahrungsmittel auf Körper und Geist entwickelt wurde.

Zusammenfassung und ernährungsphysiologische Bewertung

Grundsätze und Ziele
Ausgewogenheit von Yin und Yang, Einklang mit dem Kosmos
Bewusstseinsentwicklung, Gesundheit als Grundlage für Glück und Wohlbefinden

Nahrungsmittelauswahl
vorwiegend vegetabil mit einem hohen Anteil an Vollgetreide
Minimum an Flüssigkeit
Meiden: Milch, Milchprodukte, Rohkost, Früchte, Fleisch, Zucker, Kaffee, Tee, Tiefkühlkost

Besonderheiten
Nahrung möglichst aus der gleichen Klimazone
saisonale, ökologisch erzeugte Nahrungsmittel

Ernährungsphysiologische Bewertung
für Kinder problematische Ernährungsform, geringe Flüssigkeitszufuhr kann Schäden verursachen
moderne Form der Makrobiotik als Dauerkost für Erwachsene bei ausreichenden Kenntnissen möglich

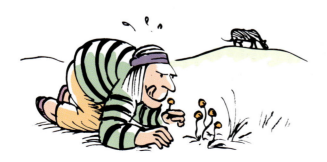

Rohkost-Ernährung

Als Vordenker der Rohkost-Ernährung gelten Maximilian Otto Bircher-Benner (1867–1939) sowie Are Waerland (1876–1955). Die Rohkost-Ernährung existiert in verschiedenen Ausprägungen. Dabei wird der Begriff Rohkost sehr unterschiedlich verwendet. Er bezeichnet zum Beispiel unerhitzte Nahrungsmittel, aber auch eine Nahrung, die völlig unverarbeitet, unbehandelt und unzerkleinert ist. Die Spannbreite des Anteils an rohen Nahrungsmitteln reicht von 70 bis zu 100 %.

Zusammenfassung und ernährungsphysiologische Bewertung

Grundsätze und Ziele
Gesundheit und längeres Leben
Vorbeugung und Heilung von Krankheiten

Nahrungsmittelauswahl
je nach Auslegung weitgehend oder ausschliesslich unerhitzte pflanzliche, teilweise auch tierische Nahrungsmittel

Besonderheiten
keine einheitliche Ernährungsform
viele Richtungen mit unterschiedlichen Begründungen und Ausgestaltungen

Ernährungsphysiologische Bewertung
auf Grund der vielfältigen Formen keine einheitliche Bewertung möglich
viele Thesen der Begründer nicht nachvollziehbar
bei veganer Rohkost kritische Nährstoffversorgung wahrscheinlich, nicht als Dauerkost geeignet

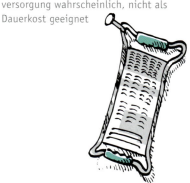

Schnitzer-Kost

Die Schnitzer-Kost wurde 1963 von Johann Georg Schnitzer (Zahnarzt, Deutschland) entwickelt. Ziele dieser Ernährungsweise sind gesteigerte Leistungsfähigkeit, Vitalität, Schönheit, Lebensfreude, innere Ausgeglichenheit sowie Glücklichsein als Ausdruck von «wirklicher» Gesundheit. Fleisch, Milch und Milchprodukte werden für die menschliche Ernährung als ungeeignet betrachtet. Es wird zwischen Schnitzer-Intensivkost und Schnitzer-Normalkost unterschieden.

Zusammenfassung und ernährungsphysiologische Bewertung

Grundsätze und Ziele
Vorbeugung gegen Krankheiten, Gesunderhaltung
Stärkung der körpereigenen Abwehrkräfte

Nahrungsmittelauswahl
vegetabile Rohkost, Keimlinge, frisch gemahlener, eingeweichter Getreideschrot
«lebendige», natürliche Nahrungsmittel aus möglichst ökologischer Erzeugung
Meiden: raffinierten Zucker, Auszugsmehle, erhitztes Gemüse und Obst, raffinierte Fettstoffe, Kaffee, Alkohol

Besonderheiten
Ernährung als Prävention und Therapie
in jeder Mahlzeit ausgewogene Proteinkombinationen

Ernährungsphysiologische Bewertung
als Dauerkost nicht empfehlenswert (sehr energie- und proteinarm)
Unterversorgung mit Calcium, Eisen, Jod, Vitamin D und Vitamin B_{12} möglich

Waerland-Kost

Anfang des 20. Jahrhunderts entwickelte Are Waerland (1876–1955, Naturphilosoph, Schweden) ein einfaches Ernährungssystem. Aus persönlichen Erfahrungen folgerte Waerland, dass alle Krankheiten das Resultat nicht angemessener Lebensgewohnheiten, insbesondere einer falschen Ernährung seien. Alle Nahrungsmittel sollen möglichst so verzehrt werden, wie die Natur sie anbietet.

Zusammenfassung und ernährungsphysiologische Bewertung

Grundsätze und Ziele
menschliche Bewusstseinsentwicklung durch Harmonie mit den Kräften der Natur
Krankheitsvorbeugung, Beseitigung der Fäulnisbakterien im Dickdarm

Nahrungsmittelauswahl
lakto-vegetabil mit einem hohen Anteil an Rohkost, reichliche Flüssigkeitszufuhr
Meiden: Zucker, konservierte und / oder konzentrierte Nahrungsmittel, Kochsalz, Genussmittel

Besonderheiten
Kruska: Getreidebrei aus geschrotetem, eingeweichtem Weizen, Roggen, Gerste, Hafer und Hirse
Fünfkorn-Waerland-Brot

Ernährungsphysiologische Bewertung
ausreichende Nährstoffzufuhr
als Dauerkost geeignet

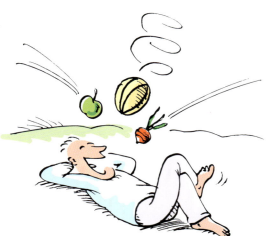

Vor hundert Jahren waren wegen mangelnder Hygiene, schlechter Lebensbedingungen und fehlender Medikamente Infektionskrankheiten wie Tuberkulose, Typhus, Kinderlähmung die häufigsten Krankheiten und Todesursachen. Heute sind die Lebenserwartungen wegen der medizinischen Erfolge und der verbesserten Hygiene gestiegen. Krankheiten können durch äussere und innere Faktoren entstehen. Liegen mehrere äussere Faktoren gleichzeitig vor, so wird das Krankheitsrisiko verstärkt, zum Beispiel durch überreichliche Ernährung und Rauchen.

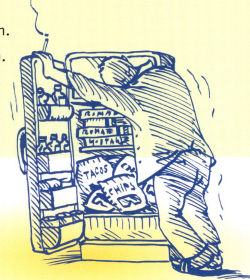

Gesundheitsgefahren

Umweltbedingte, äussere Risiken, die zu Krankheiten führen:

- falsche Ernährung wie zu viel Fett, zu wenig Nahrungsfasern
- mangelnde Bewegung wie sitzende Tätigkeiten, Fernsehen
- Reizüberflutung / Stress wie Lärm, mangelnde Erholung
- Giftstoffe wie Alkohol, Nikotin
- Schadstoffe
- Bakterien und Viren
- Lebensmittelvergiftungen

Innere Faktoren, die zu Krankheiten führen:

- Erbanlagen: genetische Defekte
- Disposition: Krankheitsbereitschaft, erhöhte Anfälligkeit

Die erbliche Veranlagung spielt bei Diabetes mellitus (Zuckerkrankheit), Gicht und anderen Stoffwechselerkrankungen eine erhebliche Rolle. Die Krankheitsbereitschaft ist auch von Alter und Geschlecht abhängig. Ausserdem können bestehende Krankheiten die Anfälligkeit für weitere Erkrankungen heraufsetzen.

Vorbeugen ist besser als Heilen

Vorbeugen – das Verhüten von Krankheiten – stellt hohe Anforderungen an jeden Menschen. Eventuell übernommene falsche Ernährungs- und Lebensgewohnheiten müssen geändert beziehungsweise von Anfang an vermieden werden. Suchtmittel, wie Nikotin und Schadstoffe, sind zu vermeiden. Gesunde Ernährung und ausreichende Erholung tragen zur Gesundheit bei. Gesund zu leben bedeutet nicht, auf vieles verzichten zu müssen.

> **Der Einzelne bestimmt also durch seine Ernährung und seine Lebensweise zu einem grossen Teil sein persönliches Gesundheitsrisiko.**

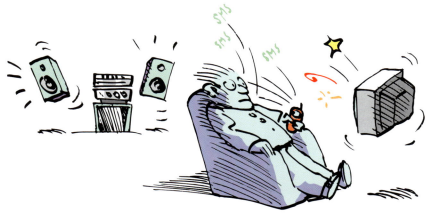

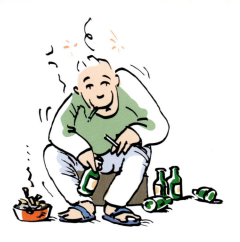

Diäten zur Behandlung von Krankheiten

Der Begriff Diätetik umfasste ursprünglich alle Elemente einer ausgewogenen Lebensweise, die ein langes, zufriedenes Leben garantieren.

Heute wird mit Diätetik eine Ernährungsweise bezeichnet, die entweder Krankheiten lindert oder Fehlfunktionen ausgleicht.

Die spezielle Kost für Senioren, Schwangere, Stillende und Säuglinge gehört mit zur Diätetik, da die Ernährung einem besonderen Bedarf angepasst wird.

Wichtige Prinzipien der Diätetik:

- Grundlage bildet eine bedarfsgerechte Ernährung
- Organe werden nicht unnötig geschont
- Nur Ernährungsumstellungen, die wissenschaftlich begründet sind, werden vorgenommen
- Bei mehreren Erkrankungen werden alle diätetisch berücksichtigt
- Eventuell sind Schwerpunkte im Tagesablauf festzulegen

- Der Arzt und / oder die Ernährungsberaterin bestimmen, wie der Patient sich verpflegen soll
- Der Patient muss die Diätvorschriften akzeptieren, er soll sie verstehen und nachvollziehen können
- Das Essen soll schmecken, denn Genuss ist ein wichtiger Teil im Heilungsprozess
- Dazu wird auf individuelle Vorlieben des Patienten geachtet

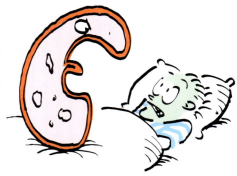

18.1 Leichte Vollkost – Schonkost

Eine leichte Vollkost, früher auch Schonkost genannt, soll einzelne Verdauungsorgane oder das gesamte Stoffwechselsystem entlasten.

Richtlinien der leichten Vollkost
Generell gilt:

Alles, was bekömmlich ist, ist erlaubt. Im Übrigen soll die leichte Vollkost eine vollwertige Ernährung sein, das heisst, alle notwendigen Nährstoffe müssen in ausreichenden Mengen vorhanden sein. In Bezug auf die Energiezufuhr und die Nährstoffaufnahme gelten die gleichen Grundsätze wie bei der Vollkost.

Bei akuten Krankheiten ist die Flüssigkeitsaufnahme noch wichtiger als das Essen. Getränke, zum Beispiel Schwarztee, Fenchel- oder Kamillentee, mit Salz und Traubenzucker, sind hier für den Energiestoffwechsel und den Blutkreislauf wichtig.

Die nachfolgenden Empfehlungen sollen dazu beitragen, die Verdauungsorgane beziehungsweise das gesamte Stoffwechselgeschehen zu entlasten.

Die Kost muss reizarm sein:

- Die Speisen sollten wenig gesalzen und mässig gewürzt sein. Scharfe Gewürze wie Paprika, Cayenne und Meerrettich meiden, statt dessen frische Kräuter verwenden. Auf die Verwendung von Senf verzichten
- Gebratene und geröstete Nahrungsmittel meiden. Geeignete Gartechniken sind Dünsten und Dämpfen, Garen in der Folie oder im Römertopf
- Fettreiche und zuckerreiche Nahrungsmittel und Speisen meiden
- Alkoholische und kohlensäurehaltige Getränke sowie Kaffee meiden

- Auf stark blähende Gemüse wie Rettich, Zwiebel, Kohlarten und Hülsenfrüchte verzichten. Peperoni, Gurken und Pflaumen werden häufig schlecht vertragen
- Die Speisen und Getränke sollten weder zu kalt noch zu heiss gegessen oder getrunken werden

Zur Entlastung des Stoffwechselgeschehens sollte ausserdem Folgendes beachtet werden:

- Täglich fünf bis sechs kleine Mahlzeiten einnehmen. Zu grosse Portionen werden häufig als Belastung empfunden
- Sich ausreichend Zeit nehmen und die Speisen gut kauen

Nahrungsmittelauswahl bei leichter Vollkost

Nahrungsmittel	Empfehlenswerte Nahrungsmittel	Nicht empfehlenswerte Nahrungsmittel
Brot	alle Brotsorten	noch warmes Brot
Backwaren	fettarme Sorten, Biskuits, Zwieback	fettreiche Sorten, Creme- und Vollrahm-torten, Blätterteig, frisches Hefegebäck
Kartoffeln, Reis, Teigwaren	fettarme Zubereitung	fettreiche Zubereitung Bratkartoffeln, Pommes frites und andere frittierte Kartoffeln
Gemüse und Salate	junge, zarte Gemüsesorten wie Karotten, Blumenkohl- und Brokkoliröschen, Kopf-salat, geschälte Tomaten, Gemüse ohne Bechamel-Sauce zubereiten oder als fein zerkleinerte Rohkost anbieten	schwer verdauliche, blähende Gemüsesorten wie rohe Gurken, Weiss- und Rotkohl, Pilze, Zwiebeln, Hülsenfrüchte
Obst	rohes, in der Struktur feines Obst: Bananen, weiche Pfirsiche, Himbeeren, Kompott, Obstsaft	unreifes, saures Obst, Steinobst, Rosinen, Datteln, Feigen, getrocknete Pflaumen, Nüsse, in Zuckersirup konservierte Früchte
Fleisch	mageres, zartes Fleisch gekocht oder grilliert	fettreiche und stark gewürzte Sorten, gebraten und geräuchert
Fleischwaren	magere Sorten, Geflügelwurst, roher oder gekochter Schinken ohne Fettrand	stark geräucherter und gewürzter Schinken, fettreiche Speisen
Fisch	Pochierte, gedämpfte oder grillierte Magerfische: Rotbarsch, Kabeljau, Heilbutt, Hecht, Scholle, Forelle	Fettfisch wie Aal, Makrele, Räucherfisch, Fisch in pikanter Marinade
Eier	weichgekochtes Ei, Eierstich	hart gekockte Eier, gebratene Eier, stark gezuckerte und fettreiche Eierspeisen
Milch und Milchprodukte	fettarme Sorten: Magermilch, Buttermilch, Joghurt, Kefir, Magerquark, milde und fettarme Käsesorten	stark gezuckerte Milchprodukte, Schlagrahm, fettreiche und stark gewürzte Käsesorten
Gewürze Würzmittel		Cayenne, Curry, Paprika, Senf, Essig, Pfeffer, Zwiebelpulver, Kochsalz
Kräuter	frische, tiefgefrorene oder getrocknete Kräuter	Die Verträglichkeit von Kräutern ist individuell verschieden
Getränke	Gemüse- und Obstsäfte, Kräutertee, fettarme Milch, Mineralwasser	alkohol- und coffeinhaltige Getränke

Ernährung und Diabetes mellitus – Zuckerkrankheit

Kennzeichen des Diabetes mellitus (honigsüsser Durchfluss) sind ein stets erhöhter Blutzuckerspiegel (Hyperglykämie) und die damit verbundene Glucoseausscheidung im Urin (Glukosurie), die ab einem Blutzuckerspiegel von 1,6 bis 1,8 g pro l Blut eintritt. Charakteristisch für diese Krankheit sind auch Spätschäden, besonders an den Gefässen. Verantwortlich für die verschiedenen Krankheitserscheinungen ist entweder ein vollkommener (absoluter) Insulinmangel oder eine unzureichende Insulinversorgung des Körpers.

Was ist Diabetes mellitus?
Der Diabetes mellitus – oder Zuckerkrankheit – ist eine Funktionsstörung der Bauchspeicheldrüse. Nicht-Diabetiker haben eine gesunde Bauchspeicheldrüse, die das Hormon Insulin zur rechten Zeit in genügender Menge produziert.

Insulin wird nach jeder Mahlzeit, die jeweils zu einem Blutzuckeranstieg führt, ins Blut abgegeben.

Es wird benötigt, um den Zucker vom Blut in die Zellen zu transportieren, die so mit Energie versorgt werden. Beim normalgewichtigen Diabetiker fehlt das Hormon Insulin entweder ganz oder teilweise, was einen hohen Blutzuckergehalt im Blut zur Folge hat. Eine medikamentöse Therapie ist notwendig. Beim übergewichtigen Diabetiker ist meistens genügend Insulin vorhanden. Es wirkt jedoch ungenügend. In dieser Situation kann eine gezielte Gewichtsreduktion die Wirkung des Insulins verbessern. Dadurch können die Blutzuckerwerte oft wieder so gesenkt werden, dass auf eine medikamentöse Therapie verzichtet werden kann.

Die Regulierung des Blutzuckerspiegels durch ein fein aufeinander abgestimmtes hormonelles Regelsystem ist Voraussetzung für Wohlbefinden und Leistungsfähigkeit. Im Wesentlichen sind daran die Hormone Insulin und Glukagon (beide aus der Bauchspeicheldrüse) beteiligt. Insulin senkt den nach einer Mahlzeit gestiegenen Blutzuckerspiegel, indem es Leber- und Muskelzellen aufnahmefähig für Traubenzucker macht. In diesen Zellen wird Traubenzucker als Glykogen gespeichert. Ausserdem fördert Insulin den Aufbau von Fetten und körpereigenen Proteinen.

Glukagon und das Stresshormon Adrenalin (aus den Nebennieren) verhindern einen unerwünschten Abfall des Blutzuckerspiegels. Steigt bei erhöhter Muskeltätigkeit der Verbrauch des Blutzuckers, veranlassen sie den Abbau des Glykogens in den Leberzellen und die Abgabe des entstehenden Traubenzuckers an das Blut. So pendelt sich der Blutzuckergehalt wieder auf den Normalwert von 0,7 bis 1,2 g Traubenzucker in 1 l Blut ein.

Sowohl absoluter Insulinmangel beim insulinabhängigen Diabetes (Typ-1-Diabetes) als auch relativer Insulinmangel beim insulinunabhängigen Diabetes (Typ-2-Diabetes) beeinflussen den gesamten Stoffwechsel. Diese Stoffwechselstörungen lassen sich durch ärztliche Laboruntersuchungen abklären. Werden sie nicht korrigiert, entstehen Krankheitssymptome wie Muskelschwund, Leistungsminderung und die gefürchteten Spätkomplikationen wie Gefässveränderungen im Bereich der Netzhaut (Sehstörungen), der Nieren und anderer kleiner Gefäss-

bereiche. Gefässschäden sind die häufigste Todesursache bei Diabetikern.

Da Diabetes nicht heilbar ist, geht es bei der Behandlung in erster Linie darum, die Entstehung der Spätschäden zu verhindern.

Wichtig für jede Therapie ist die Abstimmung zwischen der Insulinversorgung des Körpers und dem Kohlenhydratangebot durch die Nahrung je nach körperlicher Tätigkeit.

Beim Typ-1-Diabetes liegt ein absoluter Insulinmangel vor, der nur durch Insulininjektionen ausgeglichen werden kann. Zu dieser Krankheit kommt es, wenn das Immunsystem durch einen genetischen Fehler oder virusbedingt die körpereigenen insulinbildenden Zellen der Bauchspeicheldrüse zerstört (Autoimmunerkrankung).

Beim Typ-2-Diabetes handelt es sich um einen relativen Insulinmangel. Dieser ist auf eine verringerte beziehungsweise verzögerte Insulinfreisetzung zurückzuführen.

Sie ist die Folge einer lang andauernden Überernährung bei einer vorhandenen erblichen (genetischen) Veranlagung. Bei der Behandlung stehen eine Gewichtsabnahme, regelmässige Bewegung und eine ausgesuchte Kost im Vordergrund. Nahrungsfasern verbessern die Stoffwechsellage, Alkohol verschlechtert sie. Zusätzlich können Medikamente verabreicht werden.

Die neue Ernährung bei Diabetes

Eine gesunde Ernährung soll alle lebenswichtigen und gesundheitsfördernden Nahrungsbestandteile enthalten (siehe Nahrungsmittel-Pyramide). Die Basis der Pyramide, und damit die Grundlage der Ernährung, besteht aus relativ kohlenhydratreichen Nahrungsmitteln, diese sollen auf mehrere Mahlzeiten pro Tag verteilt werden. Diese Nahrungsmittel sollen zirka die Hälfte aller pro Tag konsumierten Energiemenge liefern. Sie geben dem Körper auch zusätzlich wertvolle Nährstoffe,

Vitamine, Mineralstoffe und Nahrungsfasern.

Oberhalb der Grundnahrungsmittel sind Obst und Gemüse abgebildet, diese enthalten ebenfalls Kohlenhydrate und zudem wertvolle Wirkstoffe.

Darüber befinden sich die an Proteinen reichen Nahrungsmittel, diese sind auf mindestens drei Mahlzeiten zu verteilen.

An der Spitze der Pyramide sind Nahrungsmittel aufgeführt, die nur in beschränkten Mengen konsumiert werden sollen, es sind dies Fette, Öle und stark gezuckerte Nahrungsmittel.

Wenn die Prinzipien der Nahrungsmittelpyramide befolgt werden, ergibt sich eine vielseitige, ausgewogene, relativ kohlenhydratreiche und fettarme Ernährung.

Eine zu hohe Zufuhr von Fetten begünstigt Übergewicht und verschlechtert damit den Zuckerstoffwechsel. Daher sind auch Diabetiker-Schokolade oder Diabetiker-Süssigkeiten ungünstig, weil sie fettreich sind oder Zuckerarten enthalten, die vom Magen-Darm-Trakt schlecht vertragen werden.

Ernährungsempfehlung für Diabetiker

Die beiden wichtigsten Diabetes-Typen (Typ 1 und Typ 2) haben verschiedene Schwerpunkte bei der Ernährungstherapie: Bei Insulinbehandlung ist die Verteilung der Kohlenhydrate auf die einzelnen Mahlzeiten besonders wichtig. Bei Typ-2-Diabetikern ist meist die Vermeidung von Übergewicht die wichtigste Zielsetzung.

Um den Zuckerkranken die Berechnung und Kontrolle der für sie angemessenen Kohlenhydratmengen zu ermöglichen, hat man für die Praxis ein «10-Gramm-Austauschwerte-System» eingeführt. Austauschwerte sind Portionengewichte, die jeweils 10 Gramm Kohlenhydrate, Proteine oder Fett liefern. Die Einteilung erfolgt in der Regel nach dem Nährstoff, der den Haupt-

Nahrungsmittel-Pyramide bei Diabetes mellitus

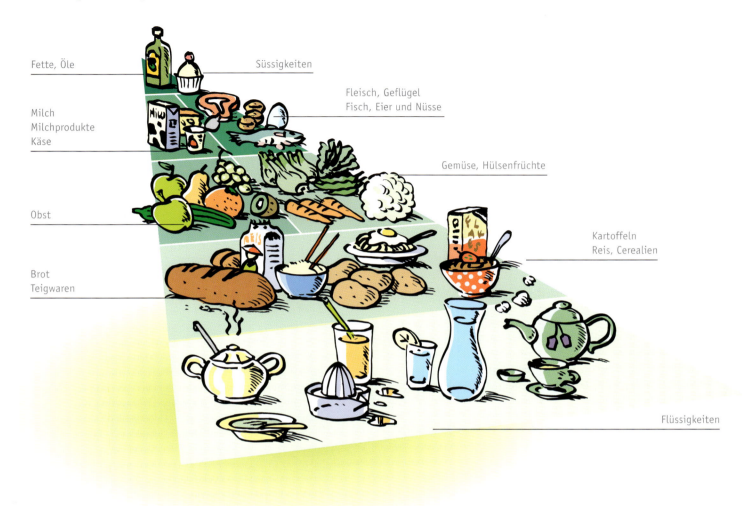

Fette, Öle

Süssigkeiten

Fleisch, Geflügel
Fisch, Eier und Nüsse

Milch
Milchprodukte
Käse

Gemüse, Hülsenfrüchte

Obst

Kartoffeln
Reis, Cerealien

Brot
Teigwaren

Flüssigkeiten

❭ **Die Basis der Ernährung bei Diabetes ist eine ausgewogene, gesunde Kost. Spezielle Nahrungsmittel für Diabetiker sind unnötig.**

anteil des Nahrungsmittels ausmacht. So findet man Brot, Obst, Gemüse und Milch bei den Kohlenhydratwerten, Fleisch bei den Eiweisswerten und Butter bei den Fettwerten.

Allgemeine Empfehlungen für Diabetiker

- Die Gesamtenergiezufuhr soll dem Bedarf entsprechen oder unter diesem liegen, um Übergewicht als Risikofaktor abzubauen
- Die Gesamtenergiezufuhr sollte auf fünf bis sechs kleine Mahlzeiten verteilt werden

- Der Gesamtenergiebedarf sollte – wie bei Gesunden – über folgende Nährstoffverteilung gedeckt werden:
10 bis 15% Proteine
55 bis 60% Kohlenhydrate
25 – 30% Fett (sollte vorwiegend aus ein- und mehrfach ungesättigten Fettsäuren bestehen)

- Bevorzugt sollten Kohlenhydrate mit einem hohen Anteil an Nahrungsfasern und einem tiefen glykämischen Index gegessen werden (weiteres unter 5.3 Nahrungsfasern / Ballaststoffe und 5.6 Kohlenhydrat-Stoffwechsel)
- Die Aufnahme von täglich bis zu 30 g Zucker ist gestattet, allerdings nicht zusätzlich, sondern anstelle von Brot oder Obst, darüber hinaus sollten künstliche Süssstoffe verwendet werden

Kohlenhydratwerte	1 Kohlenhydratwert liefert 10 g verdauliche Kohlenhydrate
Brotwert = BW	25 g Vollkornbrot, 50 g gekochte Teigwaren, 60 g Kartoffeln
Obstwert = OW	80 g Bananen mit Schale, 100 g Apfel, 170 g Orangen mit Schale
Gemüsewert = GW	mindestens 150 g Gemüse und eine Portion Salat pro Hauptmahlzeit
Milchwert = MW	2 dl Milch, 180 g Joghurt light
Eiweisswerte	1 Eiweisswert liefert 10 g Proteine
Eiweisswert = EW	50 g Fleisch oder 60 g Fisch (Rohgewicht), 40 g fettreduzierter Käse, 1½ Eier
Fettwerte	1 Fettwert liefert 10 g Fett
Fettwert = FW	10 g Butter, 10 g Öl, 20 g Nüsse

Gefahrensituationen für den Diabetiker

Diabetisches Koma

Zu hohe Blutzucker- und Harnzuckerwerte führen zu einer Übersäuerung des Körpers.

Anzeichen: Übelkeit, Erbrechen, Bauchschmerzen, Aceton in der Atemluft, tiefe Bewusstlosigkeit.

Hypoglykämischer Schock

Eine Unterzuckerung infolge zu geringer Kohlenhydratzufuhr beziehungsweise zu hoher Insulinzufuhr führt zu Herzklopfen, Zittern, Unruhe, Kopfschmerzen, Bewusstlosigkeit.

Potenzielle Diabetiker (erbliche Veranlagung)

Diabetes mellitus ist häufig eine erblich bedingte Stoffwechselerkrankung. Bei Kindern von diabetischen Eltern und bei stark übergewichtigen Neugeborenen muss befürchtet werden, dass die Krankheit früher oder später auftritt. Durch Vermeidung von Übergewicht kann der Ausbruch der Krankheit eventuell verzögert werden.

18.3 Ernährung und Zahngesundheit

Karies ist eine vermeidbare Erkrankung, die manchmal schon bei Säuglingen und Kleinkindern vorkommt. Diese Zahnerkrankung entsteht, wenn die Zähne häufig von Zucker umgeben sind und anschliessend nicht gereinigt werden. Mikroorganismen bauen diese Zucker zu Säuren ab, die dann wiederum die Zähne angreifen. Dieser Vorgang wird als Karies bezeichnet.

Nahrungsmittel, die Karies erzeugen:

Alle Nahrungsmittel mit Einfach- und Zweifachzuckern erzeugen Karies, egal ob diese natürlicherweise im Nahrungsmittel enthalten oder zugesetzt sind: Süssigkeiten, Kuchen, süsse Brotaufstriche, Honig, süsse Getränke, Fruchtsäfte.

Nahrungsmittel, die eher keine Karies erzeugen:

Als nicht kariogen gelten Nahrungsmittel mit Vielfachzuckern, Proteinen und Fett: Gemüse, Kartoffeln, Hülsenfrüchte, Käse, Nüsse.

Ist Kaugummi ohne Zucker gut für die Zähne?

Wird Kaugummi gekaut, so steigt die Speichelproduktion. Das ist günstig für die Zähne, weil Säure neutralisiert wird. Allerdings ersetzt der Kaugummi nicht die Zahnbürste.

Künstliche Süssstoffe (Cyclamat, Saccharin, Aspartam) sowie Zuckeraustauschstoffe (Xylit, Mannit) gelten als nicht kariogen.

Stark säurehaltige Früchte können bei übermässigem Genuss die Zähne ebenfalls schädigen. Hier greift die Säure direkt den Zahnschmelz an (Erosionen).

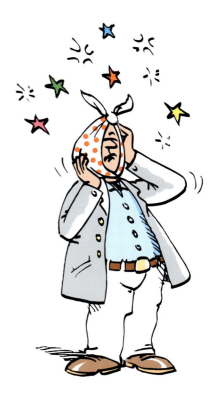

Ernährung und Fettstoffwechselstörungen

Bei Fettstoffwechselstörungen kommt es im Blut zum Anstieg von Lipoproteinen, die aus Fetten, Cholesterin, Phosphatiden und Proteinen bestehen. Diese Störungen können aus anderen Erkrankungen folgen (sekundäre Fettstoffwechselstörungen) oder als primäre Fettstoffwechselstörungen auftreten, bei denen keine andere Grundkrankheit vorliegt. Die Veranlagung dazu ist erblich. Erhöhte Cholesterin- und Fettwerte gelten als ein Risikofaktor für die Arteriosklerose und müssen daher vermieden werden. Allerdings sind die einzelnen Werte auf das Lebensalter und das Geschlecht der Personen zu beziehen. Zurzeit werden folgende vier Blutwerte unterschieden:

1. **Gesamt-Cholesterin**
   (LDL und HDL)
   Ein erhöhter Blutcholesterinspiegel ist eine Hauptursache für das Entstehen von Arteriosklerose und für das Auslösen eines Herzinfarktes.

2. **LDL** = Low Density Lipoprotein
   (Lipoproteine mit geringer Dichte)
   Sie transportieren Cholesterin von der Leber zu den Zellen. Sind zu viele dieser Lipoproteine im Blut, so wird das Cholesterin nicht in die Zelle aufgenommen und kann die Blutgefässe schädigen. Das LDL-Cholesterin begünstigt die Entstehung von Arteriosklerose (Arterienverkalkung).

3. **HDL** = High Density Lipoprotein
   (Lipoproteine mit hoher Dichte)
   Sie befördern das Cholesterin aus der Zelle zur Leber, wo es dann abgebaut und ausgeschieden wird. Sie schützen die Blutgefässe vor Ablagerungen. Man nimmt an, dass das HDL-Cholesterin der Entstehung von Arteriosklerose entgegenwirkt.

4. **Triglyceride**
   Sie werden auch als Neutralfette bezeichnet. Sie stammen aus dem Nahrungsfett oder werden in der Leber aus kurzkettigen Fettsäuren und Glycerin aufgebaut. Sie steigen an, wenn mehr Energie aufgenommen als in den Zellen verbrannt wird. Ein Überangebot an Triglyceriden gilt als schädigend für die Blutgefässe.

Folgende Werte werden angestrebt:
- Gesamtcholesterin:
  unter 2 g/l Blut (5,2 mmol/l)
- LDL:
  unter 1,35 g/l Blut (3,5 mmol/l)
- HDL:
  über 0,55 g/l Blut (1,5 mmol/l)
- Triglyceride:
  unter 2 g/l Blut (2,3 mmol/l)

Auswirkungen der Ernährung auf die Fettstoffwechselstörungen:
- Wird mehr gegessen, als der Körper verbrennt, ändern sich die Werte rasch. Eine Kost mit einerseits reichlich tierischem Fett, begleitet von Cholesterin, und andererseits wenig pflanzlichem Fett führt dazu, dass das Fettprofil (Fettaufbau, Fettzusammensetzung, Fettablagerung) von der üblichen Norm abweicht.
- Nahrungsfasern können Gallensäfte binden, dadurch wird dem Körper Cholesterin entzogen.
- Bei Fettstoffwechselstörungen kann mit Obst und Gemüse eine Verbesserung des Zustandes erreicht werden. Das Carotin (Provitamin A), die Vitamine E und C sowie die Pflanzenfarbstoffe, welche sich in Obst und Gemüse befinden, haben eine positive Wirkung.

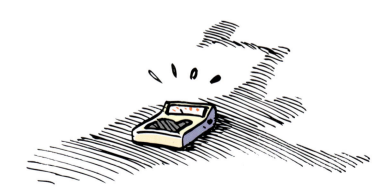

Kriterien einer Mischkost-Ernährung

Gesamtaufnahme von	Tagesbedarf
Fett	Höchstens 30% der Nahrungsenergie soll aus Fett bestehen Zu bevorzugen sind Fette mit mehrfach ungesättigten Fettsäuren. Aber auch Fette mit einfach ungesättigten Fettsäuren, zum Beispiel Ölsäuren im Olivenöl oder Rapsöl, wirken sich senkend auf den Gesamtcholesterinspiegel aus
Cholesterin	300 mg pro Tag sollten nicht überschritten werden
Kohlenhydraten	Kohlenhydrate sollten 50–60% der Gesamtenergieaufnahme ausmachen, stärkehaltige Nahrungsmittel bevorzugen
Nahrungsfasern	Die Kost sollte pro Tag zirka 35 g Nahrungsfasern enthalten

> Mit diesen Massnahmen kann nicht nur das bereits vorhandene Infarktrisiko gesenkt, sondern vor allem auch einer Risikoentstehung vorgebeugt werden.

Diätetische Empfehlungen zur Reduktion von Gesamtcholesterin, besonders der LDL, und Erhöhung der HDL:

- Gewichtsreduktion
- Fettkonsum unter 30% der täglichen Energiezufuhr
- gesättigte Fettsäuren (tierische Fette) reduzieren
- ungesättigte Fettsäuren (pflanzliche Öle und Fette) bevorzugen

- mehrfach ungesättigte Fettsäuren (Omega-3-Fettsäuren) in Hering, Lachs und Makrele bevorzugen, daher oft Fisch essen
- Nahrungsmittel mit wenig Cholesterin essen
- wegen der Nahrungsfasern und Antioxidantien reichlich Gemüse, Vollkorngetreide, Hülsenfrüchte und Obst (zum Beispiel Äpfel mit Schale) verzehren
- Kaffeegenuss einschränken

Diätetische Empfehlungen, um erhöhte Blutfettwerte zu senken:

- Gewichtsreduktion / körperliche Aktivität steigern
- keine isolierten Kohlenhydrate (Zucker) essen
- Alkohol meiden
- Fischgerichte essen

18.5 Ernährung und Übergewicht

Übergewicht entsteht grundsätzlich, wenn man mehr Nahrungsenergie aufnimmt als für die notwendigen Stoffwechselvorgänge sowie für die körperliche und geistige Arbeit erforderlich ist. Überernährung ist in den Industrienationen die häufigste Form von Fehlernährung. Übergewicht entwickelt sich meist langsam und stetig durch falsche Ernährungsgewohnheiten und falsche Lebensweise.

Isst man täglich beispielsweise nur vier Stück Würfelzucker oder einen Esslöffel Fett über den Energiebedarf hinaus, so bedeutet das eine Gewichtszunahme von:

10 g	pro Tag
100 g	in 10 Tagen
1000 g	in 100 Tagen
etwa 3,5 kg	in 1 Jahr

Bei den meisten Übergewichtigen ist falsches Essverhalten die Ursache für das Übergewicht.

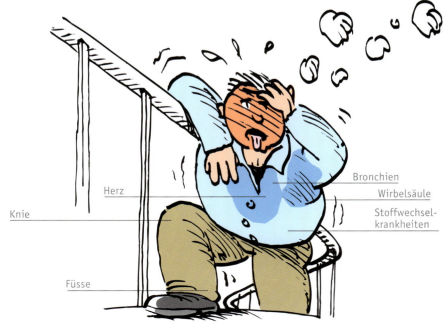
Herz · Knie · Füsse · Bronchien · Wirbelsäule · Stoffwechselkrankheiten

Übergewicht/Fettsucht führt zu gesundheitlichen Gefährdungen:

Nehmen wir an, wir müssten eine Einkaufstasche mit einem Gewicht von 20 kg in unsere Wohnung im 5. Stock schleppen. Wir wären froh, wenn wir sie dort endlich abstellen könnten. Übergewicht kann man nicht abstellen, man schleppt es oft jahrelang mit sich herum und schädigt oder gefährdet so den eigenen Körper.

- Knochen und Gelenke werden durch Übergewicht überbeansprucht. Es kann zu Veränderungen an Wirbelsäule, Knien und Füssen kommen. Die Arthrosehäufigkeit (Gelenkleiden durch Abnützung) ist erhöht
- Bronchien werden anfälliger für Erkrankungen. Die freie Atmung ist beeinträchtigt, es kann leichter eine Bronchitis entstehen

- Herz und Kreislauf werden überbelastet. Herz- und Gefäss-Erkrankungen können entstehen
- Bluthochdruck tritt häufiger auf. Durch Bluthochdruck werden Herz und Kreislauf belastet, damit steigen Arteriosklerose-Neigung und Herzinfarktrisiko
- Stoffwechselerkrankungen können durch Übergewicht ausgelöst werden. Als Folgeerscheinung kann es zu einer Störung des Fettstoffwechsels kommen. Bei einem erhöhten Blutfettspiegel werden die Fettsäuren vorrangig in der Muskulatur zur Energiegewinnung abgebaut. Die Kohlenhydrate werden nicht mehr

so schnell in die Gewebe aufgenommen, es liegt also ein erhöhter Blutzuckerspiegel vor, was zu einer erhöhten Insulinproduktion führt. Diabetes mellitus Typ 2 kann dadurch entstehen. Eine Überernährung ist meist auch mit einer verstärkten Proteinzufuhr und einem erhöhten Proteinstoffwechsel verbunden, dadurch kann Gicht entstehen
- Unfälle bei der Arbeit und auf der Strasse treten bei Übergewichtigen leichter auf, da die Beweglichkeit und die Reaktionsgeschwindigkeit beeinträchtigt sind
- Auch seelische Störungen sind häufig Folgen des Übergewichtes, zum Beispiel Komplexe (Minderwertigkeitsgefühle)

Ernährung und Reduktionsdiät 18.6

Reduktionsdiäten führen oft zur schnellen Gewichtsabnahme. Die «verlorenen Pfunde» werden meist schnell wieder kompensiert, wenn die Personen zu ihren alten Ernährungsgewohnheiten zurückkehren.

Übergewichtige merken meist gar nicht,
– was sie essen und
– wie viel sie essen.

Appetit und Sättigung

Je nach Energie- und Nährstoffbestand meldet ein Regulator im Gehirn «Sättigung» oder «Hunger». Wir sind satt oder verspüren Hunger. Die Magenfüllung ist entscheidend für Hunger und Sättigung. Nahrungsfaserhaltige Lebensmittel müssen länger und intensiver gekaut werden. Durch die stärkere Kautätigkeit wird der Appetit gedämpft, und das Sättigungsgefühl tritt früher ein. Im Magen vergrössern das Wasserbindungs- und das Quellvermögen der

Nahrungsfasern das Volumen der Speisen, was die Magensaftproduktion erhöht. Zudem verweilen die Speisen länger im Magen – somit wird das Umschalten von «Sättigung» auf «Hunger» verzögert. Bei energiereicher konzentrierter Nahrung – vor allem bei Flüssigkeiten – tritt das Sättigungsgefühl häufig zu spät ein.

Bei langen Essenspausen sinkt der Blutzuckerspiegel. Dann wird nur noch das Gehirn mit Traubenzucker versorgt. Alle anderen Zellen gewinnen Energie aus Fettsäuren.

Ein niedriger Blutzuckerspiegel signalisiert Hunger.

Nicht alle Menschen können sich auf das körpereigene Hunger- und Sättigungsgefühl verlassen. Viele Umweltfaktoren (Überarbeitung, Zeitmangel, Hektik) stören das natürliche Empfinden von Hunger und Sättigung.

- Der Appetit kommt beim Essen
- Wir essen aus Gewohnheit
- Stress schlägt auf den Magen
- Mögliche Folgen sind Übergewicht oder Magersucht

Energiereduzierte Kost

Übergewichtige müssen lernen, sich bedarfsgerecht zu ernähren. Mit einer reduzierten Kost soll eine möglichst angemessene Nahrungsmittelzufuhr erreicht werden.

Eine verminderte Energiezufuhr und damit eine Gewichtsabnahme können erreicht werden durch
- eine Änderung des Lebensstils,
- ein bewusstes Ernährungsverhalten,
- eine sorgfältige Auswahl von Lebensmitteln mit tiefer Energiedichte (mit niedrigem Energiegehalt).

Für eine energiereduzierte Kost gelten die gleichen Grundsätze wie für eine vollwertige Ernährung. Die Gesamtenergiezufuhr muss jedoch um mindestens 2000 kJ pro Tag gesenkt werden.

Veränderte Nahrungsmittelauswahl – energiearme Nahrungsmittel

- Mehr frisches Obst und Gemüse auswählen. Es enthält Nahrungsfasern, Vitamine, Mineralstoffe und sekundäre Pflanzenstoffe. Diese Nahrungsmittel möglichst oft roh essen, am besten vor jeder Mahlzeit. Empfehlenswert ist auch, vor den Mahlzeiten ein Glas Wasser zu trinken
- Vollkornprodukte, Kartoffeln häufiger einplanen, sie enthalten ebenfalls Nahrungsfasern, Vitamine, Mineralstoffe und Proteine. Diese Nahrungsmittel haben ein grosses Volumen und gleichzeitig einen geringen Energiegehalt
- Weissmehlprodukte, Zucker und stark gezuckerte Nahrungsmittel meiden, sie enthalten konzentrierte Energie
- Weniger tierische Nahrungsmittel essen, sie enthalten meist versteckte Fette

- Versteckte Fette meiden, den Fettkonsum einschränken
- Fettarme Gartechniken auswählen, wie Dämpfen, Dünsten, Grillieren
- Speisen nicht zu stark salzen, der Flüssigkeitsbedarf wird sonst erhöht. Ein hoher Salzkonsum kann den Nieren schaden und den Blutdruck erhöhen. Stattdessen Kräuter und Gewürze verwenden
- Auf eine ausreichende Flüssigkeitszufuhr achten, damit die Stoffwechselprodukte der abgebauten körpereigenen Stoffe ausgeschieden werden können
- Der Energiegehalt von so genannten «Light»-Produkten ist häufig nur wenig niedriger als bei den herkömmlichen Produkten
- Nahrungsmittel mit einem tiefen glykämischen Index bevorzugen (weiteres unter 5.6 Kohlenhydrat-Stoffwechsel)

Gewichtsabnahme

Die Gewichtsabnahme sollte pro Woche höchstens ein halbes Kilogramm betragen. Durch die langsame Gewichtsreduzierung wird der Grundumsatz nicht so stark gesenkt, die Gefahr einer schnellen Gewichtszunahme nach Beendigung der Diät wird dadurch herabgesetzt (Körpergewicht regelmässig kontrollieren!).

Wer öfter Diäten durchführt, versetzt seinen Körper in einen «Sparzustand», die Energie wird besonders intensiv genutzt, es kommt leichter zu einer Gewichtssteigerung nach Beendigung der Diät (Jo-Jo-Effekt).

Zur Unterstützung der Gewichtsabnahme sollte man

- sich bewegen – öfter zu Fuss gehen, Sport treiben
- die Wohnung nicht so stark heizen, auch Wärmeabgabe bedeutet Energieverbrauch

Wunderdiäten und Wundermittel versprechen dem Übergewichtigen schnelles Abnehmen bei vollem Essgenuss und ohne quälende Hungergefühle. Sie sind sehr kritisch zu bewerten, da mögliche gesundheitliche Risiken vom Laien nicht abzuschätzen sind.

18.7 Ernährung und Herz-Kreislauf-Erkrankungen

Herz-Kreislauf-Erkrankungen sind die häufigsten Todesursachen in den Industrieländern. Hierunter fallen Erkrankungen, die alleine oder in Kombination mit anderen Veränderungen der Blutversorgung auftreten und die auch Herz und Gehirn schädigen. Unter den Begriff koronare Herzkrankheit werden Herzbeschwerden zusammengefasst, die auf unzureichende Sauerstoffversorgung des Herzmuskels zurückzuführen sind. Ursachen sind Einengung beziehungsweise Verschlüsse bestimmter Gefässbereiche in verschiedenen Schweregraden.

Gefürchtet ist die Arteriosklerose (Arterienverkalkung), bei der Fette und Cholesterin die Arterienwand so verändern, dass der Blutdurchfluss behindert wird. Werden wichtige Zentren wie Herz und Gehirn nicht mehr ausreichend mit Sauerstoff versorgt, kommt es zum Herzinfarkt oder Schlaganfall.

Zu den beeinflussbaren Risikofaktoren für Herz- und Kreislauferkrankungen zählen:

- Bluthochdruck
- Diabetes mellitus
- Übergewicht
- Zigarettenrauchen
- Fettstoffwechselstörungen

Bluthochdruck (Hypertonie)

Der Blutdruck steigt in einigen Ländern mit dem Alter an, in anderen Regionen wiederum findet man dieses Phänomen nicht. Daher wird die allgemeine Lebensweise, zu der natürlich auch die Ernährung gehört, für den Bluthochdruck verantwortlich gemacht.

Der Bluthochdruck gilt als ein Risikofaktor für Herz-Kreislauf-Erkrankungen und sollte daher vermieden beziehungsweise rechtzeitig behandelt werden. Bisher ist noch nicht genau geklärt, wie der primäre Bluthochdruck entsteht, bei dem keine anderen Grundkrankheiten vorliegen. Es gibt jedoch einen engen Zusammenhang zwischen Übergewicht und Bluthochdruck.

Ausserdem reagiert ein Teil der Patienten sensibel auf Kochsalz. Werden mehr als 5 g Kochsalz täglich aufgenommen, erhöht sich der Blutdruck.

Neuerdings wird auch ein Zusammenhang zwischen Insulin-Resistenz und Bluthochdruck beobachtet. Regelmässiger Genuss grösserer Mengen Alkohol wirkt ebenfalls blutdrucksteigernd. Ein Zusammenhang zwischen Bohnenkaffee und Bluthochdruck konnte nicht eindeutig bewiesen werden.

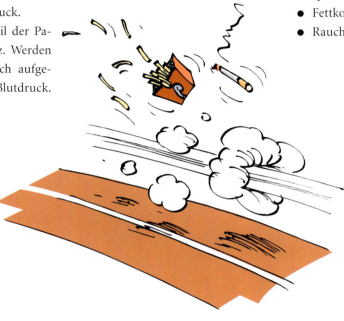

Empfehlungen bei Herz-Kreislauf-Erkrankungen:
- Gewichtsreduktion
- Kochsalzreduktion, höchstens 5 g / Tag
- reichlich Gemüse und Obst verzehren
- Alkohol reduzieren
- sportlich aktiv werden
- Fettkonsum einschränken
- Rauchen unterlassen

Ernährung und Essstörungen (Magersucht, Esssucht / Brechsucht)

Von einer Essstörung spricht man, wenn Gedanken und Gefühle sich nur noch auf das Essen und den Körper konzentrieren. Die Betroffenen brauchen viel Verständnis. Nur mit Hilfe einer länger dauernden ärztlichen Behandlung können sie langsam wieder gesund werden.

Die Magersucht (Anorexia nervosa) und die Ess-/Brechsucht (Bulimia nervosa) sind zwei Essstörungen, die mit dem Wunsch nach Dünnsein verbunden sind.

Immer häufiger haben vor allem junge Frauen zwischen dem 15. und 25. Lebensjahr panische Angst, dick zu werden. Sie hungern zunächst freiwillig, leiden unter Appetitlosigkeit und verweigern jegliche Nahrungsaufnahme, um eine meist im Bereich des extremen Untergewichts liegende Idealfigur zu

erreichen. Unterstützend werden oft noch Abführmittel und Appetitzügler eingenommen.

Bei einem weiteren abnormen Essverhalten wechseln so genannte Ess-Attacken, in denen enorme Nahrungsmengen in kurzer Zeit «verdrückt» werden, mit anschliessendem selbst erzeugtem oder spontanem Erbrechen einander ab. Eine stetige Gewichtsabnahme ist die Folge. Die Betroffenen versuchen vielfach ihre Essstörung zu verheimlichen. Die auslösenden Momente sind das Streben nach Schlankheit und ein falsch verstandenes Schönheitsideal.

Ursachen für das gestörte Essverhalten sind vorwiegend im psychischen Bereich zu suchen. Die Betroffenen haben Schwierigkeiten mit dem Erwach-

senwerden, lehnen jede Hilfe von Eltern und anderen ab, verneinen ihre beginnende Sexualität oder leiden unter Depressionen.

Folge des gestörten Essverhaltens ist eine starke Abnahme sowohl des Fettgewebes als auch der fettfreien Körpermasse. Sichtbare Zeichen des extremen Gewichtsverlustes sind dünne Hautfalten, ein nahezu vollständig verschwundenes Unterhautfettgewebe; die Knochen treten betont hervor, und die Haut fühlt sich kalt an. Schwerwiegende Folgen für den gesamten Organismus treten auf. Es besteht Protein-, Mineralstoff- und Vitaminmangel, diese können zu bleibenden organischen Schäden führen und lebensgefährlich werden. Die Immunabwehr ist vermindert, bestimmte Blutbestandteile weichen von der Norm ab, der Grundumsatz ist immer stark gesenkt, die Herzaktionen gestört, Veränderungen im Verdauungskanal stellen sich ein, und das Ausbleiben der Menstruation ist eine weitere Folge.

Durch das häufige Erbrechen (hoher Gehalt an Magensalzsäure im Erbrochenen) werden Magen, Speiseröhre, Mund und Zähne geschädigt.

Ernährungsempfehlung für Magersüchtige

Um das Körpergewicht aus dem lebensbedrohenden Bereich herauszuholen, ist eine Einweisung ins Krankenhaus erforderlich. Erst nach der Überwindung des extremen Hungerzustandes ist eine Psychotherapie sinnvoll, aber auch nötig.

Mit Rücksicht auf die angegriffenen Verdauungsorgane sollte eine leichte Vollkost angeboten werden.

Dabei sind folgende Punkte zu beachten:

- über dem Bedarf liegende Energiezufuhr, um durch die positive Energiebilanz eine Gewichtszunahme zu erreichen
- täglich 5 bis 6 kleine Mahlzeiten
- leicht verdauliche Fette bevorzugen
- die Patientin bei der Auswahl und Zubereitung der Nahrungsmittel miteinbeziehen
- keine Lebensmittel, gegen welche die Patientinnen eine Abneigung haben

18.9 Ernährung und Zöliakie (Sprue)

Die Zöliakie des Säuglings, des Kindes und die Sprue des Erwachsenen sind eine Unverträglichkeit gegenüber dem Getreideprotein Kleber (Gluten) von Weizen, Dinkel, Roggen, Gerste und Hafer. Weil viele unserer Grundnahrungsmittel wie Brot, Teigwaren, Gebäck und alle Speisen mit Mehl Gluten enthalten, ist es im Alltag nicht immer leicht, glutenfreie Nahrungsmittel einzukaufen.

Durch das Gluten werden die Darmzotten geschädigt, im fortgeschrittenen Stadium gänzlich zerstört, so dass es zu schweren Unterversorgungen mit wichtigen Nährstoffen kommen kann. Bei dieser Erkrankung wird ein lebenslanger Verzicht glutenhaltiger Nahrungsmittel empfohlen, um Veränderungen am Darm vorzubeugen.

Nur durch eine streng glutenfreie Ernährung gewinnt die entzündete und abgeflachte Dünndarmschleimhaut ihre normale Gestalt und Funktion zurück, schon bei kleinsten Gluten-Mengen setzt die Schädigung erneut ein. Die Zeit bis zur völligen Beschwerdefreiheit kann jedoch sehr unterschiedlich sein, abhängig unter anderem vom Schädigungsgrad des Darms, vom Alter des Patienten und anfänglichen Diätfehlern.

Solange die glutenfreie Ernährung strikt eingehalten wird, lebt der Zöliakie-Betroffene in der Regel beschwerdefrei.

Subjektive Beschwerdefreiheit trotz Verstoss gegen die Diät bedeutet aber keineswegs, dass die glutenfreie Ernährung aufgegeben werden darf. Spätfolgen nach Absetzen der Diät können zu schweren Erkrankungen führen, die dann wesentlich schlechter geheilt werden können.

Geeignete Nahrungsmittel:

- Mais, Reis, Hirse, Quinoa, Amaranth (sie enthalten kein Gluten) sowie alle Stärkemehle
- diätetische Nahrungsmittel mit dem Vermerk «glutenfrei» (bestimmte Mehle, Brot, Backwaren, Teigwaren)
- Milch, Milchprodukte, Fische, Fleisch
- Gemüse, Kartoffeln, Hülsenfrüchte, Obst

Zu meiden sind:

- Getreide und deren Produkte aus Weizen, Dinkel (Grünkern), Roggen, Gerste und Hafer
- Fertiggerichte, die Gluten enthalten

Ernährung und Gicht

Ursachen

Die Veranlagung zu Gicht ist meistens vererbt. Es handelt sich um die verminderte Fähigkeit der Nieren, Harnsäure auszuscheiden. Die Harnsäure ist das Stoffwechselprodukt von Purinen, einem Stoff, der in den Zellkernen enthalten ist. Purine stammen einerseits aus der Nahrung, andererseits kann sie der Körper selber herstellen. Wenn die Harnsäure ungenügend ausgeschieden wird, konzentriert sie sich im Blut.

Übersteigt die Harnsäurekonzentration im Blut eine gewisse Grenze, kristallisiert sie und lagert sich unter anderem in den Gelenken oder in der Niere ab. Harnsäure-Nierensteine, Gichtknoten und schmerzhafte Gichtanfälle sind die Folgen. Die Gicht-Erkrankung muss ärztlich behandelt werden.

Ernährungsumstellung

Die bei Gicht empfohlene Änderung des Essverhaltens ist eine begleitende Massnahme und kein Ersatz für die medizinische Betreuung. Ihr Ziel ist in erster Linie, die Harnsäurekonzentration im Blut zu verringern. In zweiter Linie soll die Purinzufuhr eingeschränkt werden.

Senkung der Harnsäurekonzentration im Blut

Die Trinkmenge sollte pro Tag mindestens 2, besser 3 Liter betragen. Ungezuckerte, alkoholfreie Getränke sind vorzuziehen. Alkoholische Getränke, insbesondere Bier, sollen möglichst ganz weggelassen werden. Fällt der totale Verzicht schwer, soll der Alkoholkonsum auf ein Minimum eingeschränkt werden. Alkohol entzieht dem Körper Wasser, weshalb die Harnsäure in der zurückbleibenden Körperflüssigkeit konzentriert wird. Alkohol vermindert zudem die Fähigkeit der Nieren, Harnsäure auszuscheiden. Zudem regt Alkohol die körpereigene Harnsäureproduktion an. Alkohol hat für Personen mit Neigung zu Gicht eine verschlimmernde Wirkung.

Einschränkung der Purinzufuhr

Fleisch und Fleischwaren: 1 bis 3 Portionen zu je 80–120 g pro Woche verzehren. Wenn möglich die Haut bei Poulet entfernen, da diese besonders purinreich ist. Fleischlose Tage einschalten. Innereien (Leber, Nieren, Kutteln, Milken) sind sehr purinreich und sollten gemieden werden. Fisch ohne Haut verzehren, da diese besonders purinreich

ist. Auf Dosenfisch (Sardinen, Thunfisch) sowie Krusten- und Schalentiere möglichst verzichten. Keine Fleisch-, Geflügel- und Fischsuppen – stattdessen Gemüsebouillon verwenden.

Weitere Ernährungsfaktoren

Allfälliges Übergewicht angehen und das Normalgewicht anstreben.

Fasten ist ungünstig. Durch den vermehrten Abbau der körpereigenen Fettzellen entstehen Stoffe (Ketonkörper), welche die Harnsäureausscheidung hemmen. Dies kann genauso zu einem Gichtanfall führen wie übermässiges Schlemmen.

Was ist bei einem akuten Gichtanfall zu tun?

- den Hausarzt aufsuchen
- Verzicht auf Alkohol, dafür viel trinken, möglichst ungezuckerte Getränke
- Verzicht auf Fleisch, Fleischwaren, Geflügel, Fisch und Schalentiere
- 5–6 kleine Mahlzeiten pro Tag einnehmen
- kein Fasten

Ernährung und Osteoporose

Ursachen

Erhöhtes Risiko für Osteoporose oder Knochenschwund besteht bei calciumarmer Ernährung, Untergewicht, Bewegungsarmut, übermässigem Alkoholkonsum und Rauchen. Osteoporose tritt meistens erst im Alter auf. Heimtückisch an dieser Krankheit ist, dass sie ihren Anfang oft unbemerkt schon in jungen Jahren nimmt. In der Zeit zwischen dem 30. und 40. Lebensjahr ist der Aufbau der Knochenmasse abgeschlossen. Danach wird die Masse ganz

langsam, aber stetig abgebaut. Wer also in der ersten Lebenshälfte zu wenig Calcium aufnimmt, kann dies später nie wieder gutmachen. Bei Frauen erfolgt der Abbau ab Beginn der Wechseljahre schneller als bei Männern, denn ihnen fehlt ab diesem Zeitpunkt das Hormon Östrogen, welches für den Stoffwechsel der Knochen wichtig ist. Die Osteoporose macht sich deshalb bei Frauen im Durchschnitt rund 10 bis 15 Jahre früher bemerkbar.

Die Rolle des Calciums

Wichtigster Baustein der Knochen ist das Calcium. Damit das Skelett gesund und stabil aufgebaut werden kann beziehungsweise damit der altersbedingte Abbau möglichst hinausgezögert wird, muss mit der Ernährung täglich genügend Calcium aufgenommen werden. Die weitaus besten Calciumlieferanten sind Milch und Milchprodukte. Auch Gemüse, Hülsenfrüchte und Vollkornprodukte enthalten Calcium. Bei Mineralwasser ist der Gehalt je nach Produkt unterschiedlich, beim Leitungswasser/Trinkwasser je nach Region.

Das Calcium wird dann optimal ausgenützt und in den Knochen eingelagert, wenn man

- sich regelmässig sportlich betätigt oder körperlich arbeitet
- sich täglich draussen an der frischen Luft aufhält
- nicht raucht

- nicht übermässig viel Alkohol konsumiert
- auf eine ausgewogene Ernährung achtet, da nebst der Calciumzufuhr noch weitere Nährstoffe und Ernährungsfaktoren den Knochenstoffwechsel beeinflussen

18.12 Ernährung und Sodbrennen

Ursachen

Sodbrennen entsteht durch Rückfluss von saurem Mageninhalt in die Speiseröhre. Dies geschieht zum Beispiel bei zu hohem Druck auf den Magen oder weil der obere Schliessmuskel, welcher den Rückfluss von Magensäure in die Speiseröhre verhindern soll, ungenügend funktioniert. Manchmal führt auch psychische Belastung zu Sodbrennen.

Möglichst keinen Druck auf den Magen aufkommen lassen

- Übergewicht vermeiden oder abbauen
- Kohlensäurehaltige Getränke meiden
- Keine beengenden Kleider tragen

Möglichst wenig Magensäure produzieren und Magensäure neutralisieren

- Keine grossen Mahlzeiten, sondern 5 bis 6 kleine, über den Tag verteilt, einnehmen
- Pflanzliche Nahrungsmittel (Vollkornbrot, Vollkornteigwaren, Vollreis, Mais, Hülsenfrüchte, Kartoffeln, Gemüse und süsse Früchte) bevorzugen. Sie enthalten Nahrungsfasern, welche die Magensäure neutralisieren

Magenschleimhäute schonen

- Kaffee und starken Schwarztee mit Zurückhaltung konsumieren, das heisst nicht mehr als 2 Tassen pro Tag trinken
- Alkoholische Getränke möglichst meiden
- Nicht zu salzig oder zu scharf würzen
- Vitamin-C-reich essen (Gemüse und Kartoffeln)

Magenschliessmuskel schonen

- Keine eiskalten Speisen und Getränke konsumieren
- Kaffee, Kakao und kakaohaltige Nahrungsmittel möglichst meiden (wie Schokolade, Pralinés)
- Möglichst wenig fettreiche Nahrungsmittel essen (Würste, Speck, Pasteten, Terrinen, Frittiertes, Paniertes, Käse, Patisserie, Schokolade)
- Stattdessen fettarme Nahrungsmittel vorziehen (Gemüse, Stärkeprodukte, süsse Früchte, mageres Fleisch, Fisch, Eier)
- Fettarme Zubereitungsarten wählen

Weitere Tipps

- Früchte und Fruchtsäfte werden manchmal wegen ihrer Fruchtsäure schlecht vertragen
- Ofenfrisches Brot und Gebäck sind ungünstig
- Milch und Milchprodukte eignen sich schlecht, um Magensäure zu neutralisieren
- Die letzte Mahlzeit nicht später als 3 Stunden vor dem Schlafengehen einnehmen
- Beim Schlafen darauf achten, dass der Oberkörper höher liegt als die Füsse, die Matratze flach bleibt und bei der Kopfstütze keinen Knick macht
- Die Ursachen von psychischen Belastungen, die zu Magenproblemen und Sodbrennen führen, zum Beispiel mit Hilfe von Gesprächen, einer Beratung oder einer Psychotherapie angehen. Oft können schon gezielte Entspannungsübungen oder -methoden (Autogenes Training, Yoga, Biofeedback und andere) weiterhelfen

Falls die aufgeführten Empfehlungen zu keiner spürbaren Besserung führen, ist es besser, ärztlichen Rat einzuholen.

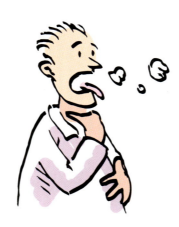

Ernährung und Krebs

Das Thema «Ernährung und Krebs» gliedert sich in zwei Problemkreise auf. Es geht erstens darum, inwieweit Entstehung und Wachstum von Tumoren durch die Ernährung gefördert oder ihnen damit vorgebeugt werden kann, und zweitens darum, wie die Ernährung bei bereits eingetretener Erkrankung den Gesundungsprozess unterstützt.

Krebsvorbeugung

Der Zusammenhang zwischen Krebs und Ernährung wird heftig diskutiert. Es gibt Hinweise, dass die Ernährung neben anderen Umweltfaktoren einen Einfluss auf die Bildung bösartiger Tumoren hat. Nach neueren Studien begünstigt zum Beispiel eine Überernährung mit viel Fett und wenig Gemüse bösartige Tumoren. Einige Stoffe in Nahrungsmitteln erzeugen oder fördern nachweislich Tumoren.

Aus den gewonnenen Erkenntnissen wird folgende Ernährung zur Krebsvorbeugung empfohlen:
- Übergewicht vermeiden
- Fettverzehr auf weniger als 30 % der Gesamtenergie senken
- häufig Nahrungsmittel mit viel Nahrungsfasern, Vitaminen, Mineralstoffen essen (Gemüse, Obst, Vollkornprodukte)
- Alkohol meiden beziehungsweise nur gelegentlich geniessen
- weniger stark salzen
- beim Grillieren darauf achten, dass nur bei ausreichend Glut grilliert wird und kein Fett in die Glut tropft
- wenig Gepökeltes und Geräuchertes verzehren
- nitratreiche Nahrungsmittel meiden
- keine verschimmelten Lebensmittel essen

Ernährung bei Krebs

Es gibt keine Diät, die bösartige Tumoren heilen kann. Allerdings lässt sich der Krankheitsverlauf durch eine bedarfsangepasste Kost positiv beeinflussen.

Da AIDS-Patienten ähnliche Symptome haben, gelten die Empfehlungen auch für sie.

Krebserkrankungen können zu starkem Gewichtsabfall und Mangelernährung (Kachexie) führen. Der Energiebedarf steigt zwar an, jedoch klagt der Patient über Appetitmangel. Der Patient muss also ausreichend essen und trinken, damit er seinem Körper Energie und wichtige Nährstoffe zuführt. Im Krankenhaus erhält er Wunschkost und kann sich sein Essen so weit wie möglich selbst zusammenstellen. Wenn Verdauungsorgane nicht beeinträchtigt sind, gelten die Empfehlungen für eine vollwertige Ernährung. Kann der Bedarf über normale Nahrungsmittel nicht gedeckt werden, so werden energiereiche Zusatznahrung, Sondenkost und Infusionen verordnet. Durch die Strahlen- beziehungsweise Chemotherapie kann der gesamte Verdauungstrakt beeinträchtigt werden.

Folgende Ratschläge helfen bei den jeweiligen Beschwerden:
- Pfefferminztee und gesäuerte Milch fördern den Speichelfluss
- Kaugummi regt den Speichelfluss an

- Flüssigkeiten und Breie, zum Beispiel Milchmixgetränke, Gemüsesuppen, püriertes Gemüse, Kartoffelstock, erleichtern das Schlucken

Geschmacksstörungen:
- Bitteres wird stärker empfunden, daher eher weglassen
- Süsses wird weniger wahrgenommen, daher kann stärker gesüsst werden
- Wird Fleisch abgelehnt, eignen sich besonders Milchprodukte als Proteinlieferanten

Entzündete Mundschleimhaut und Speiseröhre:
- Scharfe Gewürze und sehr saure Nahrungsmittel eher meiden
- Das Essen darf nicht zu heiss sein
- Getränke ohne Kohlensäure bevorzugen

Übelkeit (zum Beispiel vor Behandlungen, die Übelkeit verursachen können):
- kleine Mahlzeiten anbieten, am Morgen eher mehr
- keine Lieblingsgerichte, da sonst Abneigungen entstehen können
- eher trockene Nahrungsmittel, wie Zwieback, Toast
- keine salzigen Suppen
- zwischen den Mahlzeiten kalte Getränke meiden
- keine fetten Speisen
- Mineralstoff- und Wasserverluste ausgleichen

Mögliche Krebsursachen

Ursachen	Befallene Organe
Tabak, Industrieabgase	Lunge, Bauchspeicheldrüse, Blase, Nieren
Nitrosamine, Vitamin-C-Mangel, Aflatoxine, Benzpyrene	Magen, Leber
Fettreiche, nahrungsfaserarme, erhitzte Kost	Dickdarm, Bauchspeicheldrüse, Brust, Prostata
Tabak, Alkohol	Mundhöhle, Speiseröhre
Tabak, Asbest, Staub, Strahlung	Lunge, Luftröhre

19 Schadstoffe

Schadstoffe in Lebensmitteln beeinträchtigen das Wohlbefinden des Menschen oder schädigen die Gesundheit. Schlagzeilen in den Medien über Schadstoffe und Gifte in Lebensmitteln sind alltäglich geworden. Welche Stoffe aber tatsächlich schädlich oder gar lebensbedrohlich für die Verbraucher sind, ist nicht immer einfach zu entscheiden. Dies hat verschiedene Ursachen:

– Die Nachweisverfahren für Gifte und Schadstoffe verbessern sich.

– Bestimmte Schadstoffe bewirken alleine noch keine Gefährdung, aber in Kombination mit anderen Stoffen können sie geringfügige bis extreme Schäden hervorrufen.

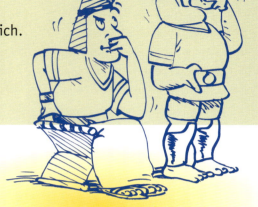

19.1 Übersicht

Von Natur aus in Lebensmitteln
- Solanin
- blausäurehaltige Glucoside
- Oxalsäure
- giftige Proteine

Rückstände aus der Tier- und Pflanzenproduktion
- Tierarzneimittel
- Masthilfsmittel
- Pflanzenbehandlungs- und Schädlingsbekämpfungsmittel
- Nitrate

Schadstoffe durch unsachgemässe Lagerung und Zubereitung
- Gifte von Bakterien und Schimmelpilzen
- Krebs erregende Stoffe (Benzpyrene) beim Grillieren und Räuchern
- zersetzte Fette (Acrolein, Peroxide)

Schadstoffe durch Umweltverschmutzung
- Cadmium
- Blei
- Quecksilber
- radioaktive Stoffe

Zusatzstoffe
- Nitrit
- Phosphate
- bestimmte Konservierungsstoffe

Schadstoffe, die sich in Lebensmitteln oder im menschlichen Verdauungstrakt bilden
- Nitrit
- Nitrosamine

19.2 Solanin

Solanin ist wasserlöslich, aber hitzebeständig.

Vergiftungssymptome sind Durchfall, Erbrechen, Mattigkeit, Fieber, Kopfschmerzen, Seh- und Hörstörungen, Krämpfe und Atemlähmung.

Solanin kommt in grünen Kartoffeln, in Keimen und in der Schale von Kartoffeln, in grünen Beeren und in grünen Tomaten vor.

Grüne Stellen von Kartoffeln sind grosszügig zu entfernen.

Blausäurehaltige Glucoside

Blausäurehaltige Glucoside sind Verbindungen von Blausäure und Kohlenhydraten. Erst im Darmtrakt wird die Blausäure von Bakterien-Enzymen freigesetzt. Blausäure hemmt die Zellatmung, verursacht Schwindel, Erbrechen, Atemkrämpfe. Bei kleinen Kindern können 5 bis 10 bittere Mandeln zu einer tödlichen Vergiftung führen.

Blausäure kommt in bitteren Mandeln, in Kernen von Steinobst, in Limabohnen, unreifen Bambussprossen, Leinsamen und Holunderbeeren vor.

Durch Zerkleinern, mehrstündiges Einweichen, durch Kochen und Weggiessen des Kochwassers lässt sich die Blausäure zum Teil entfernen. Blausäure ist eine leicht verdampfende Flüssigkeit.

Oxalsäure

Oxalsäure verbindet sich mit Calcium und bildet ein Salz (Calciumoxalat), das Nieren- und Harnsteine bilden kann. Zudem wird die Aufnahme von Calcium aus der Nahrung beeinträchtigt.

Oxalsäure findet man vor allem in Krautstielen (Mangold), Spinat, Rhabarber, Randen, Sauerampfer und Tomaten. Die Mengen sind so gering, dass keine Vergiftungen auftreten können. Nierenkranke sollen die erwähnten Gemüse meiden. Blanchieren verringert das Oxalat. Die Blätter von Rhabarber dürfen auf keinen Fall gegessen werden.

Toxische Proteine (giftige Proteine)

19.5.1 Biogene Amine
(zum Beispiel Histamin)
Beim Stoffwechsel entstehen aus Aminosäuren biogene Amine. Auch beim Lebensmittelverderb (besonders von Fisch) und bei Reifungsverfahren beim Fleisch bilden sich biogene Amine. Spuren von Histamin sind auch im Rotwein und Weichkäse enthalten. Im Körper aufgenommen, werden sie resorbiert und in der Leber entgiftet.

Die Aufnahme grösserer Mengen biogener Amine führt zu Vergiftungssymptomen wie Erbrechen, Bauchschmerzen, Hautausschlag.

19.5.2 Hämagglutinine – Lectine – Agglutinine
Dies sind giftige Proteine, die in Hülsenfrüchten vorhanden sind. Es kann zu Entzündungen der Darmschleimhaut und zu Blutungen kommen. Sie können auch ein Verklumpen der roten Blutkörperchen bewirken. Da sie durch Hitze zerstört werden und ihre Wirkung verlieren, sollte man alle Hülsenfrüchte – auch Sprossen – vor dem Verzehr erhitzen, damit die giftigen Proteine nicht mehr aktiv sein können. 5 bis 6 rohe, grüne Feuerbohnen wirken tödlich.

Tierarzneimittel

Bei sachgerechter Anwendung und Einhaltung der Absetzfristen enthalten tierische Nahrungsmittel keine Rückstände von Tierarzneimitteln.

Antibiotika sind Stoffwechselprodukte von Mikroorganismen, die andere Keime hemmen oder abtöten; sie verhindern Infektionskrankheiten. Nach dem therapeutischen Einsatz solcher Substanzen muss eine Wartefrist vor dem Schlachten oder der Milchablieferung eingehalten werden. Beim Menschen können Rückstände im Fleisch Allergien auslösen und die Bildung von resistenten Mikroorganismen im Körper fördern.

Hormone (Anabolika) sind leistungssteigernde Substanzen in der Milch- und Fleischproduktion. Sie sind in der Schweiz und in der EU verboten.

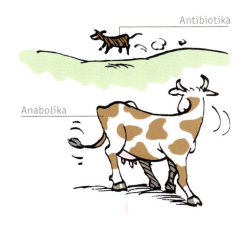

Antibiotika

Anabolika

19.7 Schimmelpilzgifte (Mykotoxine)

Einige auf Lebensmitteln wachsende Schimmelpilze bilden Gifte. Etwa 100 dieser chronisch wirkenden Pilzgifte sind heute bekannt. Am bekanntesten ist das vom Aspergillus flavus gebildete Aflatoxin. Es konnte in verschimmelten Nüssen, Vollkornbrot, Hülsenfrüchten, Getreide und Käse nachgewiesen werden. Mykotoxine rufen Leberkrebs und Störungen des Immunsystems hervor. Daher sollte man verschimmelte Lebensmittel entsorgen (Kehricht).

19.8 Nitrat – Nitrit – Nitrosamine

Giftig sind nicht Nitrate, aber deren Abbauprodukte, die so genannten Nitrite. Sie entstehen erst durch den Einfluss von Bakterien oder Schimmelpilzen. Zur Düngung werden Stallmist und Gülle, oft zusätzlich noch Kunstdünger ausgebracht. In dem so oft überdüngten Boden bildet sich durch bakteriellen Abbau Nitrat in grossen Mengen. Nitrat ist ein wichtiger Stickstofflieferant für Pflanzen. Stickstoff wird von der Pflanze zum Aufbau von Proteinen, also für das Wachstum benötigt. Um diesen Stickstoff aus Nitrat in Proteinverbindungen einzubauen, ist eine rege Fotosyntheseleistung der Pflanzen notwendig. Deshalb liegt der Nitratgehalt von Pflanzen bei schlechtem Wetter, am Morgen oder unter Gewächshausbedingungen erheblich höher.

Sehr nitratreiche Gemüse sowie nitratbelastetes Trinkwasser sind oft die Folge. Manche Pflanzen speichern grosse Mengen in ihren Zellen und sind deshalb stärker nitratbelastet. Zu ihnen gehören: Kopfsalat, Eisbergsalat, Nüsslisalat, Endiviensalat, Spinat, Rettich, Radieschen, Grünkohl, Weisskohl, Rhabarber und Randen. Gemüse aus Treibhäusern, die in den lichtarmen Wintermonaten geerntet werden, weisen höhere Nitratwerte auf (zum Beispiel Kopfsalat).

Mit Nahrungsmitteln oder Trinkwasser aufgenommenes Nitrat kann im Magen nach dem Abbau zu Nitrit zur Bildung von Nitrosaminen führen. Nitrosamine entstehen auch bei der Nahrungszubereitung, wenn bei hohen Temperaturen Nitrit mit Aminen oder Amiden (Proteinstoffe) reagieren kann. Da in Schinken und Würsten stets Spuren von Nitrit zurückbleiben, kann sich das Nitrit unter bestimmten Voraussetzungen mit den Aminen verbinden. Temperaturen zwischen 80 und 150 °C begünstigen die Nitrosaminbildung, also beim Anbraten oder Grillieren von zum Beispiel Speck, Schinken, Fleischkäse oder beim Heissräuchern von

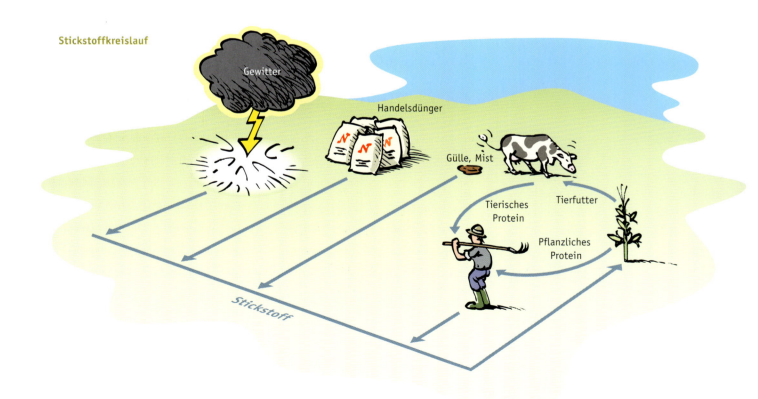

Stickstoffkreislauf

Wege des Nitrats ins Trinkwasser

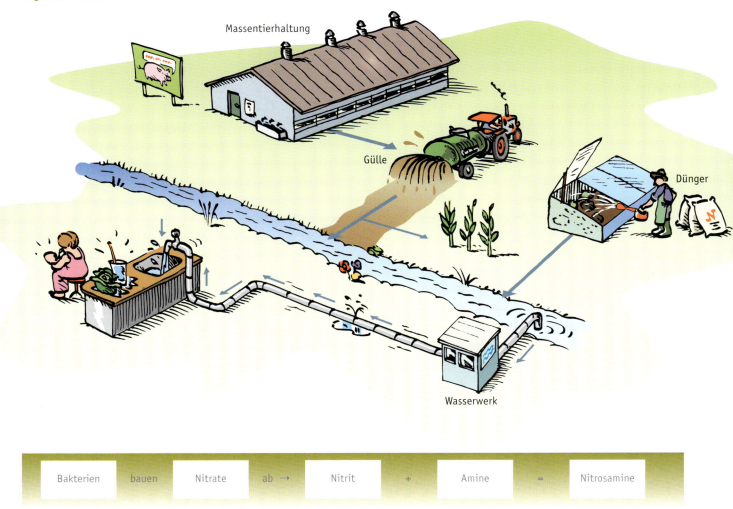

| Bakterien | bauen | Nitrate | ab → | Nitrit | + | Amine | = | Nitrosamine |

Kochpökelwaren. Im Fleisch entstehen Amine während der Reifung aus Proteinen. Die meisten Nitrosamine sind hochgradig Krebs erregend. 80% unserer Nitritbelastung entstehen durch aufgenommenes Nitrat, der Rest durch Nitrit aus tierischen Lebensmitteln.

Empfehlungen für die Praxis:
- Bei Blattgemüse Stiele sowie grosse Blattrippen und bei Kopfsalat und Chinakohl die äusseren Blätter entfernen
- Gepökeltes Fleisch nicht grillieren oder sautieren (zum Beispiel Rippli)

- Schinken, Speck oder andere Pökelerzeugnisse nicht mit Käse überbacken (zum Beispiel Pizza mit Salami und Käse)
- Zubereiteter, stehen gelassener Spinat oder anderes nitratreiches Gemüse nicht wieder erhitzen. Es kommt zur Nitritbildung durch Mikroorganismen
- Den Verbrauch von Rohpökelwaren (Rohschinken, Salami, Bündnerfleisch) wegen hohem Nitritgehalt einschränken
- Zusätze von Vitamin E und C verhindern oder reduzieren die Nitrosaminbildung

- Kleinkindern Grüngemüse erst ab 5. Monat, Spinat noch später verabreichen
- Saisongemüse bevorzugen (kein Kopfsalat im Winter). Freilandware enthält meist weniger Nitrat als stark gedüngte Treibhauserzeugnisse. Ausserdem senkt die Sonneneinstrahlung den Nitratgehalt

19.9 Pflanzenbehandlungsmittel

«Pestizide» ist ein Sammelbegriff für chemische Pflanzenbehandlungs-, Schädlingsbekämpfungs- und Vorratsschutzmittel.

- Herbizide sind Unkrautvernichtungsmittel
- Insektizide sind Insektenvernichtungsmittel
- Fungizide sind Mittel zur Bekämpfung pflanzenschädigender Pilze

Es werden heute überwiegend schnell abbaubare Mittel eingesetzt. Der Einsatz bedeutet zwar einen Eingriff in das ökologische Gleichgewicht, aber kaum eine direkte gesundheitliche Gefahr für den Verbraucher.

19.10 Giftige Schwermetalle

Die Gefahr von Schwermetallen besteht darin, dass die Metalle über Jahre hinweg vornehmlich in Nieren, Leber und in Knochen gespeichert werden. Vergiftungserscheinungen und damit akute Gesundheitsschädigungen treten auf, wenn die «Speicher» voll sind und es zu Ausschüttungen ins Blut kommt.

19.10.1 Blei

Das aufgenommene Umweltgift Blei wird zu 90% in den Knochen gespeichert. Es gelangt durch Abgase in die Luft (mit der es auch eingeatmet wird) und lagert sich auf Pflanzen (Getreide, Obst, Salate, Gemüse) ab. Das bleifreie Benzin trägt dazu bei, dass die Luft heute mit weniger Blei belastet ist. Da Blei sich vor allem auf der Oberfläche von Pflanzen befindet, kann die Aufnahme von Blei folgendermassen verringert werden:

- Entfernen der äusseren Deckblätter zum Beispiel bei Kopfsalat und Kohl
- Obst und Gemüse gründlich waschen (eventuell schälen)
- Besondere Vorsicht bei behaarter und gekräuselter Oberfläche von Lebensmitteln, zum Beispiel Pfirsich und Petersilie. Auf dieser Oberfläche kann der Bleigehalt besonders hoch sein
- Leber und Nieren – ausser von Kalb – meiden. Tiere nehmen Blei über pflanzliche Nahrung auf und reichern es in den Entgiftungsorganen Leber und Nieren an
- Den Inhalt aus gelöteten Konservendosen nach dem Öffnen sofort umfüllen, weil die Lötnähte in Verbindung mit Sauerstoff manchmal Blei abgeben

Cadmium in der Nahrungskette

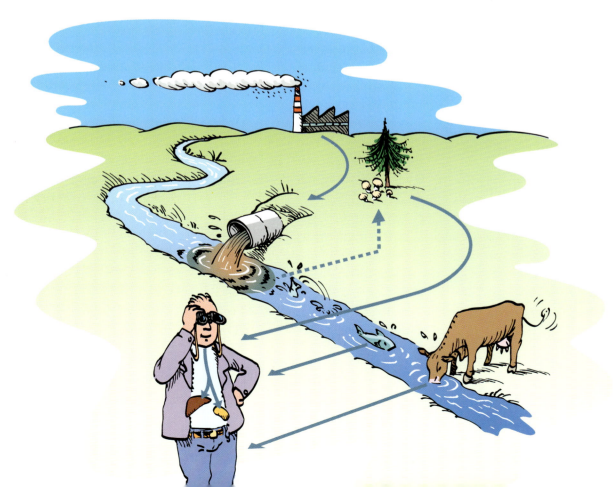

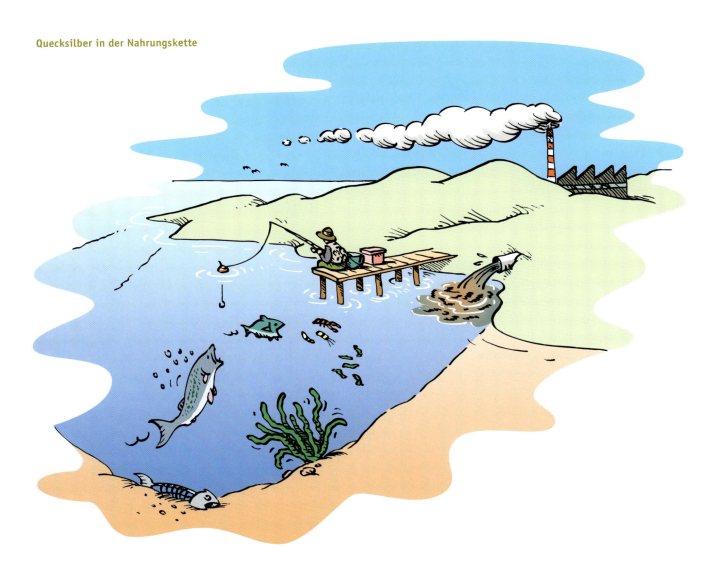

19.10.2 Cadmium

Cadmium ist ein giftiges Metall, das bei der Eisen- und Stahlerzeugung sowie der Kohleverbrennung frei wird. Über Abwässer oder Staubemissionen von Industrie und Heizanlagen gelangt es in die Umwelt. Pflanzen, die in der Nähe von Industrieanlagen wachsen, nehmen es über die Wurzeln auf und sammeln es an. Deshalb lässt es sich durch Putzen, Schälen oder Waschen nicht entfernen. Hohe Cadmiumwerte weisen vor allem Wildpilze auf. Daher sollte man pro Woche höchstens 200 bis 250 g essen. Zuchtpilze sind nicht belastet. Von den tierischen Nahrungsmitteln sind oft hoch belastet: Muscheln, Krabben, Tintenfische, Nieren und Leber von Rindern und Schweinen. Der Mensch speichert den grössten Teil des Cadmiums in Leber und Nieren. Diese scheiden die Gifte kaum aus. Cadmium schädigt die Nieren, steigert den Blutdruck, führt zu Knochenerkrankungen und kann Krebs verursachen.

19.10.3 Quecksilber

Quecksilber dient zur Herstellung von Batterien und Thermometern. Über Abgase (zum Beispiel von Kehrichtverbrennungsanlagen) und über ungeklärte Abwässer gelangt es in die Umwelt und so auch in die Lebensmittel. Wasserpflanzen nehmen Quecksilber auf, über Kleintiere gelangt es in Fische und Muscheln und schliesslich in den menschlichen Körper. 40 % des mit der Nahrung aufgenommenen Quecksilbers stammen von Fischen.

Langlebige Fischarten mit eventuell hohem Schadstoffgehalt sind zum Beispiel Thunfisch, Hai, Heilbutt, Hecht, Blaulena. Kaum belastet sind Hering, Seelachs und Kabeljau. Pflanzliche Lebensmittel weisen nur selten einen hohen Quecksilbergehalt auf. Die Aufnahme kleiner Mengen Quecksilber über längere Zeit kann zu einer schleichenden Vergiftung führen mit Schädigungen von Gehirn und Nerven. Auch Erbschäden und Nierenstörungen können auftreten.

19.11 Benzpyren

Wenn beim Grillieren tropfendes Fett Flammen bildet oder wenn über nicht durchgeglühter Kohle grilliert wird, entsteht Benzpyren (polyzyklischer Kohlenwasserstoff). Dieses Benzpyren kann Krebs verursachen.

Empfehlungen für die Praxis:
- nicht bei zu grosser Hitze grillieren
- bei genügend Abstand von der Heizquelle grillieren (vor allem beim Holzkohlengrill)
- darauf achten, dass kein Fett in die Glut tropft (Bratschale oder Alufolie verwenden)
- mageres, ungeräuchertes und ungepökeltes Grillgut bevorzugen
- Grillgeräte, bei denen das Grillgut seitlich zur Glut angebracht ist, bevorzugen
- Verzehr von Räucherwaren einschränken

19.12 Zersetzte Fette

In ihrem ursprünglichen Zustand haben Öle und Fette genügend natürliche Antioxidationsmittel (zum Beispiel Vitamin E). Durch starkes und/oder langes Erhitzen oder durch zu langes Lagern vermindert man den Gehalt an Antioxidantien. Dadurch entstehen vermehrt Abbauprodukte der Fettsäure, die für den Körper unverträglich sind und eine schädigende Wirkung haben.

Wird Fett überhitzt, so färbt es sich zunächst braun, dann schwarz und verbreitet einen unangenehmen stechenden Geruch. Der Grund: In der Hitze spaltet sich Fett in seine Bestandteile Glycerin und Fettsäuren. Von Glycerin wird Wasser abgespalten, es entsteht Acrolein. Dieses Acrolein ist ein starkes Gift, es reizt die Schleimhäute und kann so bleibende Schädigungen der Atmungsorgane verursachen und zu schweren Leberleiden führen.

Empfehlungen für die Praxis:
- Fettstoffe nicht über 180 °C erhitzen – Überhitzung vermeiden (Rauchbildung)
- Die Dauer des Erhitzens sollte möglichst kurz sein – ununterbrochenes Erhitzen führt zur Bildung von Abbauprodukten wie Acrolein

19.13 Zusatzstoffe

Bei der Lebensmittelverarbeitung gelangen unzählige Zusatzstoffe in die Nahrung, auf die viele Menschen mit Allergien reagieren. Zusatzstoffe werden nur zugelassen, wenn sie gesundheitlich unbedenklich und technologisch notwendig sind. Sie müssen also amtlich zugelassen sein und mit dem Namen oder der E-Nummer in der Zutatenliste aufgeführt werden.

Zusatzstoffe werden eingesetzt, um
- die Haltbarkeit zu verbessern, den Lebensmittelverderb und eventuell eine dadurch ausgelöste Lebensmittelvergiftung zu verhindern (Konservierungsstoffe, Antioxidationsmittel)
- den Nährstoffgehalt zu verbessern (Vitamine, Mineralstoffe)
- die Konsistenz zu verändern oder zu erhalten (Emulgatoren, Geliermittel, Phosphate, Stabilisatoren, Verdickungsmittel)
- optische oder geschmackliche Eigenschaften positiv zu beeinflussen (Farbstoffe, Süssstoffe, Geschmacksverstärker)

Radioaktive Belastung von Lebensmitteln

Beim Verzehr belasteter Lebensmittel gelangen die radioaktiven Elemente über den Magen-Darm-Trakt in den Körper und werden dort entsprechend ihren chemischen Eigenschaften verteilt oder in bestimmten Organen angereichert. Die radioaktiven Elemente bestrahlen dann Gewebe und Organe von innen.

Die Folgen können Krebs sowie Schädigungen von Keimzellen und Erbanlagen sein. Gesundheitliche Schäden zeigen sich oft erst nach Jahren. Durch eine mineralstoffreiche Nahrung, zum Beispiel mit Jod, Kalium und Calcium, kann die Anreicherung von radioaktiven Elementen herabgesetzt werden.

> «Alles ist Gift und nichts ist Gift!
> Es kommt immer auf die Menge an!»
> Paracelsus (1493–1541)

Schadstoffwege in der Nahrungskette

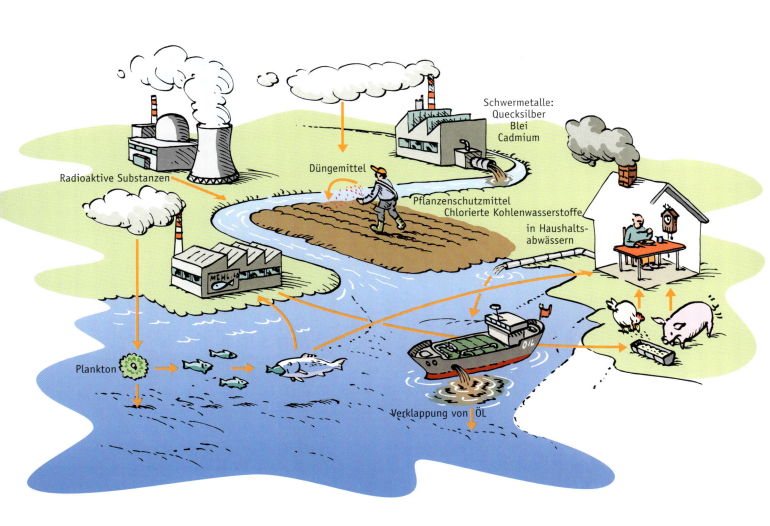

Radioaktive Substanzen

Düngemittel

Schwermetalle:
Quecksilber
Blei
Cadmium

Pflanzenschutzmittel
Chlorierte Kohlenwasserstoffe

in Haushaltsabwässern

Plankton

Verklappung von ÖL

Anhang

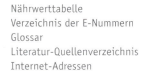

Nährwerttabelle
Verzeichnis der E-Nummern
Glossar
Literatur-Quellenverzeichnis
Internet-Adressen

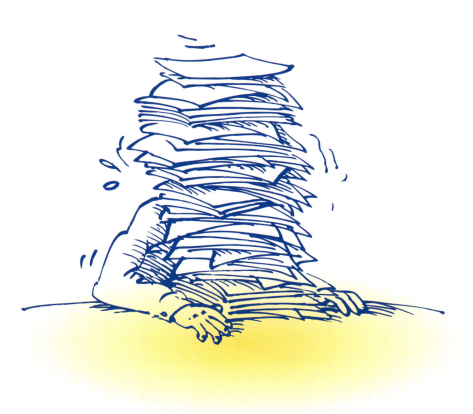

Die angegebenen Werte können von anderen Nährwerttabellen abweichen. Differenzen ergeben sich aus unterschiedlichen Analyseverfahren. Zudem führen Sortenwahl, Bodenbeschaffenheit, Reifegrad, Herkunft und Rezeptur oft zu grossen Unterschieden in der Zusammensetzung.

Symbole und Abkürzungen

+	=	in Spuren vorhanden
–	=	es liegen keine Daten vor
0	=	der Gehalt beträgt praktisch 0
Fett i. Tr.	=	Anteil Fett in der Trockenmasse (bei Käse)
g	=	Gramm (1 g = 1000 mg = 0,001 kg)
mg	=	Milligramm (1 mg = 0,001 g)
reich an	=	wird dann eingesetzt, wenn bereits 1 Portion des Nahrungsmittels 10% des Tagesbedarfs dieses Nährstoffes deckt (P = Protein, F = Fett, K = Kohlenhydrate, M = Mineralstoffe, V = Vitamine)

Nahrungsmittel je 100 g essbarer Anteil	Energie	Protein	Fett	Kohlenhydrate		Cholesterin	Wasser	reich an
				verwertbar	Nahrungsfasern			
	kJ	g	g	g	g	mg	g	
Kalbfleisch								
Brust	549	18,5	6,5	+	0	150	74	P, M, V
Filet	397	21,0	1,5	+	0	70	77	P, M, V
Leber	543	19,0	4,0	4	0	360	71	P, M, V
Milken	416	17,0	3,5	+	0	250	78	P, M, V
Muskelfleisch (ohne Fett)	397	22,0	1,0	+	0	70	76	P, M, V
Niere	534	17,0	6,5	1	0	380	75	P, M, V
Schnitzel	414	21,0	2,0	+	0	65	76	P, M, V
Rindfleisch								
Entrecôte	673	20,0	9,0	+	0	64	70	P, F, M, V
Filet	505	21,0	4,0	+	0	70	75	P, M, V
Muskelfleisch (ohne Fett)	428	21,5	2,0	+	0	58	75	P, M, V
Schulter	495	21,0	4,0	+	0	65	73	P, M, V
Zunge	873	16,0	16,0	0,4	0	108	67	P, F, M, V
Schweinefleisch								
Filet	435	21,5	2,0	+	0	70	77	P, M, V
Hals	799	16,5	14,0	+	0	70	65	P, F, M, V
Kotelettstück	626	20,0	8,0	+	0	60	67	P, F, M, V
Muskelfleisch (ohne Fett)	440	22,0	2,0	+	0	70	75	P, M, V
Rückenspeck, Spickspeck	3175	4,0	82,5	+	0	100	13	F
Schnitzelfleisch	443	22,0	2,0	+	0	70	75	P, M, V
Schulter	1132	17,0	22,5	+	0	70	60	P, F, M, V

| Nahrungsmittel
je 100 g essbarer Anteil | Energie | Protein | Fett | Kohlenhydrate | | Cholesterin | Wasser | reich an |
| | | | | verwert-
bar | Nahrungs-
fasern | | | |
	kJ	g	g	g	g	mg	g	
Lammfleisch								
Gigot	979	18,0	18,0	+	0	70	64	P, F, M, V
Karree	1454	15,0	32,0	+	0	70	52	P, F, M, V
Muskelfleisch (ohne Fett)	469	20,5	3,5	+	0	70	75	P, M, V
Ragout	1255	16,0	26,0	+	0	70	57	P, F, M, V
Weitere Fleischarten								
Kaninchen	634	21,0	7,5	+	0	70	70	P, M, V
Pferd	446	20,5	2,5	+	0	60	75	P, M, V
Ziege / Gitzi	624	19,5	8,0	+	0	70	70	P, V
Pökelwaren, Wurstwaren								
Aufschnitt	1095	13,0	23,0	+	0	75	61	P, F, M, V
Berner Zungenwurst	1050	15,0	21,0	+	0	65	60	P, F, M, V
Bündnerfleisch	865	39,0	5,0	+	0	105	51	P, F, M, V
Cervelat	1085	13,0	25,0	+	0	60	58	P, F, M, V
Coppa	1405	32,0	22,0	+	0	60	41	P, F, M, V
Fleischkäse	1125	12,0	24,0	+	0	65	60	P, F, M, V
Kalbsbratwurst	1138	12,0	24,0	+	0	55	61	P, F, M, V
Landjäger	2195	24,0	48,0	+	0	75	23	P, F, M, V
Magerspeck	1770	17,0	40,0	+	0	80	42	P, F, V
Modelschinken, ohne Fett	615	20,0	7,0	+	0	50	71	P, F, M, V
Mortadella	1443	12,5	33,0	+	0	85	52	P, F, M, V
Rippli / Kasseler	740	21,0	10,0	+	0	60	67	P, F, M, V
Rollschinken	710	21,0	9,0	+	0	55	67	P, F, M, V
Salami	1930	25,0	40,0	+	0	75	32	P, F, M, V
Schinken, roh	1115	30,0	16,0	+	0	80	50	P, F, M, V
Schweinsbratwurst	1251	14,0	26,0	+	0	65	57	P, F, M, V
Wienerli / Frankfurter Würstchen	1165	13,0	25,0	+	0	65	59	P, F, M, V
Geflügel								
Ente	951	18,0	17,0	+	0	70	64	P, F, M, V
Fasan	650	24,0	6,0	+	0	80	70	P, M, V
Gans	1430	16,0	31,0	+	0	75	52	P, F, M, V
Poulet	695	20,0	9,5	+	0	99	70	P, M, V
Pouletbrust, ohne Haut	440	22,0	2,0	+	0	60	74	P, M, V
Pouletbrust, mit Haut	605	22,0	6,0	+	0	66	71	P, M, V
Pouletschenkel, mit Haut	730	16,0	12,0	+	0	80	71	P, F, M, V
Trutenbrust, ohne Haut	441	24,0	1,0	+	0	60	74	P, M, V
Trutenfleisch, mit Haut	630	22,5	7,0	+	0	75	70	P, M, V
Wachtel	735	22,0	10,0	0	0	80	68	P, M, V

Nahrungsmittel je 100 g essbarer Anteil	Energie kJ	Protein g	Fett g	Kohlenhydrate verwertbar g	Kohlenhydrate Nahrungsfasern g	Cholesterin mg	Wasser g	reich an
Haarwild								
Hase	474	21,5	3,0	+	0	65	73	P, M, V
Hirsch	469	20,5	3,0	+	0	110	75	P, M, V
Rehkeule	407	21,5	1,5	+	0	110	76	P, M, V
Rehrücken	510	22,5	3,5	+	0	110	72	P, M, V
Fische								
Aal, Flussaal	1174	15,0	24,5	+	0	164	59	P, F, M, V
Dorsch / Kabeljau	313	17,5	0,5	+	0	50	81	P, M, V
Egli, Flussbarsch	338	18,5	1,0	+	0	72	80	P, M, V
Felchen	418	18,0	3,0	+	0	50	78	P, M, V
Flunder	303	16,5	1,0	+	0	50	81	P, M, V
Forelle	428	19,5	2,5	+	0	55	76	P, M, V
Hecht	342	18,5	1,0	+	0	63	80	P, M, V
Heilbutt	423	20,0	2,0		0	41	76	P, M, V
Lachs	845	20,0	13,5	+	0	44	65	P, F, M, V
Rotbarsch	440	18,0	3,5	+	0	38	77	P, M, V
Scholle	358	17,0	2,0	+	0	63	81	P, M, V
Seezunge	346	17,5	1,5	+	0	60	80	P, M, V
Steinbutt	344	17,0	1,5	+	0	55	80	P, M, V
Thunfisch	943	21,5	15,5	+	0	100	62	P, F, M, V
Zander	348	19,0	1,0	+	0	30	79	P, M, V
Fischprodukte								
Aal, geräuchert	1377	18,0	28,5	+	0	190	53	P, F, M, V
Lachs, geräuchert	1208	28,5	19,5	+	0	42	50	P, F, M, V
Makrele, geräuchert	930	21,0	15,5	+	0	83	62	P, F, M, V
Matjeshering	1119	16,0	22,5	+	0	60	54	P, F, M, V
Kaviar	1020	26,0	15,5	+	0	300	47	P, F, M, V
Schillerlocken	1264	21,0	24,0	+	0	–	52	P, F, M, V
Stockfisch (Kabeljau, getrocknet)	1420	79,0	2,5	+	0	–	15	P, M, V
Thunfisch in Öl (ganzer Inhalt)	1185	24,0	21,0	+	0	32	52	P, F, M, V
Krustentiere								
Flusskrebse	270	15,0	0,5	+	0	158	83	P, M, V
Hummer	338	16,0	2,0	+	0	135	80	P, M, V
Krevetten	364	18,5	1,5	+	0	138	78	P, M, V
Langusten	382	17,0	1,0	1	0	140	79	P, M, V
Scampi	380	17,0	1,0	1	0	140	79	P, M, V
Weichtiere								
Austern	276	9,0	1,0	5	0	260	83	P, M, V
Jakobsmuscheln	291	15,0	0,1	+	0	104	80	P, M, V
Miesmuscheln	213	10,0	1,0	+	0	150	83	P, M, V
Tintenfisch	286	15,0	1,0	+	0	275	82	P, M, V

Nahrungsmittel je 100 g essbarer Anteil	Energie	Protein	Fett	Kohlenhydrate		Cholesterin	Wasser	reich an
				verwertbar	Nahrungsfasern			
	kJ	g	g	g	g	mg	g	
Milch								
Buttermilch	145	3,5	0,5	4,0	0	+	91	P, M, V
Kondensmilch, gezuckert	1390	9,0	9,0	55,0	0	30	26	P, M, V
Magermilch	145	3,3	0,1	5,0	0	+	91	P, M, V
Magermilchpulver	1500	35,0	1,0	52,0	0	−	4	P, M, V
Milchdrink	240	3,2	2,8	4,9	0	8	88	P, M, V
Muttermilch	278	1,2	3,7	7,1	0	−	88	P, F, M, V
Schafmilch	405	5,5	6,5	9,5	0	−	77	P, F, M, V
Vollmilch	275	3,2	3,7	4,9	0	10	87	P, F, M, V
Vollmilchpulver	2064	25,5	27,0	37,0	0	85	3	P, F, M, V
Ziegenmilch	280	3,7	3,9	4,3	0	10	87	P, F, M, V
Sauermilchprodukte								
Joghurt, nature, mager	175	4,0	0,1	6,0	0	+	89	P, M, V
Joghurt, nature, teilentrahmt	235	4,1	2,0	5,4	0	5	88	P, M, V
Joghurt, nature, vollfett	285	4,0	3,8	4,6	0	10	87	P, F, M, V
Joghurt, Früchte, gezuckert	460	3,5	3,0	18,0	+	5	76	P, K, M, V
Joghurt, Früchte, light	215	5,0	0,3	7,0	+	+	87	P, M, V
Kefir, nature	260	3,3	3,5	4,0	0	15	88	P, F, M, V
Nordische Sauermilch	275	3,4	3,5	4,8	0	15	87	P, F, M, V
Sauermilch, rahmangereichert	565	3,0	12,0	4,0	0	35	8	P, F, M, V
Rahm								
Doppelrahm	1730	1,6	45,0	2,5	0	135	49	F, V
Halbrahm, schlagbar	1030	2,5	25,0	3,5	0	75	67	F, V
Kaffeerahm	670	3,0	15,0	4,0	0	40	77	F, V
Saucenhalbrahm	1030	2,5	25,0	3,5	0	75	67	F, V
Sauerrahm	1400	2,5	35,0	3,0	0	110	59	F, V
Saurer Halbrahm	670	3,0	15,0	4,0	0	40	77	F, V
Vollrahm	1390	2,2	35,0	3,2	0	110	59	F, V
Käse								
Appenzeller, 50% Fett i. Tr.	1615	25,5	31,5	+	0	74	39	P, F, M, V
Bel Paese	1562	25,5	30,0	+	0	−	39	P, F, M, V
Blanc battu	220	9,0	0,0	4,0	0	+	76	P, M, V
Bleu de Bresse, 50% Fett i. Tr.	1498	23,0	29,5	+	0	69	43	P, F, M, V
Brie, 50% Fett i. Tr.	1313	21,0	25,5	+	0	72	52	P, F, M, V
Camembert, 45% Fett i. Tr.	1172	21,0	22,0	+	0	51	54	P, F, M, V
Edamer, 45% Fett i. Tr.	1481	25,0	28,0	+	0	59	42	P, F, M, V
Emmentaler, 50% Fett i. Tr.	1613	29,0	30,0	+	0	70	36	P, F, M, V
Feta, 45% Fett i. Tr.	992	17,0	19,0	+	0	45	60	P, F, M, V
Geisskäse, 45% Fett i. Tr.	1172	21,0	22,0	+	0	36	54	P, F, M, V
Gorgonzola	1500	19,5	31,0	+	0	85	50	P, F, M, V
Gruyère, 45% Fett i. Tr.	1715	29,5	32,0	+	0	110	33	P, F, M, V
Hobelkäse, 50% Fett i. Tr.	1983	33,0	38,0	+	0	89	25	P, F, M, V
Hüttenkäse	440	12,0	4,0	3,0	0	10	78	P, M, V

Nahrungsmittel je 100 g essbarer Anteil	Energie	Protein	Fett	Kohlenhydrate		Cholesterin	Wasser	reich an
				verwert-bar	Nahrungs-fasern			
	kJ	g	g	g	g	mg	g	
Mascarpone	1415	11,0	31,5	3,5	0	95	54	F, M, V
Mozzarella	1070	18,5	20,0	+	0	46	57	P, F, M, V
Parmesan, 32% Fett i. Tr.	1616	38,5	26,0	+	0	53	33	P, F, M, V
Quark, nature, mager	260	12,0	0,2	3,0	0	+	77	P, M, V
Quark, nature, Rahmstufe	980	10,5	20,5	2,5	0	60	65	P, F, M, V
Raclette, 48% Fett i. Tr.	1434	23,0	28,0	+	0	65	45	P, F, M, V
Reblochon	1225	21,0	23,5	–	0	70	52	P, F, M, V
Roquefort	1580	22,0	30,0	0,0	0	60	46	P, F, M, V
Sbrinz	1715	30,0	33,0	–	0	100	30	P, F, M, V
Schabziger	610	36,0	0,5	1,5	0	61	59	P, M, V
Schmelzkäse, 45% Fett i. Tr.	1103	14,5	23,0	+	0	53	50	P, F, M, V
Tête de Moine, 50% Fett i. Tr.	1615	24,5	32,0	+	0	74	40	P, F, M, V
Tilsiter, 45% Fett i. Tr.	1360	24,0	25,5	+	0	59	46	P, F, M, V
Tomme vaudoise	1160	18,0	23,0	+	0	70	56	P, F, M, V
Vacherin, Freiburger	1470	25,5	28,0	+	0	85	44	P, F, M, V
Vacherin, Mont d'Or	965	17,5	18,0	+	0	55	55	P, F, M, V
Eier								
Ei, frisch	667	13,0	12,0	0,6	0	604	74	P, F, V
Eigelb, frisch	1476	16,0	32,0	0,3	0	1650	50	P, F, V
Eiklar, frisch	202	11,0	0,2	0,7	0	0	87	P
Hühnervollei, getrocknet	2388	46,0	42,0	2,5	0	2200	6	P, F, V
Fette								
Butter	3050	0,5	82,0	0,5	0	240	17	F, V
Butter, light	1925	6,0	49,0	0,5	0	120	44	F, V
Butter, eingesotten	3750	0,0	100,0	0,0	0	285	0	F, V
Kokosfett	3741	0,5	99,0	+	1	+	0	F, V
Margarine, pflanzlich	3023	0,2	80,0	0,4	0	7	19	F, V
Margarine, light	1495	0,4	40,0	0,4	0	4	58	F, V
Schweineschmalz	3756	0,1	99,5	0,0	0	86	+	F
Öle								
Safloröl (Distelöl)	3762	0,0	99,5	0,0	0	0	+	F, V
Erdnussöl	3746	0,0	99,5	0,0	0	1	+	F, V
Leinsamenöl	3747	0,0	99,5	0,0	0	7	+	F
Maiskeimöl	3762	0,0	99,5	0,0	0	2	+	F, V
Olivenöl	3754	0,0	99,5	0,0	0	1	+	F, V
Rapsöl	3762	0,0	99,5	0,0	0	–	+	F, V
Sesamöl	3747	0,0	99,5	0,0	0	1	+	F, V
Sojaöl	3762	0,0	99,5	0,0	0	1	+	F, V
Sonnenblumenöl	3758	0,0	99,5	0,0	0	5	+	F, V
Traubenkernöl	3762	0,0	99,5	0,0	0	–	+	F, V
Walnussöl / Baumnussöl	3747	0,0	99,5	0,0	0	1	+	F
Weizenkeimöl	3762	0,0	99,5	0,0	0	–	+	F, V

Nahrungsmittel je 100 g essbarer Anteil	Energie kJ	Protein g	Fett g	Kohlenhydrate verwertbar g	Kohlenhydrate Nahrungsfasern g	Cholesterin mg	Wasser g	reich an
Brote								
Baguette / Parisette	1086	8,0	0,5	55,0	3,0	0	30	P, K
Brioches	1750	10,5	19,0	51,0	2,5	170	18	P, F, K
Laugenbrötchen	945	7,0	2,0	45,0	2,0	+	42	P, K
Gipfeli	1750	8,5	22,0	47,0	2,5	35	20	P, F, K
Halbweissbrot	1000	8,5	0,5	49,0	3,0	0	39	P, K
Knäckebrot	1328	10,0	1,5	66,0	14,0	0	7	P, K, M, V
Nussgipfel	1725	7,0	20,0	51,0	–	–	20	P, K
Pumpernickel	762	7,0	1,0	36,0	9,0	0	45	P, K, M
Roggenbrot (Walliserbrot)	900	7,0	1,0	43,0	9,0	0	40	P, K, M, V
Ruchbrot	964	8,0	1,5	46,0	3,5	0	41	P, K
Semmeli / Mütschli	1120	8,5	1,0	56,0	3,0	0	30	P, K
Toastbrot	1195	7,5	4,5	55,0	3,0	0	36	P, K
Toastbrot mit Vollkornmehl	1130	8,0	7,0	43,0	6,0	0	35	P, K, M, V
Volkornbrot	971	9,5	2,5	40,0	8,0	0	40	P, K, M
Vollkornzwieback	1523	17,0	8,0	56,0	10,0	–	8	P, K
Weggli, Sandwichbrot	1230	10,0	2,5	57,0	3,0	+	30	P, K
Weissbrot	1110	10,0	1,0	53,0	3,0	0	32	P, K
Zopf	1410	9,0	10,0	52,0	3,0	40	26	P, K
Zwieback, eifrei	1541	10,0	4,0	73,0	3,5	–	8	K
Fertigteige								
Blätterteig, mit Butter	1720	5,0	27,5	33,0	1,5	75	32	F, K
Hefeteig	1130	8,0	6,0	45,0	1,5	50	39	K
Kuchenteig	1530	6,0	20,0	41,0	1,0	–	32	F, K
Pizzateig	1078	7,0	6,5	43,0	–	–	43	K
Mürbteig	1810	6,0	21,0	55,0	1,0	1	16	F, K
Getreideprodukte								
Amaranth	1526	15,0	9,0	57,0	–	0	11	P, K, M
Buchweizen, Korn, geschält	1425	10,0	1,5	71,0	4,0	0	13	P, K, M, V
Buchweizenmehl	1415	10,0	1,5	71,0	3,5	0	14	P, K, M, V
Dinkel (Grünkern), Körner/Schrot	1340	11,5	2,5	63,0	9,0	0	13	P, K, M
Dinkel, Mehl	1388	13,0	2,5	64,0	8,5	0	10	P, K, M
Gerste, Korn, entspelzt	1316	10,5	2,0	63,5	10,0	0	12	P, K, M, V
Gerste, Mehl	1454	10,5	2,0	72,0	–	0	13	P, K, M, V
Gerste, Rollgerste (Graupen)	1470	10,5	1,5	71,0	4,5	0	12	P, K, M, V
Hafer, Korn, entspelzt	1479	12,5	7,0	60,0	5,5	0	13	P, F, K, M, V
Hafer, Haferflocken, Vollkorn	1479	12,0	8,0	58,0	9,5	0	10	P, F, K, M, V
Hirse, Goldhirse	1600	11,0	4,0	71,0	4,0	0	10	P, K, M, V
Hirse, Korn, entspelzt	1479	10,5	4,0	69,0	4,0	0	12	P, K, M, V
Mais, Korn	1385	9,0	4,0	65,0	9,0	0	12	P, K, M, V
Mais, Cornflakes	1490	7,0	1,0	80,0	4,0	0	6	K
Mais, Griess	1470	9,0	1,0	74,0	5,0	0	11	K
Mais, Popcorn	1539	13,0	5,0	68,0	10,0	0	4	P, K, M, V
Quinoa	1437	14,0	5,0	61,0	4,5	0	12	P, K, M

Nahrungsmittel je 100 g essbarer Anteil	Energie kJ	Protein g	Fett g	Kohlenhydrate verwert-bar g	Kohlenhydrate Nahrungs-fasern g	Cholesterin mg	Wasser g	reich an
Reis, poliert	1452	7,0	0,6	78,5	1,5	0	13	P, K, M
Reis, poliert, parboiled	1440	6,5	0,5	78,5	1,5	0	12	P, K, M, V
Reis, Vollreis, entspelzt	1435	7,5	2,0	73,5	2,0	0	13	P, K, M, V
Reis, Mehl	1471	7,0	0,7	79,0	–	0	12	P, K
Roggen, Korn	1225	8,5	1,5	61,0	13,0	0	14	P, K, M, V
Roggen, Flocken	1286	12,0	1,5	61,0	10,0	0	15	P, K, M, V
Roggen, Mehl, Vollkorn	1225	11,0	1,5	59,0	14,0	0	15	P, K, M, V
Roggen, Kleie	736	18,0	4,5	16,0	47,0	0	14	P, K, M, V
Stärkemehl, Fécule (Kartoffeln)	1405	0,6	0,1	83,0	+	0	15	K
Stärkemehl, Maizena (Mais)	1448	0,4	0,1	86,0	+	0	13	K
Stärkemehl, Paidol (Weizen)	1451	0,4	0,1	86,0	+	0	12	K
Weizen, Körner/Schrot	1310	11,5	2,0	61,0	10,0	0	15	P, K, M, V
Weizen, Griess	1373	11,0	1,0	69,0	7,0	0	15	P, K
Weizen, Vollkornmehl	1285	11,0	2,0	60,0	13,0	0	13	P, K, M, V
Weizen, Ruchmehl	1400	11,0	2,0	67,0	5,0	0	14	P, K, M, V
Weizen, Halbweissmehl	1405	11,5	1,0	69,0	4,0	0	14	P, K, M, V
Weizen, Weissmehl, vitaminisiert	1410	10,0	1,0	71,0	4,0	0	13	P, K, M, V
Weizen, Weissmehl	1410	10,0	1,0	71,0	4,0	0	13	P, K
Weizen, Keime, getrocknet	1304	26,5	9,0	31,0	18,0	0	15	P, F, K, M, V
Weizen, Kleie	728	15,0	5,0	18,0	45,0	0	11	P, F, K, M, V
Wildreis	1490	14,0	0,5	72,0	–	0	13	P, K, M, V

Teigwaren

Eierteigwaren	1452	13,0	3,0	70,0	3,0	95	10	P, K, M, V
Teigwaren (ohne Eier)	1513	12,5	1,0	75,0	1,0	45	10	P, K, M
Vollkornteigwaren	1440	15,0	4,0	63,0	8,0	70	10	P, K, M, V

Hülsenfrüchte

Bohnen, Kidney	1205	22,5	1,5	45,0	23,0	0	6	P, K, M, V
Bohnen, weiss	1245	22,0	1,5	48,0	17,0	0	11,5	P, K, M, V
Bohnen, Borlotti	1235	21,0	1,5	48,0	–	0	12	P, K, M, V
Erbsen, gelb	1050	20,0	1,5	45,0	16,0	0	13	P, K, M, V
Erbsen, grün	1127	23,0	1,5	41,0	17,0	0	11	P, K, M, V
Kichererbsen	1152	20,0	3,5	41,0	21,5	0	11	P, K, M, V
Linsen	1316	23,5	1,5	52,0	10,5	0	12	P, K, M, V
Sojabohnen	1351	34,0	18,0	6,0	22,0	0	7	P, F, M, V
Tofu	356	8,0	5,0	2,0	0,5	0	84	P

Keimlinge / Sprossen

Bambussprossen	115	2,5	0,5	3,5	2,0	0	85	V
Bohnensprossen	140	4,5	0,5	2,5	3,0	0	80	P, M, V
Getreidesprossen	286	3,0	0,5	13,0	2,5	0	75	M, V
Luzernensprossen / Alfalfa	130	4,0	0,7	2,0	1,5	0	85	M, V
Sojasprossen	206	5,0	1,0	4,5	1,0	0	75	P, V

Nahrungsmittel je 100 g essbarer Anteil	Energie	Protein	Fett	Kohlenhydrate		Cholesterin	Wasser	reich an
				verwert-bar	Nahrungs-fasern			
	kJ	g	g	g	g	mg	g	
Samen und Nüsse								
Cashewnüsse	2380	17,0	42,0	30,0	3,0	0	4	P, F, K, M, V
Erdnüsse	2385	26,0	48,0	8,0	11,0	0	5	P, F, M, V
Haselnüsse	2705	13,0	61,0	11,5	7,5	0	5	P, F, M, V
Kastanien, Marroni	818	3,5	2,0	41,0	8,0	0	44	K, V
Kokosmilch	36	0,3	0,2	1,5	0,0	0	94	
Kokosnuss, reif	430	4,5	34,0	4,5	9,0	0	47	F, M
Kokosraspel	2536	5,5	62,0	6,5	24,0	0	4	F, M
Leinsamen, ungeschält	1666	24,0	31,0	6,0	39,0	0	6	P, F
Macadamianüsse	2874	7,5	73,0	–	16,0	0	3	F
Mandeln	2413	19,0	54,0	4,0	15,0	0	5	P, F, M, V
Mohnsamen	1949	20,0	41,0	4,0	21,0	0	6	P, F
Paranüsse	2818	14,0	67,0	4,0	7,0	0	6	P, F, M, V
Pekannüsse	2941	9,0	72,0	4,0	10,0	0	3	P, F, M, V
Pinienkerne	2820	13,0	60,0	20,5	1,0	0	3	P, F, M, V
Pistazienkerne, geschält	2584	21,0	52,0	17,0	6,0	0	5	P, F, M, V
Sesam-Samen	2350	17,5	50,0	10,0	11,0	0	5	P, F, M, V
Sonnenblumenkerne, geschält	2428	22,5	49,0	12,0	6,0	0	7	P, F, M, V
Walnüsse / Baumnüsse	2788	15,0	62,0	12,0	6,0	0	5	P, F, M, V
Kartoffeln								
Kartoffeln, roh	292	2,0	0,1	15,0	2,0	0	78	M, V
Pommes chips	2254	5,5	39,0	40,0	6,0	0	8	F, K, M
Pommes frites	1214	4,0	14,0	36,0	4,0	0	42	F, K, M, V
Salzkartoffeln	330	2,0	0,1	17,0	2,0	0	77	M, V
Süsskartoffeln (Batate)	453	1,5	0,6	24,0	3,0	0	69	M, V
Gemüse								
Artischockenböden	120	2,0	0,2	5,0	8,0	0	83	M, V
Auberginen	72	1,0	0,2	2,5	3,0	0	93	M
Blaukabis / Rotkohl	86	1,5	0,2	3,0	2,5	0	92	M, V
Blumenkohl	92	2,5	0,3	2,5	3,0	0	92	M, V
Bohnen, grüne	136	2,5	0,2	5,0	2,0	0	90	M, V
Broccoli	108	3,0	0,2	2,5	3,0	0	89	M, V
Brunnenkresse	88	1,5	0,3	3,0	1,0	0	93	M, V
Brüsseler Chicorée	68	1,5	0,2	2,5	1,0	0	94	V
Chinakohl	54	1,0	0,3	1,5	1,0	0	93	M, V
Eisbergsalat	54	1,0	0,3	2,0	0,5	0	94	V
Endivien	43	2,0	0,2	0,5	1,0	0	93	M, V
Erbsen, grün	293	6,0	0,5	10,5	5,0	0	78	P, M, V
Fenchel	98	2,5	0,3	3,0	4,0	0	86	M, V
Frühlingszwiebel	98	2,0	0,5	3,0	1,0	0	92	V
Gartenkresse	138	4,0	0,7	2,5	3,5	0	87	M, V
Grünkohl	153	4,0	0,9	2,5	4,0	0	86	P, M, V
Gurken	51	0,5	0,2	2,0	0,5	0	96	
Kabis / Weisskohl	102	1,5	0,2	4,0	3,0	0	90	M, V

Nahrungsmittel je 100 g essbarer Anteil	Energie kJ	Protein g	Fett g	Kohlenhydrate verwert-bar g	Kohlenhydrate Nahrungs-fasern g	Cholesterin mg	Wasser g	reich an
Karotten	117	1,0	0,2	5,0	3,5	0	86	M, V
Kefen	250	3,5	0,2	11,0	–	0	94	
Knoblauch	581	6,0	0,1	28,0	1,0	0	64	M, V
Knollensellerie	77	1,5	0,3	2,0	4,0	0	88	M, V
Kohlrabi	102	2,0	0,1	4,0	1,5	0	91	M, V
Kopfsalat	49	1,0	0,2	1,0	1,5	0	95	V
Krautstiele / Mangold	91	2,0	0,2	3,0	2,0	0	92	M, V
Kürbis	107	1,0	0,1	5,0	2,0	0	91	M, V
Lattich	78	0,5	0,5	3,0	1,0	0	94	
Lauch	104	2,0	0,3	3,0	2,0	0	89	M, V
Löwenzahnblätter	220	2,5	0,5	9,0	2,0	0	85	M, V
Maiskörner	455	3,5	1,5	20,0	3,0	0	71	
Nüssler / Feldsalat	57	2,0	0,5	1,0	2,0	0	95	M, V
Pastinaken	92	1,5	0,5	3,0	12,0	0	80	M, V
Patisson	77	1,5	0,2	3,0	12,0	0	82	
Peperoni	84	1,0	0,3	3,0	3,5	0	91	M, V
Petersilienwurzel	168	3,0	0,5	6,0	4,0	0	82	M, V
Pfälzer Rüben	210	1,0	0,1	11,0	1,0	0	85	
Portulak	62	1,5	0,3	1,5	2,0	0	93	M, V
Radicchio	54	1,0	0,2	1,5	1,5	0	95	V
Radieschen	57	1,0	0,1	2,0	1,5	0	94	M, V
Randen / Rote Rüben	172	1,5	0,1	8,0	3,0	0	86	M, V
Rettich	57	1,0	0,2	2,0	1,0	0	94	M, V
Rhabarber	55	0,5	0,1	2,0	3,0	0	93	M, V
Rosenkohl	149	4,5	0,3	3,5	4,5	0	85	M, V
Sauerampfer	88	2,5	0,4	2,0	3,0	0	91	M, V
Sauerkraut	70	1,5	0,3	1,0	2,0	0	91	
Sauerrüben	41	0,5	0,1	2,0	1,5	0	92	
Schwarzwurzeln	260	1,5	0,5	13,0	8,0	0	78	M, V
Spargeln	75	2,0	0,1	2,0	1,5	0	93	M, V
Spinat	64	2,5	0,3	0,5	2,5	0	93	M, V
Stangensellerie	65	1,0	0,2	2,0	4,0	0	88	M
Tomaten	73	1,0	0,2	2,5	1,0	0	94	M, V
Tomatenpüree, Konzentrat	580	6,0	1,0	26,0	1,0	–	65	M, V
Tomaten, Pelati	89	1,0	0,2	3,5	1,0	0	93	V
Topinambur	125	2,5	0,4	4,0	12,5	0	79	M, V
Weisse Rübe	104	1,0	0,2	5,0	3,5	0	91	
Wirz / Wirsingkohl	105	3,0	0,4	2,5	2,5	0	90	M, V
Zucchetti	79	1,5	0,4	2,0	1,0	0	93	
Zuckerhut	53	1,0	0,2	1,5	1,5	0	94	
Zuckermais	361	3,0	1,0	16,0	4,0	0	78	M, V
Zwiebeln	118	1,0	0,3	5,0	2,0	0	88	V
Zwiebeln, getrocknet	828	11,0	1,0	35,0	37,0	0	11	

Nahrungsmittel je 100 g essbarer Anteil	Energie kJ	Protein g	Fett g	Kohlenhydrate		Cholesterin mg	Wasser g	reich an
				verwert- bar g	Nahrungs- fasern g			
Pilze								
Zuchtchampignons	64	2,5	0,2	0,5	2,0	0	93	M
Morcheln	48	1,5	0,3	2,0	7,0	0	89	M
Eierschwämme / Pfifferlinge	49	1,5	0,5	0,2	4,5	0	92	M, V
Steinpilze	70	3,0	0,4	0,5	6,0	0	88	M, V
Steinpilze, getrocknet	389	20,0	3,0	4,0	55,0	0	11	
Trüffel	234	5,5	0,5	7,5	17,0	0	69	M
Austernpilze	44	2,5	0,1	0,5	6,0	0	90	
Obst								
Acerola	66	0,2	0,2	2,5	2,0	0	89	V
Ananas	231	0,4	0,2	12,5	1,5	0	85	V
Äpfel	225	0,3	0,6	11,0	2,0	0	84	
Aprikosen	180	1,0	0,1	8,5	1,5	0	86	M, V
Avocados	923	2,0	23,0	0,4	6,0	0	66	F, M, V
Bananen	392	1,0	0,2	21,0	2,0	0	74	M, V
Birnen	231	0,5	0,3	12,5	3,5	0	84	V
Brombeeren	183	1,0	1,0	6,0	3,0	0	84	V
Cherimoyas (Annonen)	264	1,5	0,3	13,5	1,0	0	83	
Erdbeeren	134	0,8	0,4	5,5	1,5	0	90	V
Feigen	260	1,0	0,5	13,0	3,0	0	82	M
Grapefruits	187	0,6	0,2	9,0	1,5	0	89	V
Hagebutten	370	3,5	–	16,0	6,0	0	70	V
Heidelbeeren	154	0,7	0,6	6,0	5,0	0	84	V
Himbeeren	140	1,0	0,3	5,0	5,0	0	84	M, V
Holunderbeeren	205	2,5	1,0	7,5	4,0	0	81	M, V
Johannisbeeren, rot	138	1,0	0,2	5,0	3,5	0	85	M, V
Johannisbeeren, schwarz	164	1,0	0,2	6,0	7,0	0	81	M, V
Kakis	295	0,6	0,3	16,0	3,0	0	77	V
Kaktusfeigen	159	0,8	0,7	7,0	5,0	0	85	
Kirschen, süss	262	0,9	0,3	13,5	1,5	0	81	M, V
Kirschen, sauer	222	0,9	0,5	10,0	1,0	0	84	V
Kiwis	209	0,9	0,6	9,0	2,0	0	83	V
Litschis	315	0,9	0,3	17,0	2,0	0	80	
Loganbeeren	82	1,0	+	3,5	6,0	0	85	
Mandarinen, Clementinen	192	0,6	0,3	10,0	2,0	0	87	V
Mangos	245	0,6	0,3	10,0	2,0	0	87	V
Maulbeeren	157	1,5	–	8,0	2,0	0	85	
Melonen, grün	105	1,0	–	5,5	1,0	0	93	V
Melonen, Honig	228	0,9	0,1	12,5	1,0	0	86	V
Melonen, Wasser	156	0,6	0,2	8,5	0,2	0	90	V
Mirabellen	282	0,7	0,2	15,0	0,9	0	82	M
Mispel	186	0,5	–	10,0	2,0	0	87	
Moosbeeren	147	0,4	0,7	4,0	4,0	0	87	V
Nektarinen	223	0,9	–	12,5	2,0	0	80	
Orangen	177	1,0	0,2	8,3	1,5	0	86	V

Nahrungsmittel je 100 g essbarer Anteil	Energie kJ	Protein g	Fett g	Kohlenhydrate verwert-bar g	Kohlenhydrate Nahrungs-fasern g	Cholesterin mg	Wasser g	reich an
Oliven, grün	554	1,4	13,5	2,0	2,5	0	75	F
Oliven, schwarz	1467	2,2	36,0	5,0	–	0	44	F
Papaya	110	0,9	0,2	8,0	3,0	0	87	
Passionsfrucht	263	2,5	0,4	9,5	1,5	0	76	
Pfirsiche	180	0,7	0,1	9,5	2,0	0	87	M, V
Pflaumen	205	0,6	0,2	10,0	1,5	0	83	M
Preiselbeeren	145	0,3	0,5	6,0	3,0	0	90	V
Quitten	159	0,4	0,5	7,0	6,0	0	83	M, V
Reineclauden	240	0,8	0,1	13,5	3,0	0	81	M
Sanddornbeeren	371	1,4	7,0	3,5	2,0	0	83	M, V
Stachelbeeren	156	0,8	0,2	7,0	3,0	0	87	V
Weintrauben	282	0,7	0,3	15,0	1,5	0	81	
Zitronen	149	0,7	0,6	3,0	4,0	0	89	M, V
Zwetschgen	310	1,0	0,5	16,0	2,0	0	83	M
Obstkonserven, gezuckert								
Ananas	361	0,4	0,2	20,0	1,0	0	76	
Apfelmus	330	0,2	0,1	19,0	2,0	0	77	
Birnen	325	0,3	0,1	19,0	2,0	0	77	
Pfirsiche	289	0,4	0,1	16,5	1,0	0	81	
Preiselbeeren	763	0,5	0,3	44,5	2,0	0	52	K, M
Frucht-/Gemüsesäfte								
Apfelsaft	200	0,1	0,0	12,0	+	0	87	
Cassissaft	230	0,4	0,0	13,0	+	0	85	V
Grapefruitsaft	152	0,6	0,1	7,0	+	0	90	V
Karottensaft	92	0,6	+	5,0	+	0	93	M, V
Orangensaft	192	0,7	0,2	10,0	+	0	88	V
Randensaft	152	1,0	+	8,0	+	0	88	M
Tomatensaft	85	1,0	+	4,0	+	0	94	M, V
Traubensaft	286	0,2	+	17,0	+	0	82	
Zitronensaft	111	0,4	0,1	2,5	+	0	91	V
Dörrobst								
Äpfel	1115	1,5	1,5	61,0	11,0	0	24	K
Aprikosen	1003	5,0	0,5	48,0	8,5	0	26	K, V
Bananen	1363	4,5	0,8	75,0	4,0	0	14	K
Birnen	1160	3,0	2,0	61,0	6,0	0	26	K
Datteln	1160	2,0	0,5	65,0	9,0	0	22	K
Feigen	1032	4,0	1,0	54,0	13,0	0	28	K
Korinthen	1084	2,0	0,5	63,0	7,0	0	22	K, M
Pflaumen	965	2,5	0,6	53,0	9,0	0	30	K
Rosinen	1156	2,5	0,5	64,0	5,5	0	25	K, M
Sultaninen	1190	3,0	0,5	65,0	7,0	0	26	K, M

Nahrungsmittel je 100 g essbarer Anteil	Energie kJ	Protein g	Fett g	Kohlenhydrate verwertbar g	Kohlenhydrate Nahrungsfasern g	Cholesterin mg	Wasser g	reich an
Verschiedenes								
Backhefe	403	12,0	0,4	11,0	–	–	71	P, M, V
Brotaufstrich auf Nussbasis	2151	7,0	31,0	54,0	–	0	1	K, F
Gelatine	1412	84,0	0,1	0,0	0,0	0	14	P
Honig	1361	0,3	0,0	81,0	–	0	17	K
Kakaopulver, fettarm	1142	24,0	12,0	17,0	–	0	4	P, K
Konfitüre	1119	0,6	–	66,0	3,0	0	29	K
Marzipan	1895	8,0	25,0	49,0	1,0	0	9	K
Mayonnaise	3200	2,0	80,0	3,0	0,0	70	13	F
Melasse	1020	–	0,0	60,0	0,0	–	39	
Schlagcreme	1228	2,5	30,0	3,5	–	–	63	
Schokolade, weiss	2260	5,2	30,0	62,0	–	–	1	F, K
Schokolade, zartbitter	2185	5,5	30,0	58,0	6,0	–	1	F, K
Schokolade, Vollmilch	2200	8,0	30,0	56,0	2,0	–	1	F, K
Zucker	1680	0,0	0,0	100,0	0,0	–	+	K
Gewürze, Würzmittel								
Basilikum	200	2,0	1,0	8,0	3,0	0	85	
Bouillon	240	3,0	4,0	3,0	–	–	88	
Bouillonwürfel	150	17,0	4,0	11,0	0,0	–	65	
Dill	230	4,0	1,0	8,0	2,0	0	83	
Essig	2	0,0	0,0	0,6	0,0	0	94	
Grüner Pfeffer	67	1,0	0,5	2,0	1,0	0	93	
Ingwer	256	2,5	1,0	11,0	–	0	81	
Meerrettich	263	3,0	0,3	12,0	4,0	0	77	M, V
Petersilie	211	4,5	0,2	7,0	4,0	0	82	M, V
Rosa Pfeffer / Rosa Beeren	410	2,0	4,5	11,0	–	0	81	
Salz	0	0,0	0,0	0,0	0,0	0	1	M (nur NaCl)
Schnittlauch	113	3,5	0,7	1,5	6,0	0	83	M, V
Senf	72	1,0	0,1	3,0	+	0	78	
Sojasauce	295	7,0	0,6	9,0	0,0	0	81	
Tomatenketchup	455	2,0	+	24,0	1,0	0	71	
Worcestershire Sauce	610	3,0	2,0	27,0	0,0	0	66	
Alkoholfreie Getränke								
Cola-Getränk, gezuckert	237	3,3	0,0	11,0	0,0	0	82	
Cola-Getränk, light	10	0,0	0,0	+	0,0	0	99	
Fruchtsaftgetränke, Limonaden	206	0,0	0,0	12,0	0,0	0	88	
Bier, alkoholfrei	119	0,3	0,0	5,5	–	–	93	
Eistee, gezuckert	150			9,0	–	–	90	
Eistee, light	27	0,0	0,0	1,5	–	–	96	
Milchserumgetränk, gezuckert	150	+	0,0	9,0	–	–	90	M, V
Sirup, unverdünnt	1255	0,6	0,0	73,0	–	–	25	
Kaffee, Schwarztee	0	0,0	0,0	0,0	0,0	0	99	
Früchtetee	4	0,0	0,0	0,0	0,0	0	99	

Nahrungsmittel je 100 g essbarer Anteil	Energie kJ	Protein g	Fett g	Kohlenhydrate verwertbar g	Kohlenhydrate Nahrungsfasern g	Cholesterin mg	Wasser g	reich an
Mineralwasser	0	0,0	0,0	0,0	0,0	0	99	M
Multivitaminnektar	195	1,0	+	11,0	+	0	87	M, V
Orangennektar	200	+	+	10,0	+	0	88	M, V

Alkoholische Getränke (Alkoholgehalt in Volumenprozenten)

Apfelwein (5)	189	+	–	2,5	0,0	0	93	
Bier (3,5–5)	180	0,5	0,0	2,5	0,0	0	92	
Wein, rot (10–12)	311	0,1	–	2,5	0,0	0	88	
Wein, weiss (10–12)	294	0,1	–	2,5	0,0	0	85	
Sekt/Champagner (11–12)	349	0,1	–	4,0	0,0	0	85	
Likör (30)	697	–	–	30,0	0,0	0	50	
Whisky (43)	1000	–	–	2,0	0,0	0	57	
Aperitif (16,5, Campari, Cynar)	860	0,0	0,0	25,0		0	58	
Eierlikör (20)	1215	4,0	4,0	28,0	–	–	52	
Grand Marnier (40)	1440	0,0	0,0	35,0	–	0	30	
Portwein (15)	555	0,1	0,0	12,0	–	0	73	
Branntwein (43, Cognac, Kirsch)	1160	0,0	0,0	0,0	–	0	60	

Quelle Nährwerttabelle:
Die meisten Angaben stammen aus
«Die grosse GU-Nährwert-Kalorien-Tabelle»
2000/01, Gräfe und Unzer Verlag GmbH,
München, und «Nährwerttabellen für
Konsumentinnen und Konsumenten»,
Schweizerische Vereinigung für Ernährung,
Bern 1993.

Die Nummern unterteilen die Zusatzstoffe nach einer internationalen Norm in natürliche oder synthetische Substanzen mit oder ohne Nährwert. Diese Substanzen werden den Lebensmitteln vorwiegend aus technologischen oder sensorischen Gründen zugesetzt. Die Europäische Union EU gibt seit Mitte der achtziger Jahre Richtlinien für Zusatzstoffe von Lebensmitteln heraus, die sie laufend anpasst und die seit 1993 – bis auf wenige unbedeutende Bereiche – nationalem Recht übergeordnet sind. Auch Nicht-EU-Mitglieder wie die Schweiz halten sich in der Regel daran, da der internationale Warenverkehr sonst behindert würde.

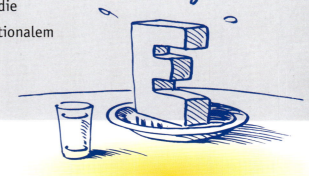

Farbstoffe

Die Nahrungsmittelindustrie gibt Lebensmitteln Farbstoffe zu, um die Farbe der Masse oder der Oberfläche wiederherzustellen oder zu betonen. Die Belastung der Konsumentinnen und Konsumenten mit Azofarbstoffen (E 102, 110, 122, 123, 124, 128, 129, 151, 154, 155, 180) soll auf Empfehlung von Allergologen möglichst tief gehalten werden. Aus diesem Grunde werden Azofarbstoffe, im Unterschied zur EU, in Milchprodukten sowie in Fleischersatzprodukten nicht zugelassen.

E-Nr.	Name	Farbe	Herkunft	Verwendung
E 100	Kurkumin	Orangegelb	Kurkumawurzel oder synthetisch	Currypulver, Senf, Reis-Fertiggerichte, Süsswaren
E 101	Riboflavin (Vitamin B$_2$) Riboflavin-5-phosphat	Gelb/Orangegelb	aus Bierhefe oder synthetisch	Glace, Cremespeisen, Kuchen, Gebäck, Suppen
E 102	Tartrazin	Zitronengelb	synthetisch hergestellt	Fruchtessenzen, Brausepulver, Senf, Süsswaren
E 104	Chinolingelb	Gelb	synthetisch hergestellt	Brausepulver, Puddingpulver, Ostereierfarbe, Kaugummi
E 110	Gelborange S Sunsetgelb FCF	Gelborange	synthetisch hergestellt	Arzneikapseln, Fertigsuppen, Marzipan, Puddingpulver
E 120	Echtes Karmin (Cochenille) Karminsäure	Rot	Farbstoff der Scharlach-Schildlaus	alkoholische Getränke, Konfitüren
E 122	Azorubin, Carmoisin	Rot	synthetisch hergestellt	Süsswaren, Pudding, Getränke, Fertigsuppen
E 123	Amaranth	Rot	synthetisch hergestellt	Spirituosen, Wermuth, Fischrogen
E 124	Ponceau 4R, Cochenillerot A	Rot	synthetisch hergestellt	Chorizo-Wurst, Süsswaren, Getränke, Käseüberzüge
E 127	Erythrosin	Rot	synthetisch hergestellt	Cocktailkirschen
E 128	Rot 2 G	Rot	synthetisch hergestellt	Breakfast Sausages, Hackfleisch mit Getreideanteil
E 129	Allurarot AC	Rot	synthetisch hergestellt	Breakfast Sausages, Hackfleisch mit Getreideanteil
E 131	Patentblau V	Blau	synthetisch hergestellt	Getränke, Ostereier, Süsswaren, Glasuren
E 132	Indigotin, Indigokarmin	Blau	synthetisch hergestellt	Glasuren, Getränke, Likör, Süsswaren, Dragees
E 133	Brillantblau FCF	Blau	synthetisch hergestellt	Süsswaren, Getränke, englische Gemüsekonserven
E 140	Chlorophylle, Chlorophylline	Grün	Brennnessel, Gras, Luzerne	Kaugummi, Süsswaren, grüne Gemüse in Essig
E 141	Kupferkomplexe der Chlorophylle	Grün	aus Chlorophyll, mit Kupfer angereichert	Kaugummi, Süsswaren, Liköre, grüne Gemüse in Essig

E-Nr.	Name	Farbe	Herkunft	Verwendung
E 142	Grün S	Grün	synthetisch hergestellt	Süsswaren, Pfefferminzgelee, Pfefferminzsauce
E 150a	Einfache Zuckerkulör (Caramel)	Braun	durch Erhitzen von Zuckerlösung	Backwaren, Essig, Spirituosen, Malzbrot
E 150b	Sulfitlaugen-Zuckerkulör	Braun	synthetisch hergestellt	Backwaren, Getränke, Fertiggerichte, Süsswaren
E 150c	Ammoniak-Zuckerkulör	Braun	synthetisch hergestellt	Backwaren, Getränke, Fertiggerichte, Süsswaren
E 150d	Ammonsulfit-Zuckerkulör	Braun	synthetisch hergestellt	Backwaren, Getränke, Fertiggerichte, Süsswaren
E 151	Brillantschwarz BN, Schwarz PN	Schwarz	synthetisch hergestellt	Fischrogen, Lakritze, Süsswaren, Saucen
E 153	Pflanzenkohle	Schwarz	aus Verkohlung organischer Substanz	Wachsüberzug auf Käse, Süsswaren, Dragees
E 154	Braun FK	Braun	synthetisch hergestellt	nur in der englischen Fischspezialität «Kippers» zugelassen
E 155	Braun HT	Braun	synthetisch hergestellt	Gebäck, Süssspeisen, Würzmittel
E 160a	Carotine, Beta-Carotin	Orange	aus Pflanzenextrakten, auch synthetisch	Margarine, Mayonnaise, Marzipan, Tierfutter
E 160b	Annatto, Bixin, Norbixin	Orange	Extrakt der Samen des Annattobaumes	Bonbons, Schmelzkäse, Margarine, Snacks, Erdnüsse
E 160c	Paprikaextrakt, Capsanthin Capsorubin	Orangerot	Extrakt aus der Paprika- schote	Fertigsuppen, Fertiggerichte
E 160d	Lycopin	Tomatenrot	Extrakt aus der Tomatenschale	Suppen, Saucen, Vitamintabletten
E 160e	Beta-apo-8-Carotinal	Orangerot	synthetisch hergestellt	Saucen, Dressings, Getränke, Süsswaren
E 160f	Beta-apo-8-Carotinsäure	Orangerot	synthetisch hergestellt	Saucen, Getränke, Süsswaren, Cremen
E 161b	Lutein	Orangegelb	aus Eigelb hergestellt	Fertiggerichte, Backmittel, Überzüge, Füllungen
E 161g	Canthaxanthin	Orangegelb	synthetisch hergestellt	ausschliesslich in Saucisses de Strasbourg zugelassen
E 162	Beetenrot, Betanin	Rot	aus Randen	Joghurt, Fruchtgelees, Kaugummi, Saucen
E 163	Anthocyane	Rot bis Blau	Schalen roter Trauben, Rotkohl, Randen	Getränke, Obstkonserven, Süsswaren, Fruchtgelee
E 170	Calciumcarbonat (Kreide)	Grauweiss	Kalk, Kreide	Verzierungen von Lebensmitteln, Rieselhilfsmittel
E 171	Titandioxid	Weiss	Mineralstoffe	Dragees, Süsswaren
E 172	Eisenoxide / Eisenhydroxide	Gelb, Rot, Schwarz	Mineralstoffe	Dragees, Süsswaren, Käserinde, Oliven
E 173	Aluminium	Silbergrau	Mineralstoffe, Metalle	Oberflächen von Dragees und Süsswaren
E 174	Silber	Silbergrau	Mineralstoffe, Metalle	Oberflächen von Dragees und Süsswaren
E 175	Gold	Goldfarbig	Mineralstoffe, Metalle	Oberflächen von Dragees und Süsswaren
E 180	Litholrubin BK	Rot	synthetisch hergestellt	Behandlung von essbarer Käserinde

Konservierungsstoffe

Konservierungsstoffe verlangsamen oder verhindern mikrobiologischen Verderb durch Bakterien, Hefen, Schimmelpilze in und auf Lebensmitteln. Der Einsatz von Konservierungsmitteln ist in den letzten Jahren zurückgegangen.

E-Nr.	Name	Herkunft	Verwendung
E 200	Sorbinsäure	synthetisch hergestellt	Mayonnaise, Suppenkonzentrate, Käse, Würste, Essiggemüse, Wein
E 202	Kaliumsorbat	synthetisch hergestellt	
E 203	Calciumsorbat	synthetisch hergestellt	
E 210	Benzoesäure	synthetisch hergestellt	gesäuerte Fischerzeugnisse, gesäuerte Gemüse, Marinaden
E 211	Natriumbenzoat	synthetisch hergestellt	gesäuerte Fischerzeugnisse, gesäuerte Gemüse, Marinaden
E 212	Kaliumbenzoat	synthetisch hergestellt	gesäuerte Fischerzeugnisse, gesäuerte Gemüse, Marinaden
E 213	Calciumbenzoat	synthetisch hergestellt	gesäuerte Fischerzeugnisse, gesäuerte Gemüse, Marinaden
E 214 bis E 219	PHB-Ester und Verbindungen	synthetisch hergestellt	Fischprodukte, Fertigsalate, Marinaden, Würzsaucen
E 220 bis E 228	Schwefeldioxid und Verbindungen	synthetisch hergestellt	Trockenfrüchte, Obstkonserven, Meerrettichzubereitungen, Wein
E 230	Biphenyl (Diphenyl)	synthetisch hergestellt	Schalen von Zitrusfrüchten oder deren Einwickelpapier
E 231	Orthophenylphenol	synthetisch hergestellt	Schalen von Zitrusfrüchten oder deren Einwickelpapier
E 232	Natriumorthophenylphenolat	synthetisch hergestellt	Schalen von Zitrusfrüchten oder deren Einwickelpapier, Bananen
E 234	Nisin	synthetisch hergestellt	Griess- und Tapiokapudding, Schmelzkäse
E 235	Natamycin	synthetisch hergestellt	Oberflächen von Käse, Salami, Landjäger
E 236	Ameisensäure	synthetisch hergestellt	
E 237	Natriumformiat	synthetisch hergestellt	
E 238	Calciumformiat	synthetisch hergestellt	
E 239	Hexamethylentetramin	synthetisch hergestellt	innerhalb der EU nur für den Provolone-Käse zugelassen
E 242	Dimethyldicarbonat	synthetisch hergestellt	zur Entkeimung fruchtsafthaltiger Erfrischungsgetränke und Limonaden
E 249	Kaliumnitrit	synthetisch hergestellt	gepökeltes Fleisch und gepökelte Fleischprodukte
E 250	Natriumnitrit, Nitritpökelsalz	synthetisch hergestellt	gepökeltes Fleisch und gepökelte Fleischprodukte
E 251	Natriumnitrat	synthetisch hergestellt	Käse, Fleisch, Fischerzeugnisse
E 252	Kaliumnitrat	synthetisch hergestellt	Käse, Fleisch, Fischerzeugnisse
E 280	Propionsäure	synthetisch hergestellt	verhindert Schimmel auf Schnittbroten, Kuchen, vorverpackten Backwaren
E 281	Natriumpropionat	synthetisch hergestellt	abgepacktes, geschnittenes Brot, Feinbackwaren, schimmelanfällige Produkte
E 282	Calciumpropionat	synthetisch hergestellt	abgepacktes, geschnittenes Brot, Feinbackwaren, schimmelanfällige Produkte
E 283	Kaliumpropionat	synthetisch hergestellt	abgepacktes, geschnittenes Brot, Feinbackwaren, schimmelanfällige Produkte
E 284	Borsäure	synthetisch hergestellt	Kaviar, kosmetische Produkte
E 285	Natriumtetraborat (Borax)	synthetisch hergestellt	Kaviar

Säuerungsmittel

Die Säuerungsmittel treten unter der Bezeichnung Genusssäuren, Säureregulatoren, Stabilisatoren, Teigführungsmittel in Erscheinung. Die vielen Lebensmitteln zugesetzten Säuerungsmittel dienen nicht nur der geschmacklichen Abrundung, sondern vielfach technischen Zwecken. Einige dieser Säuren sind auch unter den Konservierungsstoffen und Antioxidantien eingereiht.

E-Nr.	Name	Herkunft	Verwendung
E 260	Essigsäure	synthetisch hergestellt	eingelegte Gemüse, Mixed pickles, Fertigsalate, Gewürzsaucen
E 261	Kaliumacetat	synthetisch hergestellt	eingelegte Gemüse, Mixed pickles, Fertigsalate, Gewürzsaucen
E 262	Natriumdiacetat, Natriumdiacetat	synthetisch hergestellt	eingelegte Gemüse, Mixed pickles, Fertigsalate, Gewürzsaucen
E 263	Calciumacetat	synthetisch hergestellt	eingelegte Gemüse, Mixed pickles, Fertigsalate, Gewürzsaucen
E 270	Milchsäure	bakteriell aus Stärke hergestellt	Mayonnaise, Saucen, Dressings, Marinaden, Sauerteigersatz
E 290	Kohlendioxid, Kohlensäure	synthetisch hergestellt	Getränke, Schutzgas für Backwaren und Käse
E 296	Apfelsäure	synthetisch hergestellt	Konfitüren, Backwaren, Glace
E 297	Fumarsäure	synthetisch hergestellt	Kaugummi, Desserts, Fruchtgetränke

Antioxidantien

Antioxidantien hemmen die Oxidation von Fetten und bewahren daher fetthaltige Nahrungsmittel vor dem Ranzigwerden. Bei Kartoffelerzeugnissen und anderen pflanzlichen Produkten verhindern sie durch den Luftsauerstoff bedingte Verfärbungen. Antioxidantien werden unter Nennung des einzelnen verwendeten Stoffes und der E-Nummer deklariert. In den Bereichen Konservierungsmittel, Antioxidantien, Säuerungsmittel, Stabilisatoren ist oft eine klare Trennung der Anwendungsbereiche nicht möglich.

E-Nr.	Name	Herkunft	Verwendung
E 300	Ascorbinsäure (Vitamin C)	synthetisch hergestellt	Konservierungs- und Mehlbehandlungsmittel, Schinken, Stabilisierung von Wein, Bier, Fruchtsäften
E 301	Natriumascorbat	synthetisch hergestellt	Fleisch- und Wurstwaren, hemmt die Bildung toxischer Nitrosamine
E 302	Calciumascorbat	synthetisch hergestellt	Fertiggerichte
E 304	Ascorbylpalmitat	synthetisch hergestellt	Mayonnaise, Wienerli, Frankfurter, Pralinen mit Nüssen
E 306	Tocopherol (Vitamin E)	extrahiert aus Pflanzenölen	Margarine, Pflanzenöle, Desserts, Wurstwaren
E 307	Alpha-tocopherol	synthetisch hergestellt	Margarine, Pflanzenöle, Desserts, Wurstwaren
E 308	Gamma-tocopherol	synthetisch hergestellt	Margarine, Pflanzenöle, Desserts, Wurstwaren
E 309	Delta-tocopherol	synthetisch hergestellt	Margarine, Pflanzenöle, Desserts, Wurstwaren
E 310	Propylgallat	synthetisch hergestellt	Suppen, Saucen, Kartoffelprodukte, Snacks, Kaugummi, Milchpulver
E 311	Octylgallat	synthetisch hergestellt	Fritierfette, Milchpulver, Snacks, Kaugummi, Marzipan, Nougat, fetthaltige Backwaren
E 312	Dodecylgallat	synthetisch hergestellt	Fritierfette, Milchpulver, Snacks, Kaugummi, Marzipan, Nougat, fetthaltige Backwaren
E 315	Erythorbinsäure	synthetisch hergestellt	Farbstabilisator in Fleisch und Wurstwaren
E 316	Natriumerythorbat	synthetisch hergestellt	anstelle von Ascorbinsäure zur Umrötung von Wurst und Schinken

E-Nr.	Name	Herkunft	Verwendung
E 320	Butylhydroxianisol (BHA)	synthetisch hergestellt	Kaugummi, Chips, Salzstangen, Suppen, Saucen, Konditoreierzeugnisse
E 321	Butylhydroxitoluol (BHT)	synthetisch hergestellt	Kaugummi, Frittierfette, Vitaminpräparate
E 322	Lecithin	Soja- und Sonnenblumenöl	Milchpulver, Schokolade, Dessertmischungen, Kleingebäck, Konfekt
E 325	Natriumlactat	Natriumsalz der Milchsäure	Geschmacksverstärker, Fertiggerichte, Würste, Konditoreierzeugnisse
E 326	Kaliumlactat	Kaliumsalz der Milchsäure	Schaumgebäck, Tortenmischungen
E 327	Calciumlactat	Calciumsalz der Milchsäure	Schaumgebäck, Tortenmischungen
E 330	Citronensäure	Vergärung von Melasse	Getränke, Obsterzeugnisse, Konfitüren, Backwaren, Milchpulver, Wienerli
E 331	Natriumcitrate	synthetisch hergestellt	Glace, Käsescheiben, Süssgetränke, Wein
E 332	Kaliumcitrate	synthetisch hergestellt	Käse, Kondensmilch, Konfitüre, Dessertmischungen, Milchpulver, Wein
E 333	Calciumcitrate	synthetisch hergestellt	Käse, Konfekt, Süssgetränke, Wein
E 334	Weinsäure	Nebenprodukt der Weinherstellung	Geliermittel, Brühwürste, Getränke, Desserts, Brausetabletten, Backpulver
E 335	Natriumtartrate	synthetisch hergestellt	Frucht- und Gemüsekonserven, Backpulver, Speiseeis, Limonade, Brühwürste, Fettstoffe
E 336	Kaliumtartrate (Weinstein)	Weinsäure	Kuchenmischungen, Zitronenschaumgebäck, Konfitüren
E 337	Natriumkaliumtartrat	synthetisch hergestellt	Fleisch- und Käseverarbeitung, Zwieback
E 338	Orthophosphorsäure	synthetisch hergestellt	Kondensmilch, Schmelzkäse, Backwaren, Backpulver, Cola-Getränke
E 339	Natriumphosphate	synthetisch hergestellt	Wurstwaren, Schinken, Käsemischungen, Cola-Getränke, Milchpulver
E 340	Kaliumphosphate	synthetisch hergestellt	Teige, Staubzucker, Fertigdesserts, Fertiggebäck, Kondensmilch, Tee
E 341	Calciumphosphate	synthetisch hergestellt	Kaugummi, Lebensmittel in Pulverform
E 343	Magnesiumphosphate	synthetisch hergestellt	
E 350	Natriummalate	synthetisch hergestellt	Konfitüren, Getränke, Backwaren, Süssspeisen
E 351	Kaliummalate	synthetisch hergestellt	Konfitüren, Gelee, Fertigsuppen, Saucen
E 352	Calciummalate	synthetisch hergestellt	Konfitüren, Gelee, Fertigsuppen, Saucen
E 353	Metaweinsäure	synthetisch hergestellt	Stabilisator in Wein
E 354	Calciumtartrat	synthetisch hergestellt	Weinherstellung, Kekse, Zwieback
E 355	Adipinsäure	synthetisch hergestellt	Geschmacksverstärker, Getränke, Desserts, Glacen, Glasuren von Gebäck
E 356	Natriumadipat	synthetisch hergestellt	Füllung und Überzug von Backwaren, Getränkepulver
E 357	Kaliumadipat	synthetisch hergestellt	Füllung und Überzug von Backwaren, Getränkepulver
E 363	Succinsäure	synthetisch hergestellt	Gewürzextrakte, Desserts, Suppen
E 380	Triammoniumcitrat	synthetisch hergestellt	Getränke, Obsterzeugnisse, Konfitüren, Backwaren, Limonade, Fertigsuppen
E 385	Calciumdinatriumethylen-Diamintetraacetat	synthetisch hergestellt	nur in Konserven (Erbsen, Pilzen) zugelassen
E 1105	Lysozym	synthetisch hergestellt	

Verdickungs-, Gelier- und Feuchthaltemittel

Verdickungsmittel dienen zum Andicken oder Binden von Flüssigkeiten. Sie machen Emulsionen, Suppen, Saucen, Desserts, Fertigprodukte stabil. Geliermittel bilden in Obstgelees, Speiseeis, Desserts, Süsswaren stabile Gelees. Feuchthaltemittel halten Oberflächen feucht, weich und elastisch.

E-Nr.	Name	Herkunft	Verwendung
E 400	Alginsäure	aus Braunalgen hergestellt	Light-Fette, Trinkjoghurt, Mayonnaise, Suppen, Salatsaucen
E 401	Natriumalginat	Natriumsalz der Alginsäure	Diät- und Light-Produkte, Backwaren, Suppen, Speiseeis
E 402	Kaliumalginat	Kaliumsalz der Alginsäure	Diät- und Light-Produkte, Backwaren, Suppen, Speiseeis
E 403	Ammoniumalginat	Ammoniumsalz der Alginsäure	Diät- und Light-Produkte, Backwaren, Suppen, Speiseeis
E 404	Calciumalginat	Calciumverbindung der Alginsäure	Diät- und Light-Produkte, Backwaren, Suppen, Speiseeis
E 405	Propylenglycolalginat	Propylenglykolester der Alginsäure	Fettemulsionen, Bier, Kaugummi, Backwaren
E 406	Agar-Agar	Rotalgen	Konfitüren, Süsswaren, Speiseeis, Milchshakes
E 407	Carrageen	Rotalgen	Milchprodukte, Puddinge, Glacen, Cremen, Babynahrung, Zahnpasta
E 407a	Verarbeitete Eucheuma-Algen	Rotalgen	
E 410	Johannisbrotkernmehl	Samen des Johannisbrotbaums	Backwaren, Milchmischgetränke, Kakao-Ersatz
E 412	Guarkernmehl	Samen der Guarpflanze	Glacen, Brot und Backwaren, Ketchup, Mayonnaise, Saucen
E 413	Traganth	Gummiabsonderungen von Pflanzen	saure Lebensmittel, Salatdressing, Suppen, Saucen, Schmelzkäse
E 414	Gummi arabicum	Gummiabsonderungen von Akazien	Cola-Getränke, Glasuren, fertige Kuchenmischungen, Pils-Biere (im Ausland)
E 415	Xanthan	Fermentation von Kohlenhydraten mittels Bakterien	Salatsaucen, Senf, Mayonnaise, Tomatenketchup
E 416	Karayagummi	Gummiabsonderung eines indischen Baumes	Knabberartikel, Überzüge von Nüssen, Kaugummi, Eierlikör
E 417	Tarakernmehl	Samen einer Leguminosenart	Verdickungsmittel und Füllstoff
E 418	Gellan	synthetisch hergestellt	Bratpanaden, Konfitüren, Gelee
E 420	Sorbit, Sorbitsirup	aus Traubenzucker oder gentechnisch aus Mais	Zuckerersatz in diabetischen Lebensmitteln, zuckerreduzierte Süsswaren
E 421	Mannit	Algen, Mannaesche	Glacen, Süssspeisen, Süsswaren, Kaugummi, Vitamin-Brausetabletten
E 422	Glycerin	synthetisch hergestellt oder aus Fetten und Ölen	Kuchen, Konfekt, in Überzügen

Emulgatoren

Emulgatoren verbinden Fett, Öl und Wasser zu stabilen Emulsionen. Sie wirken daher auch als Stabilisatoren. Eine besonders wichtige Aufgabe kommt in der modernen Lebensmitteltechnologie den modifizierten Stärken (E 1404–1440) zu, was sich auch schon in der zahlenmässigen Präsenz zeigt. Stärke wird durch chemische Veränderung modifiziert, damit sie stabiler gegen Hitze, Kälte, Säuren und weitere Einflüsse wird. In der Praxis sorgt sie etwa dafür, dass Suppen cremig bleiben, gut binden und ein angenehm-rahmiges Mundgefühl vermitteln.

E-Nr.	Name	Herkunft	Verwendung
E 425	Konjak, Konjakgummi	synthetisch hergestellt	
E 432	Polysorbat 20	synthetisch hergestellt	Konfitüre, Kaffeeweissmacher in Automaten, Speiseeis
E 433	Polysorbat 80	synthetisch hergestellt	Backwaren, Speiseeis, Zuckerwaren, Kaugummi
E 434	Polysorbat 40	synthetisch hergestellt	Backwaren, Speiseeis, Zuckerwaren, Kaugummi

E-Nr.	Name	Herkunft	Verwendung
E 435	Polysorbat 60	synthetisch hergestellt	Backwaren, Speiseeis, Zuckerwaren, Kaugummi
E 436	Polysorbat 65	synthetisch hergestellt	Backwaren, Speiseeis, Zuckerwaren, Kaugummi
E 440	Pektin, amidiertes Pektin	natürlich oder synthetisch hergestellt	Bestandteil von Gelierzucker, Gelee, Konfitüren
E 442	Ammoniumsalze von Phosphatidsäuren	synthetisch hergestellt	Kakao- und Schokoladenerzeugnisse
E 444	Saccharoseacetatisobutyrat	synthetisch hergestellt	trübe, nichtalkoholische Getränke
E 445	Glycerinester aus Wurzelharz	synthetisch hergestellt	nichtalkoholische Getränke (stabilisiert Aussehen und Farbe)
E 450	Diphosphate	synthetisch hergestellt	Glace, Eiprodukte, Kartoffelprodukte, Schmelzkäse, Würste
E 451	Triphosphate	synthetisch hergestellt	Glace, Eiprodukte, Kartoffelprodukte, Schmelzkäse, Würste
E 452	Polyphosphate	synthetisch hergestellt	Saucen, Flüssig-Ei, Fleischprodukte, Backpulver
E 459	Beta-Cyclodextrin	synthetisch hergestellt	
E 460	Cellulose	Pflanzen	Speiseeis, Dressings, Saucen, Kaugummi, Rahmersatz
E 461	Methylcellulose	synthetisch hergestellt	Backwaren, Speiseeis, Dressings, Mayonnaise, Geleefrüchte
E 463	Hydroxypropylcellulose	synthetisch hergestellt	Backwaren, Speiseeis, Dressings, Mayonnaise, Geleefrüchte
E 464	Hydroxypropylmethylcellulose	synthetisch hergestellt	Backwaren, Speiseeis, Dressings, Mayonnaise, Geleefrüchte
E 465	Ethylmethylcellulose	synthetisch hergestellt	Backwaren, Speiseeis, Dressings, Mayonnaise, Geleefrüchte
E 466	Carboxymethylcellulose	synthetisch hergestellt	Kuchenmischungen, Schmelzkäse, Fischstäbchen
E 469	Enzymatisch hydrolisierte Carboxymethylcellulose	synthetisch hergestellt	Verdickungsmittel
E 470a	Natrium-, Kalium-, Calciumsalze von Speisefettsäuren	synthetisch hergestellt	Zwieback
E 470b	Magnesiumsalze von Speisefettsäuren	synthetisch hergestellt	Zwieback, Backpulver, Würfelzucker, Zwiebelgranulate
E 471	Mono- und Diglyceride von Speisefettsäuren	synthetisch hergestellt	Wurstüberzüge, Trockenfrüchte, Nüsse, Reis, Nudeln
E 472a	Veresterte Glyceride von Speisefettsäuren	synthetisch hergestellt	Wurstüberzüge, Nüsse, Süsswaren, Speiseeis, Trockenfrüchte
E 472b	Milchsäureester von Glyceriden von Speisefettsäuren	synthetisch hergestellt	Back- und Küchenfette, Backwaren, Pulverdesserts, Schlagcreme
E 472c	Citronensäureester von Glyceriden von Speisefettsäuren	synthetisch hergestellt	Backmargarine, Saucen, Speiseeis, Mayonnaise, Backhilfsmittel
E 472d, e	Weinsäureester von Glyceriden von Speisefettsäuren	synthetisch hergestellt	Brotteige, Hefeteige, Mayonnaise, Milchmixgetränke
E 472f	Essig- und Weinsäureester von Glyceriden von Speisefettsäuren	synthetisch hergestellt	Brotteige, Hefeteige
E 473	Zuckerester von Speisefettsäuren	synthetisch hergestellt	Frischobst (Oberflächenbehandlung), Speiseeis, Kaugummi
E 474	Zuckerglyceride	synthetisch hergestellt	Emulgatoren und Mehlbehandlungsmittel
E 475	Polyglycerinester von Speisefettsäuren	synthetisch hergestellt	Desserts, Fettemulsionen, Backwaren
E 476	Polyglycerin-Polyricinoleat	synthetisch hergestellt	Emulgatoren und Stabilisatoren
E 477	Propylenglycolester von Speisefettsäuren	synthetisch hergestellt	Diätlebensmittel, Speiseeis, Backwaren
E 479b	Thermooxidiertes Sojaöl mit Glyceriden von Speisefettsäuren	synthetisch hergestellt	Zusatz zu Fettemulsionen (zum Braten)
E 481	Natriumstearoyl-2-lactylat	synthetisch hergestellt	Diätlebensmittel, Schnellkoch-Reis, Fleischkonserven, Zuckerwaren
E 482	Calciumstearoyl-2-lactylat	synthetisch hergestellt	Diätlebensmittel, Schnellkoch-Reis, Fleischkonserven, Zuckerwaren
E 483	Steraryltartrat	synthetisch hergestellt	Desserts, Backwaren (ausser Brot)
E 491	Sorbitanmonostearat	synthetisch hergestellt	Zuckerwaren, Kaffeeweissmacher in Automaten, Backwaren
E 492	Sorbitantristearat	synthetisch hergestellt	Diabetiker-Nahrungsmittel, Desserts, Zuckerwaren, Backwaren
E 493	Sorbitanmonolaurat	synthetisch hergestellt	Früchtegelee, Marmeladen
E 494	Sorbitanmonooleat	synthetisch hergestellt	Diabetiker-Nahrungsmittel, Desserts, Zuckerwaren, Backwaren
E 495	Sorbitanmonopalmitat	synthetisch hergestellt	Diabetiker-Nahrungsmittel, Desserts, Zuckerwaren, Backwaren

Verschiedene Zusatzstoffe

E-Nr.	Name	Herkunft	Verwendung
E 501	Kaliumcarbonate (Pottasche)	synthetisch hergestellt	Triebmittel für Lebkuchen, Biber, Rosinentrocknung
E 503	Ammoniumcarbonate (Hirschhornsalz)	synthetisch hergestellt	Triebmittel für feuchte und fetthaltige Gebäcke (Lebkuchen)
E 504	Magnesiumcarbonate	synthetisch hergestellt	diätetische Produkte, Kaugummi, Trinkwasseraufbereitung, Speisesalz
E 507	Salzsäure	synthetisch hergestellt	Säuerungsmittel und technisches Hilfsmittel
E 508	Kaliumchlorid	synthetisch hergestellt	Nährstoffzusatz bei der Züchtung der Bierhefe, Kochsalzersatz
E 509	Calciumchlorid	synthetisch hergestellt	Marmelade, Käseproduktion, Kondensmilch, Nährstoffzusatz bei der Züchtung der Bierhefe, Trinkwasseraufbereitung
E 511	Magnesiumchlorid	synthetisch hergestellt	Kochsalzersatz
E 512	Zinn-II-chlorid	synthetisch hergestellt	Dosen und Glaskonserven von weissen Gemüsesorten (Spargeln)
E 513	Schwefelsäure	synthetisch hergestellt	zur Herstellung von Würzen und Glucosesirup
E 514	Natriumsulfate (Glaubersalz)	synthetisch hergestellt	in der Trinkwasseraufbereitung, Trägerstoff für Lebensmittelfarbstoffe
E 515	Kaliumsulfate	synthetisch hergestellt	Säureregulator, Trägerstoff
E 516	Calciumsulfat (Gips)	synthetisch hergestellt	Backmischungen, Backgrundstoff für Backwaren
E 520	Aluminiumsulfat	synthetisch hergestellt	Eiklar, kandierte Früchte
E 521	Aluminiumnatriumsulfat	synthetisch hergestellt	Eiklar, kandierte Früchte
E 522	Aluminiumkaliumsulfat (Alaun)	synthetisch hergestellt	Eiklar, kandierte Früchte
E 523	Aluminiumammoniumsulfat	synthetisch hergestellt	Eiklar, kandierte Früchte
E 524	Natriumhydroxid (Natronlauge)	synthetisch hergestellt	Laugengebäcke, Beseitigung von Bitterstoffen in Oliven
E 525	Kaliumhydroxid (Kalilauge)	synthetisch hergestellt	zum Aufschluss von Rohkakao, Instant-Tee
E 526	Calciumhydroxid (gelöschter Kalk)	synthetisch hergestellt	in der Zuckerindustrie, Konservierung von Eiern und Muskatnüssen
E 527	Ammoniumhydroxid (Ammoniak)	synthetisch hergestellt	Kakao- und Milchproteinverarbeitung, Trinkwasseraufbereitung
E 528	Magnesiumhydroxid	synthetisch hergestellt	als technischer Hilfsstoff bei der Verarbeitung von Milchprotein
E 529	Calciumoxid (gebrannter Kalk)	synthetisch hergestellt	als technischer Hilfsstoff in Konfitüren und Gelees, Trinkwasseraufbereitung, Zuckerindustrie
E 530	Magnesiumoxid	synthetisch hergestellt	Säuglingsnahrung, Trennmittel für Kakaoerzeugnisse, Trinkwasseraufbereitung
E 535	Natriumferrocyanid (gelbes Blutlaugensalz)	synthetisch hergestellt	Speise- und Gewürzsalze, darf nur in geringer Dosis eingesetzt werden
E 536	Kaliumferrocyanid	synthetisch hergestellt	Speise- und Gewürzsalze, darf nur in geringer Dosis eingesetzt werden
E 538	Calciumferrocyanid	synthetisch hergestellt	Speise- und Gewürzsalze, darf nur in geringer Dosis eingesetzt werden
E 541	Saures Natriumaluminiumphosphat	synthetisch hergestellt	Backtriebmittel für bestimmte englische Fertigkuchenmehle, Biskuitgebäck
E 551	Siliciumdioxid (Kieselsäure)	synthetisch hergestellt	Dragees, Saucenpulver, Früchtepulver, Trockensuppen, Gemüsepulver, Hartkäse und Schmelzkäse in Scheiben
E 552	Calciumsilicat	natürlich hergestellt	Dragees, Saucenpulver, Früchtepulver, Trockensuppen, Gemüsepulver, Hartkäse und Schmelzkäse in Scheiben
E 553a	Magnesiumsilicat, Magnesiumtrisilicat	natürlich hergestellt	Dragees, Saucenpulver, Früchtepulver, Trockensuppen, Gemüsepulver, Hartkäse und Schmelzkäse in Scheiben
E 553b	Talkum	natürlich hergestellt	Kaugummi, Reis, Oberflächenbehandlung von Würsten und Geleefrüchten
E 554	Natriumaluminiumsilicat	natürlich hergestellt	Süsswaren, Kaugummi
E 555	Kaliumaluminiumsilicat	natürlich hergestellt	Süsswaren, Kaugummi
E 556	Calciumaluminiumsilicat	natürlich hergestellt	Dragees, Saucenpulver, Früchtepulver, Trockensuppen, Gemüsepulver, Hartkäse und Schmelzkäse in Scheiben
E 558	Bentonit (Kieselsäure)	aus vulkanischem Tongestein	als Trägerstoff für Farbstoffe

E 559	Aluminiumsilicat (Kaolin, Porzellan-Erde)	natürlich hergestellt	als Trägerstoff für Farbstoffe, als Trennmittel für Milchpulver
E 570	Fettsäuren	natürlich hergestellt	Emulgator und Trennmittel
E 574	Gluconsäure	synthetisch hergestellt	Süssspeisen, Limonaden, in Molkereien und Brauereien zur Verhinderung von Milch- oder Bierstein
E 575	Glucono-delta-lacton	synthetisch hergestellt	Süssspeisen, Limonaden, in Molkereien und Brauereien zur Verhinderung von Milch- oder Bierstein
E 576	Natriumgluconat	synthetisch hergestellt	Süssspeisen
E 577	Kaliumgluconat	synthetisch hergestellt	Süssspeisen
E 578	Calciumgluconat	synthetisch hergestellt	Diät-Lebensmittel
E 579	Eisen-II-gluconat	synthetisch hergestellt	nur für schwarze Oliven zugelassen
E 585	Eisen-II-lactat	synthetisch hergestellt	nur für schwarze Oliven zugelassen

Geschmacksverstärker, Wachse, Gase

Geschmacksverstärker bringen verloren gegangenen Geschmack von Lebensmitteln zurück oder verstärken diesen.

E-Nr.	Name	Herkunft	Verwendung
E 620	Glutaminsäure, Glutamat	pflanzliche und tierische Rohstoffe	Geschmacksverstärker in Suppen, Saucen, Streuwürzen
E 621	Mononatriumglutamat	synthetisch hergestellt	Snacks, Gewürzmischungen, Suppen, Fertiggerichte
E 622	Monokaliumglutamat	synthetisch hergestellt	Snacks, Gewürzmischungen, Suppen, Fertiggerichte
E 623	Calciumglutamat	synthetisch hergestellt	Kochsalzersatz, Fertiggerichte, Konserven, Suppen, Würzmittel
E 624	Monoammoniumglutamat	synthetisch hergestellt	Gewürzmischungen, Suppen, Kochsalzersatz, Fertiggerichte
E 625	Magnesiumdiglutamat	synthetisch hergestellt	Gewürzmischungen, Suppen, Kochsalzersatz, Fertiggerichte
E 626	Guanylsäure	synthetisch hergestellt	Tomatensuppe, Saucen, Streuwürzen, Fertiggerichte
E 627	Dinatriumguanylat	synthetisch hergestellt	Würzmittel, Suppen, Saucen, Fertiggerichte, Fleischerzeugnisse
E 628	Dikaliumguanylat	synthetisch hergestellt	Kochsalzersatz, Würzmittel, Suppen, Saucen, Fertiggerichte
E 629	Calciumguanylat	synthetisch hergestellt	Würzmittel, Suppen, Saucen, Fertiggerichte, Tomatenprodukte
E 630	Inosinsäure	synthetisch hergestellt	Suppen, Saucen, Streuwürzen, Fertiggerichte, Fleischerzeugnisse
E 631	Dinatriuminonsinat	synthetisch hergestellt	Würzmittel, Suppen, Saucen, Tomatenprodukte, Fleischerzeugnisse
E 632	Dikaliuminosinat	synthetisch hergestellt	Würzmittel, Suppen, Saucen, Tomatenprodukte, Fleischerzeugnisse
E 633	Calciuminosinat	synthetisch hergestellt	Würzmittel, Suppen, Saucen, Tomatenprodukte, Fleischerzeugnisse
E 634	Calcium 5'-ribonucleotid	synthetisch hergestellt	Würzmittel
E 635	Dinatrium 5'-ribonucleotid	synthetisch hergestellt	Würzmittel
E 640	Glycin und dessen Natriumsalze	Bausteine von Proteinen	Süssstofftabletten, Marzipan, Schinken
E 650	Zinkacetat	synthetisch hergestellt	
E 900	Dimethylpolysiloxan (Silikonöl)	synthetisch hergestellt	Konfitüren, Gelees, Suppen, Süsswaren, Kaugummi
E 901	Bienenwachs	natürlich hergestellt	Backwaren, Kaugummi, Süsswaren, Schokolade
E 902	Candelillawachs	Wüstenpflanze	Oberflächenbehandlung von Zitrusfrüchten, Süsswaren, Schokolade, Kaugummi
E 903	Carnaubawachs	brasilianische Wachspalme	Backwaren, Kaffeebohnen, Kaugummi, Süsswaren, Oberflächenbehandlung von Zitrusfrüchten
E 904	Schellack	Ausscheidungen der Gummischildlacklaus	Stempelfarbe von Eiern, Käseüberzüge, Oberflächenbehandlung von Zitrusfrüchten, Backwaren, Kaugummi
E 905	Mikrokristallines Wachs	synthetisch hergestellt	
E 912	Montansäureester	Pflanzenwachs	Oberflächenbehandlung von Zitrusfrüchten, Mangos und Avocados
E 914	Polyethylenwachsoxidate	synthetisch hergestellt	zur Oberflächenbehandlung von Zitrusfrüchten
E 920	L-Cystein	synthetisch hergestellt	Backmischungen, Brot

E 927b	Carbamid (Harnstoff)	natürlich hergestellt	Kaugummi
E 938	Argon	Edelgas	Milch, Milchprodukte
E 939	Helium	Edelgas	Milch, Milchprodukte
E 941	Stickstoff	Gas	oxidationsempfindliche Nahrungsmittel z.B. Obst und Gemüse
E 942	Distickstoffmonoxid (Lachgas)	Gas	kommt in Nahrungsmitteln kaum zum Einsatz
E 948	Sauerstoff	Gas	Lebensmittel, deren Aufschäumen erwünscht ist (Desserts), Frischfleisch
E 949	Wasserstoff	Gas	

Süssstoffe, Enzyme, Stärken

Süssstoffe dienen dazu, Lebensmitteln einen Süssgeschmack zu verleihen oder diesen zu verstärken. Sie können auch, wie im Falle der Zuckeraustauschstoffe, diätetischen Zwecken dienen.

Enzyme werden in der Lebensmitteltechnologie vielfältig eingesetzt. Sie bauen die Stärke im Brot schneller ab, werden zur Herstellung von Fruchtsäften, zur Käsereifung und zur Milchgerinnung eingesetzt und dienen der Produktion von flüssigem Invertzucker. Enzyme werden in immer grösserem Umfang gentechnisch hergestellt.

E-Nr.	Name	Herkunft	Verwendung
E 950	Acesulfam-K	synthetisch hergestellt	Süsswaren, Getränke, Light-Produkte, Süsstabletten
E 951	Aspartam	synthetisch hergestellt aus Aminosäuren	Getränke, Kaugummi, Milchprodukte, Süsstabletten
E 952	Cyclamat	synthetisch hergestellt	Getränke, Süsswaren, Diabetikerlebensmittel
E 953	Isomalt	synthetisch hergestellt	Kaugummi, Caramel, Speiseeis
E 954	Saccharin	synthetisch hergestellt	Desserts, Getränke, Gemüsekonserven
E 957	Thaumatin	natürlich hergestellt	Kaugummi, Süssspeisen, Speiseeis
E 959	Neohesperidin DC	synthetisch hergestellt	Ketchup, Zitronengetränke, Snacks
E 965	Maltit, Maltitsirup	synthetisch hergestellt	Marzipan, Süsswaren, Speiseeis, Kaugummi, Senf
E 966	Lactit	synthetisch hergestellt	Süssspeisen, Backwaren, Saucen, Senf, Brotaufstriche
E 967	Xylit	synthetisch hergestellt	Kaugummi, Süsswaren, Saucen, Senf, Brotaufstriche
E 999	Quillajaextrakt	aus Baumrinde	Ginger Ale, Apfelwein
E 1103	Invertase	Enzym	Süssstoff
E 1105	Lysozym	aus Hühnereiern	konserviert Käse, beschleunigt das Gerinnen der Milch
E 1200	Polydextrose	synthetisch hergestellt	Diätprodukte
E 1201	Polyvinylpyrrolidon	synthetisch hergestellt	Dragees, Wein, Diätlebensmittel, Süssstoffe
E 1202	Polyvinylpolypyrrolidon	synthetisch hergestellt	Dragees, Wein, Diätlebensmittel, Süssstoffe
E 1404	Oxidierte Stärke	aus Pflanzen hergestellt	Salatsaucen, Mayonnaise
E 1410	Monostärkephosphat	natürlich hergestellt	Instantprodukte, Pudding, Cremespeisen, Saucen, Backwaren
E 1412	Distärkephosphat	synthetisch hergestellt	Fertiggerichte, Tiefkühlprodukte, Instantprodukte, Saucen
E 1413	Phosphatiertes Distärkephosphat	natürlich hergestellt	Fertiggerichte, Tiefkühlprodukte, Instantprodukte, Saucen
E 1414	Acetyliertes Distärkephosphat	natürlich hergestellt	Fertiggerichte, Tiefkühlprodukte, Instantprodukte
E 1420	Acetylierte Stärke	natürlich hergestellt	Pudding, Süssspeisen, Tortenfüllungen, Backwaren
E 1422	Acetyliertes Distärkeadipat	natürlich hergestellt	Pudding, Süssspeisen, Tortenfüllungen, Backwaren
E 1440	Hydroxypropylstärke	natürlich hergestellt	Tiefkühlprodukte, Pudding, Süssspeisen
E 1442	Hydroxypropyldistärkephosphat	natürlich hergestellt	Tiefkühlprodukte, Pudding, Süssspeisen
E 1450	Stärkenatriumoctenylsuccinat	natürlich hergestellt	in schaumigen Lebensmitteln
E 1451	Acetylierte oxidierte Stärke	natürlich hergestellt	Backwaren, Süssspeisen
E 1505	Triethylcitrat	synthetisch hergestellt	Trägerstoff, nur in Eiklarpulver zugelassen
E 1518	Glycerintriacetat	synthetisch hergestellt	Kaugummimasse

A

Aceton farblose, brennbare Flüssigkeit, Stoffwechselprodukt, Lösungsmittel für Fette

Acrolein stechend riechende Verbindung, die sich bei starkem Erhitzen von Fetten bildet, Krebs erregend

Actin Muskelprotein, Hauptbestandteil der Muskulatur

Adrenalin Hormon des Nebennierenmarks, bewirkt unter anderem Erhöhung des Blutzuckerspiegels, wird in Stresssituationen vermehrt ausgeschüttet

Aerobic Fitnesstraining mit gymnastischen und tänzerischen Übungen

Aflatoxin giftiges Stoffwechselprodukt des Schimmelpilzes Aspergillus flavus, Krebs erregend

Agar-Agar Kohlenhydrat mit grosser Gelierfähigkeit, aus Meeralgen gewonnen, Pflanzengelatine

Agglutinine Proteine (meist Glycoproteine), die im menschlichen Körper ein Zusammenballen der roten Blutkörperchen (Agglutination) bewirken

Aids durch ein Virus hervorgerufene Krankheit, die eine schwere Störung des Immunsystems hervorruft (Kurzwort aus: Acquired immune deficiency syndrome)

akut schnell und heftig verlaufend, unmittelbar auftretend; Gegenteil: chronisch

Albumin kugelförmige Proteinart, wasserlöslich, hauptsächlich in Eiern, in der Milch und im Blutserum vorkommend

Aleuronschicht vitamin- und mineralstoffreiche Randschicht von Getreide (Silberhäutchen bei Reis)

alkalisch oder basisch, sich wie eine Base verhaltend (siehe Base)

Alkoholismus zusammenfassende Bezeichnung für verschiedene Formen der schädigenden Wirkungen, die übermässiger Alkoholgenuss hervorruft, Trunksucht

Allergie vom normalen Verhalten abweichende Reaktion des Organismus auf bestimmte körperfremde Stoffe; Überempfindlichkeit

Allicin stark riechender, charakteristischer Geruchsstoff des Knoblauchs

alternativ wahlweise; zwischen zwei Möglichkeiten die Wahl lassend

Amaranth vor allem in Südamerika angebaute Körnerfrucht mit hohem Nährstoffgehalt (15% Protein, 57% Kohlenhydrate, 9% Fett)

Aminosäure stickstoffhaltiger Baustein der Proteine

Ammoniak Verbindung von Stickstoff mit Sauerstoff, stechend riechendes Gas

Amylasen Sammelbezeichnung für Stärke beziehungsweise Glykogen spaltende Enzyme

Amylopektin wasserunlöslicher Teil der Stärke

Amylose wasserlöslicher Teil der Stärke

Anabolika den Proteinaufbau des Körpers fördernde chemische Stoffe; Arzneimittel, gelten im Sport als Dopingmittel

analog einem Anderen, Vergleichbaren entsprechend, ähnlich, gleichartig

Analogie Ähnlichkeit, Gleichheit von Verhältnissen, Übereinstimmung

Analyse Ermittlung der Einzelbestandteile von zusammengesetzten Stoffen oder Stoffgemischen; Gegenteil: Synthese

analysieren etwas zergliedern, zerlegen, untersuchen

Anämie Blutarmut; Erkrankung, bei welcher die Gesamtmenge der roten Blutkörperchen vermindert ist

Anatomie Aufbau, Struktur des (menschlichen) Körpers

Anatto Lebensmittelfarbstoff, gewonnen aus den Fruchtkapseln des Anattobaumes

anorganisch zur unbelebten Natur gehörend; Chemie: Gruppe von Elementen und Verbindungen, die keinen Kohlenstoff enthalten

Antibiotika Wirkstoffe gegen krankheitserregende Bakterien; von grosser Bedeutung als Arzneimittel, gewonnen ursprünglich aus bestimmten Schimmelpilzen

antikanzerogen das Entstehen von Krebs verhindernd

Antikörper Schutzstoffe im Blut, bilden sich, wenn artfremdes Protein, Bakterien oder Toxine in die Blutbahn eindringen

Antioxidantien natürlich vorkommende oder synthetisch hergestellte Substanzen, welche die durch Einwirkung von Luftsauerstoff hervorgerufenen Veränderungen in Nahrungsmitteln hemmen oder verzögern

Antivitamine Substanzen (zum Beispiel Bestandteile von Medikamenten), die Vitamine inaktivieren

Anthroposophie die von Rudolf Steiner begründete Weltanschauungslehre, welche die Welt in einer stufenweisen Entwicklung begriffen sieht, die der Mensch einfühlend und erkennend nachzuvollziehen hat

Appetitzügler Medikamente, denen eine direkte Wirkung auf das wahrscheinlich im Hypothalamus gelegene appetitregulierende Zentrum zugesprochen wird

Arachidonsäure wichtige lebensnotwendige Fettsäure mit 4 Doppelbindungen, gehört zu den mehrfach ungesättigten Fettsäuren

Arterie Schlagader; Blutgefäss, welches das Blut vom Herzen zu Organ oder Gewebe hinführt

Arteriosklerose Verdickung der Schlagaderwände mit Elastizitätsverlust und Einengung des Gefässraumes (Verkalkung)

Arthrose Gelenkleiden durch Abnutzung und Abbau der Gelenkknorpel

Asbest mineralische Faser aus Serpentin oder Hornblende. Die langen, verspinnbaren Fasern werden für feuerfeste Schutzkleidungen verwendet. Kürzere Fasern wurden zu Dichtungen, Isolierungen, Asbest-Zement und Füllstoffen verarbeitet. Der bei der Verarbeitung von Asbest und durch Abrieb entstehende Asbest-Staub gilt als Krebs erregend

oder führt zu Asbestose; Produktion und Einsatz wurden sehr stark eingeschränkt

Asbestose durch Einatmen von Asbest-Staub hervorgerufene Staublungenerkrankung

Ascorbinsäure Vitamin C, wasserlösliches Vitamin

Askese streng enthaltsame und entsagende Lebensweise zur Verwirklichung sittlicher und religiöser Ideale

Aspartam synthetisch gewonnener Süssstoff, künstlicher Süssstoff

Assimilation Umwandlung von anorganischen Stoffen (Wasser, Kohlendioxid, Mineralstoffe) in organische Substanzen (Kohlenhydrate, Proteine, Fette)

ätherische Öle aus Pflanzen gewinnbare, stark duftende, meist flüssige Stoffe, die zur Aromatisierung von Lebensmitteln sowie als Riechstoffe verwendet werden

Athlet Wettkämpfer, Hochleistungssportler

Atom nicht weiter zerlegbare Einheit eines chemischen Elements

ATP Adenosintriphoshat; energiereiche Phosphatverbindung im Stoffwechsel

autogen selbsttätig, ursprünglich

autogenes Training vom deutschen Psychiater Johannes Heinrich Schultz entwickelte Methode der Selbstentspannung durch Autohypnose

Autohypnose ein hypnotischer Zustand, in den sich jemand selbst versetzt

Avitaminose schwere Form von Vitaminmangel-Krankheiten, hervorgerufen entweder durch Fehlen oder durch völlig unzureichende Aufnahme einzelner Vitamine mit der Nahrung

B

Bakterien einzellige Mikroorganismen (Kleinstlebewesen), die sich durch Teilung vermehren

Balance Gleichgewicht der Kräfte

Ballaststoffe Nahrungsfasern; durch Verdauungsenzyme nicht aufspaltbare und daher nicht resorbierbare Bestandteile der Nahrung wie Cellulose und Hemicellulose; dienen zur Anregung der Darmperistaltik

Base chemische Verbindung, die mit Säuren Salze bildet. Ihre wässrigen Lösungen färben Lackmuspapier blau

Bauchspeicheldrüse Drüse mit innerer und äusserer Stoffabgabe (Sekretion). Sie liefert Hormone an die Blutbahn und gibt den Bauchspeicheldrüsensaft in den Zwölffingerdarm ab

Bazillen Sporen bildende Bakterien, welche ungünstige Lebensbedingungen in Dauerformen (Sporen) überleben

Benzpyrene Krebs erregende Kohlenwasserstoffe; bilden sich bei unvollständiger Verbrennung

Beriberi Thiamin-Mangelkrankheit (Vitamin B_1); Schädigungen des Nervensystems und Lähmungen

Betanin natürlicher roter Farbstoff, der aus der Rande (rote Bete) gewonnen wird

Bilanz Gegenüberstellung, Ergebnis, abschliessender Überblick

bio... (in Zusammensetzungen) gesund, natürlich, ohne chemische Zusätze

bioaktiv biologisch aktiv

Biofeedback Verfahren zur Kontrolle autonomer, vom Menschen kaum wahrgenommener Körperfunktionen (zum Beispiel Blutdruck, Herzfrequenz), das über Apparate erfolgt, an denen der Patient seine Funktion ablesen und entsprechend beeinflussen kann

biogen durch Tätigkeit von Lebewesen entstanden, aus abgestorbenen Lebewesen gebildet

biogene Amine Zwischen- oder Endprodukte des Stoffwechsels bei Pflanzen, Tieren und Mikroorganismen mit teilweise grosser pharmakologischer Wirkung; entstehen aus Aminosäuren durch enzymatische Abspaltung

Biokatalysator Stoff, der durch seine Anwesenheit chemische Reaktionen herbeiführt oder ihren Verlauf beeinflusst, selbst aber unverändert bleibt

Biologie Wissenschaft von der belebten Natur und den Gesetzmässigkeiten im Ablauf des Lebens von Pflanze, Tier und Mensch

biologisch auf natürlicher Grundlage, naturbedingt, unter Verzicht auf Chemie

Biotin wasserlösliches Vitamin, früher auch Vitamin H genannt

Bitterstoffe Substanzen meist pflanzlichen Ursprungs mit charakteristischem Bittergeschmack

Blausäure Cyanwasserstoff; sehr leicht verdampfende, bittermandelartig riechende, stark giftige Flüssigkeit

Blutgerinnsel geronnenes Blut mit eingelagerten Blutkörperchen

Blutplasma proteinreicher Blutbestandteil (55% des Gesamtblutes)

Blutserum klare Blutflüssigkeit; ist im Prinzip Blutplasma, aus dem man das für die Blutgerinnung wichtige Fibrinogen entfernt hat. Besteht zu 90% aus Wassser und zu 10% darin gelösten Stoffen wie Proteinen, Fetten, Traubenzucker, Enzymen, Hormonen und Mineralstoffen

Body-Mass-Index (BMI) eine international angewandte Masseinheit zur Beurteilung des Körpergewichts eines Menschen. Er setzt Körpergrösse und Gewicht in eine Relation zueinander

Bronchien Luftröhrenäste

Bronchitis Entzündung der Bronchialschleimhäute, Luftröhrenkatarrh

Buddhismus die von Buddha im 5. oder 6. Jahrhundert vor Christus im nördlichen Vorderindien gegründete Religion

Bulimie gestörtes Essverhalten mit Heisshungerattacken und anschliessend selbsttätig herbeigeführtem Erbrechen

Buttersäure gesättigte, kurzkettige Fettsäure, zersetzt sich schnell

C

Cadmium silberweisses, sehr giftiges Metall, gilt als Krebs erregend

Calciferol Vitamin D, fettlösliches Vitamin

Caprylsäure gesättigte Fettsäure

Capsaicin Inhaltsstoff von Paprikaschoten und Chillis, bestimmt die Schärfe

Capsanthin natürlicher roter Farbstoff aus Paprika

Carotin Provitamin A, kann vom Körper in Retinol (Vitamin A) gespalten werden; wird auch als Farbstoff verwendet

Carotinoide Gruppe von wasserunlöslichen, natürlich vorkommenden organischen Verbindungen (bewirken gelbe, orange, rote bis violette Färbung); zum Färben von Lebensmitteln zugelassen

Casein wichtigstes Protein der Milch

Cellulose Kohlenhydrat, Gerüstsubstanz der Pflanzen

Cerealie Getreide, Feldfrucht

Chemotherapie Behandlung von Infektionskrankheiten und Krebserkrankungen mit chemischen Mitteln

Chitin stickstoffhaltiger Vielfachzucker; in Zellwänden der Pilze und im Aussenskelett der Krustentiere enthalten

Chlorophyll Blattgrün; kommt in allen grünen Pflanzen vor und ermöglicht die Fotosynthese

Chloroplast kugeliger Einschluss der Pflanzenzellen, der Chlorophyll (Blattgrün) enthält

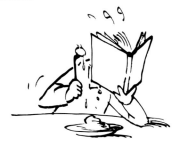

Choleriker Temperamentstyp; reizbarer, jähzorniger Mensch

Cholesterin lebenswichtiger fettähnlicher Stoff, wird hauptsächlich in Leber und Darmtrakt gebildet, ist ausschliesslich in tierischen Nahrungsmitteln vorhanden

Chromatophoren Farbstoffträger, farbstofftragender Teil der Pflanzenzelle

chronisch langsam sich entwickelnd, langsam verlaufend; Gegenteil: akut

Cobalamin Vitamin B_{12}, wasserlösliches Vitamin

Coffein Stoff in Kaffeebohnen, schwarzem Tee, Kakao und Colanüssen; wirkt anregend auf Zentralnervensystem, Atmung und Blutkreislauf

Colibakterien Bakterienart, verbreitet im Dickdarm des Menschen und zahlreicher Warmblüter. Indikator für Verunreinigung von Wasser und Lebensmitteln

Cortison Hormon der Nebennierenrinde, reguliert im Mineralstoffhaushalt

Natrium-, Chlor- und Kaliumstoffwechsel sowie den Wasserhaushalt

Couverture Schokolade mit einem Gehalt von mindestens 31% Kakaobutter

Crocetin, Crocin natürlicher gelber Farbstoff aus der Safranpflanze

Cutin wachsähnliche Substanzen aus Pflanzenteilen; werden im menschlichen Darm nicht gespalten, zählen zu den Nahrungsfasern / Ballaststoffen

Cyclamat synthetisch gewonnener Süssstoff, künstlicher Süssstoff

D

Darmflora im Dickdarm angesiedelte Bakterienarten, dienen zur bakteriellen Zersetzung des Speisebreies, können durch Einnahme von Antibiotika geschädigt werden

Darmperistaltik von den Wänden des Darmes ausgeführte Muskelbewegungen, bei denen sich die einzelnen Abschnitte nacheinander zusammenziehen und so den Inhalt weitertransportieren

Darmzotten finger- oder blattförmige Fortsätze der Oberfläche des Dünndarms, wodurch die Resorptionsfläche des Dünndarms um das Fünffache vergrössert wird

Defekt Schaden, Fehler

Dekubitus Wundliegen, Druckbrand

Demineralisierung Verarmung des Körpers an Mineralstoffen

denaturieren Proteine zum Gerinnen bringen

Depression gedrückte Gemütsstimmung, die krankhafte Züge annehmen kann

Dermatitis entzündliche Hautreaktion, die oft durch äussere Einwirkung hervorgerufen wird

Destillation Trennung meist flüssiger Stoffe durch Verdampfen und anschliessende Wiederverflüssigung aufgrund unterschiedlicher Siedepunkte

Dextrin Zwischenprodukt beim Abbau von Stärke; leichter verdaulich als Stärke; entsteht beim Backen von Brot, beim Rösten von Mehl

DextroEnergen traubenzuckerhaltiges Präparat

Diabetes Kurzbezeichnung für Diabetes mellitus, Zuckerkrankheit

Diabetes mellitus Zuckerkrankheit

Diät Krankenkost, Schonkost; auf die Bedürfnisse eines Kranken abgestimmte Ernährungsweise

Diätetik Lehre von der Ernährungsweise, Ernährungstherapie

Dichte das Verhältnis von Masse zu Volumen eines Körpers. Mit der Masse m und dem Volumen V beträgt die Dichte: $(\rho) = m/V$. Die Einheit der Dichte im Internationalen Einheitssystem (SI-System) ist Kilogramm pro Kubikmeter (kg/m^3). Ausser kg/m^3 können folgende Dimensionen für die Dichte verwendet werden: g/cm^3, kg/l

Dicksaft eingedickter Fruchtsaft; in der Zuckerindustrie durch Verdampfen konzentrierte Zuckerlösung (Dünnsaft)

Dipole zwei eng benachbarte Magnetpole mit unterschiedlichen elektrischen Ladungen

Disaccharide Zweifachzucker; Gruppe von Zuckerarten, die aus zwei gleichen oder aus zwei verschiedenen Einfachzuckern besteht

Disposition Empfänglichkeit, Anfälligkeit für Krankheiten

Divertikel Ausbuchtung eines Hohlorgans, zum Beispiel des Darms

Divertikulitis Entzündung eines Divertikels

Doping unerlaubte Steigerung der Leistungsfähigkeit duch Zuführung von unerlaubten Substanzen

Dragee mit einem Glanzüberzug versehene Süssigkeit, die eine feste oder flüssige Masse enthält; linsenförmige Arznei, die aus einem Arzneimittel mit einem geschmacksverbessernden Überzug besteht

Droge Erzeugnis aus dem Pflanzen- und Tierreich, das als Arznei oder technisch verwendet wird; heute: Rauschgift, Suchtmittel

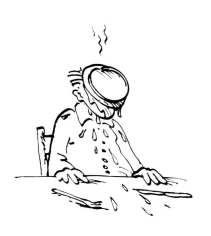

E

Eiweiss Protein; Grundbaustein des Lebens, aus Aminosäuren zusammengesetzt; in der Küche für Eiweiss des Hühnereis verwendet (auch Eiklar genannt)

Elastine faserförmige Proteine, Bestandteile von Bindegewebe, Sehnen und Bändern

Elektrosmog technisch erzeugte, elektromagnetische Strahlung, die bei Energieumwandlung, Transport und Nutzung unkontrolliert in die Umgebung abgestrahlt wird. Die Folgen sind umstritten, jedoch wird eine gesundheitliche Beeinträchtigung angenommen

Element mit chemischen Mitteln nicht weiter zerlegbarer Stoff. Aus Elementen bauen sich sämtliche Verbindungen auf

Emission Luftverunreinigung: Die Abgabe von festen, flüssigen oder gasförmigen Schadstoffen an die Luft. Sie errechnen sich aus sogenannten Emissionsfaktoren (Gramm Schadstoff pro Kilometer beim Strassenverkehr, Gramm Schadstoffe pro Liter Öl bei Industrie- und Hausfeuerungen). Diese Werte sind mehr oder weniger genaue Schätzwerte

Emulgator Stoff, der die Bildung einer Emulsion erleichtert

Emulsion Verbindung zweier nicht miteinander mischbarer Flüssigkeiten (zum Beispiel Öl und Wasser)

Energie Brennwert, der in einem Lebensmittel enthalten ist; Masseinheit: Joule / Kilojoule

Englische Krankheit Störung des Kalk- und Phosphorstoffwechsels. Ursache ist neben Vitamin-D-Mangel unzureichende Sonnenbestrahlung der Haut. Auch Rachitis genannt

Enterobakterien Sammelbegriff für Darmbakterien

Enzyme von Zellen gebildete, komplexe organische Stoffe, die den Ablauf einer chemischen Reaktion beschleunigen und lenken. Auch Fermente genannt

Erbfaktor Gen, welches in den Chromosomen die genetische Information enthält

Erepsine Enzyme des Bauchspeicheldrüsen- und Darmsaftes, die Peptide (Verbindungen aus zwei oder mehreren Aminosäuren) zu Aminosäuren spalten

Ergosterin Provitamin: Vorstufe des Vitamin D, geht bei Bestrahlung mit UV-Licht in Vitamin D über

Erosion Abschleifen des Zahnschmelzes

Erstarrungspunkt Punkt, an dem ein Stoff vom flüssigen in festen Zustand übergeht

essenziell lebensnotwendig

Ester chemische Verbindungen von Alkoholen mit Säuren. Viele Ester werden ihres angenehmen Geruchs wegen als Riechmittel und als Fruchtessenzen fabrikmässig hergestellt

Ethanol Gärungs-Alkohol

Ethik Lehre vom sittlichen Handeln des Menschen in verschiedenen Lebenssituationen

ethisch die von Verantwortung und Verpflichtung anderen gegenüber getragene Lebensführung und Lebenshaltung

EU Europäische Union. Seit dem In-Kraft-Treten des Vertrages von Maastricht am 1.11.1993 Bezeichnung für die Europäischen Gemeinschaften in Verbindung mit einer gemeinsamen Aussen- und Sicherheitspolitik und einer Zusammenarbeit in den Bereichen Justiz und Inneres

extrahieren aus tierischen oder pflanzlichen Stoffen herausziehen

F

Fastfood «schnelles Essen», schnell und leicht verzehrbare kleinere Gerichte

Fermente von Zellen gebildete, komplexe organische Stoffe, die den Ablauf einer chemischen Reaktion beschleunigen und lenken. Auch Enzyme genannt

Fermentation biochemisches Verarbeitungsverfahren in der Lebensmitteltechnik durch Enzyme (Fermente)

Fetthärtung durch Anlagerung von Wasserstoff an eine oder mehrere Doppelbindungen der Fettmoleküle entstehen aus ungesättigten Fettsäuren gesättigte beziehungsweise wird die Anzahl der Doppelbindungen verringert. Der Vorgang wird auch als Hydrierung bezeichnet. Die Fetthärtung wurde 1902 von Dr. Wilhelm Normann erfunden

Fettmolekül Verbindung von drei meist unterschiedlichen Fettsäuren mit Glycerin

Fettsäure Hauptbestandteil der Fette

Fettsucht übermässige Ansammlung von Fett im ganzen Körper (Fettleibigkeit); oft durch überreichliche Ernährung, auch durch erbliche Veranlagung oder durch Drüsenstörung verursacht

fibrillär aus sehr feinen Fasern bestehend

Fibrin faserstoffartiges Protein, gebildet aus dem Blut bei der Blutgerinnung

Fischrogen Fischeier

Flachs einjährige Pflanze mit lanzenförmigen Blättern und blauen Blüten, deren grosse Samen (Leinsamen) das Leinsamenöl liefern

Flavonoide natürliche pflanzliche Farbstoffe

Folsäure wasserlösliches Vitamin

Fotosynthese für das Leben fundamentale Stoffwechselreaktion grüner Pflanzen, bei der aus Kohlendioxid und Wasser mit Hilfe von Licht Traubenzucker (Glucose) und Sauerstoff gebildet werden

Fructose Fruchtzucker, gehört zu den Einfachzuckern; kommt in allen süssen Früchten vor

Functional Food Nahrungsmittel, die durch Nährstoffergänzungen aufgewertet wurden

Fungizide Mittel zur Bekämpfung pflanzenschädigender Pilze

G

Galactose Schleimzucker, gehört zu den Einfachzuckern; kommt selten in freier Form vor, Bestandteil des Milchzuckers

Gärung, alkoholische Umwandlung von Zucker in Alkohol und Kohlendioxid mit Hilfe von Gärungserregern (Hefen)

Gelbsucht Gelbfärbung der Haut und der Schleimhäute, besonders der Augen, als Anzeichen von Leberschädigung, Verschluss der Gallengänge oder krankhaftem Blutzerfall

Gelee gallertartige, eingedickte oder halbfeste Masse

gelieren zu Gelee werden

Gelierstoff Stoffe, die eine Gel-Bindung beschleunigen, zum Beispiel Agar-Agar, Gelatine und Pektin

Gen in den Chromosomen lokalisierter Erbfaktor

Genetik Vererbungslehre, Wissenschaft von den Grundlagen der Vererbung

Gentechnik Teilgebiet der Biologie, auf dem man sich mit der Erforschung und der Manipulation von Genen beschäftigt

Gerbstoffe im Pflanzenreich weit verbreitete Substanzen mit zusammenziehender Wirkung, zum Beispiel Tannin

Geriatrie Zweig der Medizin, der sich mit den Krankheiten des alternden und alten Menschen beschäftigt

Gicht erbliche oder ernährungsabhängige Stoffwechselerkrankung, beeinflussbar durch Meiden purinreicher Lebensmittel, wie Innereien, Fleisch, Fisch

globulär kugelförmig

Globuline Gruppe kugelförmiger Proteine, die in tierischen und pflanzlichen Nahrungsmitteln vorkommen

Glukagon bluzuckersteigerndes Hormon, gebildet in der Bauchspeicheldrüse. Bewirkt den Abbau von Glykogen zu Traubenzucker

Glucose Traubenzucker, gehört zu den Einfachzuckern; kommt in allen süssen Früchten, süssen Gemüsen und in Honig vor

Glukosurie Ausscheidung von Traubenzucker im Harn

Gluten kugelförmige Proteinart, Kleberprotein, in vielen Getreiden enthalten

Glycerin farb- und geruchlose, süsslich schmeckende sirupartige Flüssigkeit; Bestandteil von Fetten

glykämisch den Zuckergehalt des Blutes betreffend

Glykogen Vielfachzucker, speicherfähiges Kohlenhydrat, aufgebaut aus Traubenzucker, gespeichert vor allem in der Leber, aber auch in der Muskulatur als kurzfristige Energiereserve

Glycyrrhizin wichtiger Inhaltsstoff von Süssholz, Bestandteil von Lakritzen

Glykoprotein Verbindung aus Proteinen und Kohlenhydraten

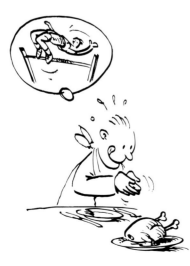

H

Hämagglutinine Proteine (meist Glykoproteine), die im menschlichen Körper ein Zusammenballen der roten Blutkörperchen bewirken

Hämoglobin eisenhaltiger, roter Blutfarbstoff

Hämorrhoiden knotenförmig hervortretende Erweiterungen der Mastdarmvenen um den After herum

Harn flüssiges, vor allem Harnstoff enthaltendes Stoffwechsel-Endprodukt der Nieren

Harnsteine steinförmige Ablagerungen aus unlöslichen Harnsalzen (Urate oder Oxalate) in Harnleitern oder Harnblase (Blasensteine)

Harnstoff Endprodukt des Proteinstoffwechsels, in der Leber gebildet, durch die Nieren ausgeschieden

Hemicellulose pflanzlicher Vielfachzucker, mit Cellulose und Lignin am Aufbau der Zellwand beteiligt

Hepatitis Leberentzündung (Gelbsucht)

Herbizid chemisches Mittel zur Abtötung von Pflanzen (Unkraut)

Herzinfarkt plötzliche Unterbrechung der Blutzufuhr in den Herzkranzgefässen

Hirnschlag Hirninfarkt infolge Durchblutungsstörungen des Gehirns

Histamin biogenes Amin; bildet sich aus der Aminosäure Histidin sowohl im Stoffwechsel als auch bei Fäulnis durch Bakterien

Hormon Stoff, der durch eine Drüse Sekrete an das Blut abgibt und andere Organe in ihrer Tätigkeit beeinflusst

Hydrolyse Spaltung chemischer Verbindungen durch Wasser unter Mithilfe eines Katalysators oder mittels Enzymen

Hygiene Lehre von der Gesundheit, Gesundheitspflege

hygroskopisch Wasser an sich ziehend, bindend

Hygroskopizität Fähigkeit, Luftfeuchtigkeit aufzunehmen und an sich zu binden

Hyperglykämie vermehrter Blutzuckergehalt

Hypertonie erhöhter Blutdruck

Hypervitaminose Schädigung des Köpers durch zu reichliche Vitaminzufuhr

Hypnose schlafähnlicher, eingeschränkter Bewusstseinszustand, der vom Hypnotiseur durch Suggestion herbeigeführt werden kann

Hypophyse Hirnanhangsdrüse

Hypothalamus spezieller Teil des Gehirns – unter dem Thalamus (Hauptteil des Zwischenhirns) liegender Teil des Zwischenhirns

Hypovitaminose Vitaminmangelkrankheit, hervorgerufen durch zu geringe Vitaminversorgung

I

identisch ein und dasselbe bedeutend; völlig gleich

Immission das Einwirken von Luftverunreinigungen, Schadstoffen, Lärm, Strahlen auf Menschen, Tiere, Pflanzen und Bausubstanz

Immissionskonzentration Menge eines verunreinigten Spurenstoffes, die in der Volumeneinheit (Kubikmeter) Luft enthalten ist

immun für Krankheiten unempfänglich, gegen Ansteckung gefeit

Immunsystem Abwehrsystem des Körpers gegen Krankheitserreger

Index Verzeichnis von Stichwörtern

Indikator Stoff (zum Beispiel Lackmus), der durch Farbwechsel eine bestimmte chemische Reaktion anzeigt

individuell auf den einzelnen Menschen, seine Bedürfnisse zugeschnitten, ihm angemessen, entsprechend

Infarkt Absterben eines Gewebestücks oder Organteils nach längerer Blutleere infolge Gefässverschlusses; plötzliche Unterbrechung der Blutzufuhr in den Herzkranzgefässen

Infusion Einführung grösserer Flüssigkeitsmengen in den Organismus über die Blutwege oder über das Unterhautgewebe

Insektizid Insektenbekämpfungsmittel

Insulin Hormon der Bauchspeicheldrüse, steuert den Glucosestoffwechsel und reguliert den Blutzuckerspiegel

Intensität konzentrierte Stärke

intensiv gründlich und auf die betreffende Sache konzentriert

Inulin Vielfachzucker, dessen Abbauprodukt Fruchtzucker ist. Vorkommen: Topinambur, Artischocken, Roggen, Zichorie

Invertase Enzym, spaltet Rohr- oder Rübenzucker in Frucht- und Traubenzucker, auch Saccharase genannt

Invertzucker Gemisch aus gleichen Teilen Traubenzucker und Fruchtzucker; entsteht durch Spaltung von Rohr- oder Rübenzucker mittels Säuren oder mit Hilfe von Enzymen; Hauptbestandteil des Honigs

J

Jo-Jo Geschicklichkeitsspiel mit elastischer Schnur und daran befestigter Holzscheibe

Jo-Jo-Effekt bildliche Definition: nach einer schnellen Gewichtsabnahme erfolgt eine rasche Gewichtszunahme; Regelmechanismus des Körpers

Joule seit 1978 international gültige Masseinheit für die Energie (benannt nach James Prescott Joule). Umrechnung: 1 kJ = 0,239 kcal (zirka 0,24 kcal)

K

Kachexie mit allgemeiner Schwäche und Blutarmut verbundener, starker Kräfteverfall als Begleiterscheinung schwerer Krankheiten

Kalorie Einheit der Wärmemenge. Ab 1978 muss die Brennwertangabe von Lebensmitteln in der Einheit Joule/Kilojoule erfolgen. Umrechnung: 1 kcal = 4,186 kJ (zirka 4,2 kJ)

kanzerogen Krebs erzeugend

Karies Fäulnis, Zerfall der harten Substanz der Zähne

kariogen Fäulnis, Zerfall der harten Substanz der Zähne verursachend

Katalysator Stoff, der durch seine Anwesenheit chemische Reaktionen herbeiführt oder ihren Verlauf beeinflusst, selbst aber unverändert bleibt

Keratine faserförmige, unlösliche Proteine, am Aufbau von Horn-, Haar- und Nägelsubstanz beteiligt

Ketonkörper Sammelbezeichnung für verschiedene Säuren, die bei vermehrtem Fettabbau gebildet werden

Kinderlähmung stark ansteckende Infektionskrankheit, bewirkt entzündliche Entartung der Ursprungszellen der Bewegungsnerven im Rückenmark, kann zu Lähmungen und zum Tod führen

Knallgas Wasserstoff-Sauerstoff- oder Wasserstoff-Luft-Gemisch, das nach Zündung explosionsartig verbrennt

koagulieren ausflocken, gerinnen (lassen)

Koffein Coffein; Stoff in Kaffeebohnen, schwarzem Tee, Kakao und Colanüssen; wirkt anregend auf Zentralnervensystem, Atmung und Blutkreislauf

Kohlendioxid Kohlenstoffdioxid, CO_2; farb- und geruchloses Gas, das beim Stoffwechsel in den Zellen entsteht; wird ausgeatmet

Kohlenhydrat aus Kohlenstoff, Sauerstoff und Wasserstoff zusammengesetzte organische Verbindung (Zucker, Stärke, Cellulose)

Kohlenmonoxid CO; farb- und geruchloses, giftiges Gas, entsteht bei unvollständiger Verbrennung

Kohlensäure H_2CO_3; entsteht bei Auflösung von Kohlendioxid in Wasser

Kohlenstoff chemisches Element, Symbol C, kommt in der Natur vor als Graphit oder Diamant

Kohlenwasserstoffe chemische Verbindungen des Kohlenstoffs mit Wasserstoff

Kollagen faserförmiges, leimartiges, stark quellendes Protein in Bindegeweben, Sehnen, Knorpeln und Knochen; Ausgangsprodukt für die Gelatineherstellung

Koma tiefste, durch keine äusseren Reize zu unterbrechende Bewusstlosigkeit

Komplex / komplex Minderwertigkeitsgefühl; vielschichtig; viele, sehr verschiedene Dinge umfassend

kondensieren Gase oder Dämpfe durch Druck oder Abkühlung verflüssigen; aus dem gas- oder dampfförmigen in einen flüssigen Zustand übergehen

konsequent folgerichtig, logisch, zwingend; unbeirrbar, fest entschlossen; beharrlich, immer

Konsistenz äussere Beschaffenheit von Körpern und deren Verhalten gegen Formveränderung

konventionell herkömmlich, nicht modern

Koordination gegenseitiges Abstimmen verschiedener Dinge, Faktoren oder Vorgänge; das harmonische Zusammenwirken der bei einer Bewegung tätigen Muskeln

koronar zu den Herzkranzgefässen gehörend, von ihnen ausgehend

Koronargefässe Herzkranzgefässe

Kosmetik Körper- und Schönheitspflege

Kretin Schwachsinniger (im medizinischen Sinn); jemand, der an Kretinismus leidet

Kretinismus auf Unterfunktion der Schilddrüse beruhendes Zurückbleiben der körperlichen und geistigen Entwicklung

L

Lab Enzym aus den Labmagenschleimhäuten von Wiederkäuern, wird bei der Käseherstellung zum Gerinnen der Milch verwendet

Lackmus aus einer Flechtenart (der Lackmusflechte) gewonnener blauer Farbstoff, der als chemischer Indikator verwendbar ist (reagiert in Säuren rot, in Laugen/Basen blau)

Lackmuspapier mit Lackmustinktur getränktes Papier, das zur Erkennung von Säuren und Laugen dient

Laie Nichtfachmann, Ungelernter

Lactase Laktase, Milchzucker spaltendes Enzym

Lactose Laktose, Milchzucker, gehört zu den Zweifachzuckern, kommt in allen Milcharten vor

Lakritze Zuckerwaren, hergestellt aus getrocknetem Süssholz-Extrakt

Lauge Lösung einer starken Base (chemische Verbindung, die mit Säuren Salze bildet) in Wasser

Lecithin Begleitstoff von Fetten, wird hauptsächlich aus Soja oder Eiern gewonnen; wirkt als Emulgator; beim Menschen in Zellen, Nerven und im Gehirn vorkommend

Lectine Proteine (meist Glycoproteine), die im menschlichen Körper ein Zusammenballen der roten Blutkörperchen bewirken

Leukoplast farbloser Bestandteil der pflanzlichen Zelle

Lignin pflanzlicher Vielfachzucker, neben Cellulose und Hemicellulose am Aufbau der Zellwand beteiligt, wichtiger Bestandteil des Holzes, entsteht in grossen Mengen bei der Zellstoffgewinnung und der Holzverzuckerung

Linolensäure lebensnotwendige, mehrfach ungesättigte Fettsäure (besitzt 3 Doppelbindungen)

Linolsäure lebensnotwendige, mehrfach ungesättigte Fettsäure (besitzt 2 Doppelbindungen)

Lipasen Fett spaltende Enzyme

Lipide Sammelbegriff für Fette und fettähnliche Substanzen

Lipoproteine wasserlösliche Verbindungen aus Proteinen und Fetten, Bestandteil des Blutplasma

Lycopin natürlicher orangeroter Farbstoff, ist hauptsächlich enthalten in Beerenfrüchten und Tomaten

Lymphe hellgelbe, proteinhaltige, für den Stoffaustausch der Gewebe wichtige Körperflüssigkeit in eigenem Gefässsystem (Lymphbahnen)

M

Maillard-Reaktion Reaktion von Kohlenhydraten und Proteinen unter Hitzeeinwirkung, wobei geschmacksverbessernde Substanzen entstehen; nach dem französischen Chemiker Louis-Camille Maillard benannt

Makrobiotik spezielle, hauptsächlich auf Getreide und Gemüse basierende Ernährungsweise

makrobiotisch Kost, die sich hauptsächlich aus Getreide und Gemüse zusammensetzt

Maltase Malzzucker spaltendes Enzym

Maltose Malzzucker, gehört zu den Zweifachzuckern, kommt in gekeimtem Getreide vor

Manna-Esche Baum, aus dessen Absonderungen der Zuckeraustauschstoff Mannit gewonnen wird (vor allem für Diabetiker)

Mannit Zuckeraustauschstoff, wird nur langsam resorbiert

Melancholiker Temperamentstyp; antriebsschwacher, pessimistischer, schwermütiger Mensch

Membran Oberflächenhäutchen der Zelle

Menstruation Monatsblutung, Regel, Periode. Bei der geschlechtsreifen Frau in etwa 28-tägigen Abständen erfolgende Blutung aus der Gebärmutter

mikro... (in Zusammensetzungen) klein

Mikrobiologie Wissenschaftszweig, der mikroskopisch kleine Lebewesen erforscht

Mikrogramm ein Millionstel Gramm (0,000 001 g); Zeichen: µg

Mikroorganismen die kleinsten, meist einzelligen Lebewesen. Zu den Mikroorganismen gehören auch die Viren

Mikrozotten finger- oder blattförmige Ausstülpungen des Dünndarms, wodurch die Resorptionsfläche des Dünndarms um das Fünffache vergrössert wird

Milieu Umgebung, Umfeld

Milligramm (mg) 1/1000 Gramm (0,001 g)

Millimol 1/1000 Mol

Mineralstoffe für den Aufbau von Körpersubstanzen notwendige anorganische Verbindungen, die ständig mit der Nahrung zugeführt werden müssen

«Mise en place» Bereitstellen der Arbeitsmaterialien, Rohprodukte und Lebensmittel

Mitochondrien faden- oder kugelförmige Gebilde in menschlichen, tierischen und pflanzlichen Zellen, die der Atmung und dem Stoffwechsel der Zelle dienen

moderat gemässigt, massvoll

Mol Menge eines chemisch einheitlichen Stoffes, die seinem Molekulargewicht in Gramm entspricht (gesetzliche Einheit der molaren Masse)

Molekül das kleinste Teilchen einer chemischen Verbindung, das noch deren chemische Eigenschaften darstellt, besteht aus zwei oder mehreren Atomen

Monosaccharid Einfachzucker

Moral Verhaltens- und Einstellungsnormen, die unter dem Einfluss einer Kultur in einer Gruppe oder Gesellschaft über längere Zeit hinweg als verbindlich angesehen werden

moralisch im Einklang mit den (eigenen) Moralgesetzen stehend

Mucine Glykoproteine, Schleimstoffe; ausgeschieden von Haut- und Schleimhäuten; haben Schutzwirkung für Schleimhäute

Muskelschwund Verkleinerung des Durchmessers der einzelnen Muskelfasern

Mykotoxine für Mensch und Tier giftige Stoffwechselprodukte von Schimmelpilzen, die Nahrungs- und Futtermittel verderben. Sie gelten als Krebs erregend

Myoglobin farbtragender, eisenhaltiger roter Farbstoff der Warmblütermuskulatur

Myosin Muskelprotein, Hauptbestandteil der Muskulatur

N

Nachtblindheit ungenügendes Vermögen der Augen, sich an die Dunkelheit anzupassen; angeboren oder durch Vitamin-A-Mangel verursacht

Nahrungsfasern Ballaststoffe; durch Verdauungsenzyme nicht aufspaltbare und daher nicht resorbierbare Bestandteile der Nahrung wie Cellulose und Hemicellulose; dienen zur Anregung der Darmperistaltik

Naringin Bitterstoff der Grapefruit

naturidentisch gleich wie in der Natur vorkommend

Nebennieren den Nieren aufsitzende, kleine Drüsen, die eine Anzahl lebenswichtiger Hormone herstellen

Nebennierenrinde Bereich der Nebennieren, der lebenswichtige Hormone herstellt, zum Beispiel Cortison

Niacin wasserlösliches Vitamin; auch Nicotinsäure oder Nicotinsäureamid genannt

Nicotinsäure wasserlösliches Vitamin; auch Niacin oder Nicotinsäureamid genannt; früher Vitamin B_5 oder Vitamin PP

Nierensteine steinförmige Ablagerungen aus unlöslichen Harnsalzen (Urate oder Oxalate) im Nierenbecken

Nitrat (NO_3) stickstoffhaltiges Salz der Salpetersäure, wird auch als Düngemittel verwendet

Nitrit Salz der salpetrigen Säure, als Umrötemittel in Würsten und Wurstwaren (Nitrit-Pökelsalz). Unerwünschte Bildung in Lebensmitteln durch enzymatische Umwandlung aus Nitrat

Nitrosamine Verbindungen, die in Nahrungsmitteln beim Zusammentreffen von Nitriten und Aminen entstehen können; zum grossen Teil stark Krebs erregend und leberschädigend

O

Ökologie Wissenschaft von den Beziehungen der Lebewesen zu ihrer Umwelt

Ökonomie Wirtschaftlichkeit, Sparsamkeit

Ölsaat Samen mit zum Teil hohem Gehalt an Fett, die zur Gewinnung pflanzlicher Öle dienen

Ölsäure Einfach ungesättigte Fettsäure (besitzt eine Doppelbindung)

Omega-3-Fettsäuren in Meeresfischen enthaltene mehrfach ungesättigte Fettsäure

Omnivore Allesfresser; sowohl pflanzliche wie tierische Nahrungsmittel verdauend

Optimum das Beste, das Wirksamste; Höchstmass

organisch der belebten Natur angehörend; Chemie: eine Verbindung des Kohlenstoffs betreffend

Organismus Gesamtsystem aller Organe im Körper; Lebewesen

osmotischer Druck messbarer Druck in einem geschlossenen System, zum Beispiel zwischen Zell- und Gewebeflüssigkeit

Osteomalazie Knochenerweichung durch mangelhaften Einbau von Mineralstoffen in das Knochengerüst

Osteoporose Schwund des festen Knochengewebes durch gesteigerten Knochenabbau

Östrogen weibliches Sexualhormon

Oxalsäure in vielen Pflanzen vorkommende organische Säure (Rhabarber, Sauerampfer, Sauerklee)

Oxidation chemische Vereinigung eines Stoffes mit Sauerstoff

Oxidationswasser Wasserabspaltung beim Abbau der Grundnährstoffe in der Zelle

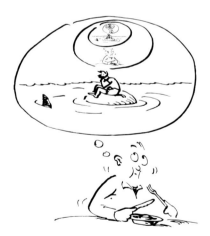

P

Palmitinsäure gesättigte Fettsäure (ohne Doppelbindungen)

Pankreas Bauchspeicheldrüse: Drüse mit innerer und äusserer Stoffabgabe (Sekretion) Sie liefert Hormone an die Blutbahn und gibt den Bauchspeicheldrüsensaft in den Zwölffingerdarm ab

Pankreassaft Sekret der Bauchspeicheldrüse (Bauchspeicheldrüsensaft, Bauchspeichel)

Pantothensäure wasserlösliches Vitamin

Paracelsus eigentlich Philipp Aureolus Theophrast Bombast von Hohenheim, Arzt, Naturforscher und Philosoph (1493 – 1541); erkannte die chemischen Grundlagen der Lebensvorgänge und wendete sie in der Heilkunde an

Pektin Vielfachzucker, kommt in den Zellwänden von Pflanzenzellen vor. Pektine können Wasser binden und so gelieren

Pellagra durch Mangel an Niacin (Vitamin) hervorgerufene Erkrankung

Pepsin Verdauungsenzym, das in der Magenschleimhaut gebildet wird

Peptid Verbindung aus zwei oder mehreren Aminosäuren

peripher am Rande befindlich

Peripherie Rand, Randgebiet

Peristaltik von den Wänden der muskulösen Hohlorgane (Magen, Darm) ausgeführte Bewegung, bei der sich die einzelnen Organabschnitte nacheinander zusammenziehen und so den Inhalt des Hohlorgans transportieren

Peroxid sauerstoffreiche chemische Verbindung, gesundheitsschädliches Zersetzungsprodukt der Fette

Pessimist Temperamentstyp; negativ eingestellter Mensch, der immer die schlechten Seiten des Lebens sieht

pessimistisch lebensunfroh, niedergedrückt, schwarzseherisch

Pestizid chemisches Mittel zur Vernichtung von pflanzlichen und tierischen Schädlingen aller Art

Pfortader Vene, die das Blut aus dem Magen-Darm-Kanal sammelt, um es der Leber zuzuführen

Pförtner Magenausgang

Phänomen etwas, was als Erscheinungsform auffällt, ungewöhnlich ist

Phase Chemie: Zustandsform eines Stoffes (fest, flüssig, gasförmig)

Philosoph der nach dem letzten Sinn, den Ursprüngen des Denkens und Seins, dem Wesen der Welt, der Stellung des Menschen im Universum fragt (griechisch-lateinisch; «Freund der Weisheit»)

Phlegmatiker Temperamentstyp; ruhiger, langsamer, schwerfälliger Mensch

Phosphate Salze der Phosphorsäure

Phosphatiden phosphorhaltige fettverwandte Substanzen, kommen in Zellmembranen, in Nerven und im Gehirn vor

pH-Wert Abkürzung für potentia hydrogenii, Konzentration der Wasserstoff-Ionen als Masszahl für den sauren oder alkalischen (basischen) Charakter einer Lösung

Phyllochinon Vitamin K, fettlösliches Vitamin

Physik der Mathematik und Chemie nahe stehende Naturwissenschaft, die vor allem durch experimentelle Erforschung und messende Erfassung die Grundgesetze der Natur, die Bewegung und den Aufbau der unbelebten Materie sowie die Eigenschaften der Strahlung und der Kraftfelder untersucht

physikalisch die Physik betreffend, zu ihr gehörend, auf ihr beruhend

physiologisch die Lebensvorgänge im Organismus betreffend

Pigment Farbstoff in tierischen und menschlichen Geweben oder farbgebender Stoff, der von Bindemitteln aufgenommen, aber nicht gelöst wird

Pigmentierung Einlagerung von Pigment, Färbung

Plastiden Gesamtheit der Chromatophoren und Leukoplasten in der Pflanzenzelle

Poliomyelitis, Polio Kinderlähmung; stark ansteckende Infektionskrankheit, bewirkt entzündliche Entartung von Ursprungszellen der Bewegungsnerven im Rückenmark, kann zu Lähmungen und zum Tod führen

Polysaccharide Vielfachzucker

polyzyklisch aus mehreren Ringen zusammengesetzt

potenziell möglich, denkbar

primär zuerst vorhanden, ursprünglich; an erster Stelle stehend, erst; vorrangig; grundlegend, wesentlich

Probiotikum Lebensmittel mit lebenden Mikroorganismen, welche positive Effekte auf den Organismus ausüben

Prostata Vorsteherdrüse, walnussgrosses Anhangsorgan der männlichen Geschlechtsorgane, das den Anfangsteil der Harnröhre umgibt

Proteinasen Gruppe von proteinspaltenden Enzymen (Endopeptidasen)

Proteine Grundbausteine des Lebens, aus Aminosäuren zusammengesetzt; auch Eiweiss genannt

Protoplasma Zellflüssigkeit

Provitamin Vorstufe eines Vitamins; Provitamine können vom Körper zu Vitaminen umgewandelt werden

Psyche Seele, Seelenleben

psychisch die Psyche betreffend, seelisch

Psychopharmaka Arzneimittel, die die Stimmung und Verhaltensweise von Mensch und Tier beeinflussen

Psychotherapie Behandlung psychischer Störungen durch seelische Beeinflussung (zum Beispiel Psychoanalyse, Verhaltenstherapie, Gesprächstherapie, autogenes Training)

Pubertät Zeit der eintretenden Geschlechtsreife

Purine aus der Nukleinsäure der Zellkerne entstehende Verbindungen

Pyridoxin Vitamin B_6, wasserlösliches Vitamin

Pythagoras altgriechischer Philosoph, † um 500 vor Christus; ihm zugeschrieben wird der «pythagoräische Lehrsatz» ($a^2 + b^2 = c^2$)

Q

Quecksilber helles, silberglänzendes Element, das einzige bei Zimmertemperatur flüssige Metall

Quinoa einjährige, ästige, bis zu 2 m hohe, krautige Pflanze, deren weisse hirsekornähnliche Samen in den Anden ein wichtiges Nahrungsmittel sind

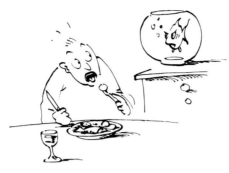

R

Rachitis Störung des Kalk- und Phosphorstoffwechsels; Ursache ist neben Vitamin-D-Mangel unzureichende Sonnenbestrahlung der Haut; auch englische Krankheit genannt

Radikale, freie Gruppe von Atomen, die wie ein Element als Ganzes reagieren, eine begrenzte Lebensdauer besitzen und chemisch sehr reaktionsfähig sind

radioaktiv durch Kernzerfall bestimmte strahlende Teilchen aussendend

Raffination Reinigung und Veredelung von Naturprodukten und technischen Produkten (Erdöl, Fette, Zucker, Metalle)

Ranzigwerden Veränderung von fast allen Fetten und Ölen bei längerem Lagern; hervorgerufen und gefördert durch Licht, Wärme, Sauerstoff (Oxidation), Feuchtigkeit (Verseifung) und durch Bakterien

Rauchpunkt Temperatur, bei welcher die thermische Fettzersetzung unter Rauchentwicklung sichtbar wird

Reaktion das Reagieren; eine durch etwas hervorgerufene Wirkung oder Gegenwirkung; unter stofflicher Veränderung ablaufender Vorgang

Reflex unwillkürliche Reaktion des Organismus auf eine Reizung seines Nervensystems

Relation Beziehung, Verhältnis zwischen zwei Begriffen, Dingen (Ursache – Wirkung), Grössen

resistent widerstandsfähig

resorbieren flüssige oder gelöste Stoffe in die Blut- oder Lymphbahn aufnehmen

Resorption das Aufnehmen flüssiger oder gelöster Stoffe in die Blut- oder Lymphbahn

Retinol Vitamin A, fettlösliches Vitamin

Rezeptor Ende einer Nervenfaser oder von spezialisierten Zellen in der Haut oder in inneren Organen zur Aufnahme von Reizen

Rheuma, Rheumatismus Sammelbezeichnung für verschiedenartige mit Schmerzen einhergehende Krankheiten des Bewegungs- und Stützapparats (Knochen, Muskeln, Bindegewebe), deren Ursachen zum Teil geklärt sind

Rhythmus «das Fliessen»; gleichmässig gegliederte Bewegung, gleichmässige Wiederkehr natürlicher Vorgänge

Riboflavin Vitamin B_2, wasserlösliches Vitamin

Risikofaktoren Faktoren, welche die Wahrscheinlichkeit des Auftretens bestimmter Krankheiten wesentlich erhöhen

Rogen Laich (Eier) von Fischen

Roux Mehlschwitze

S

Saccharase Enzym, spaltet Rohr- und Rübenzucker in Frucht- und Traubenzucker

Saccharin synthetisch gewonnener Süssstoff, künstlicher Süssstoff

Saccharose Zweifachzucker, chemische Bezeichnung für Rohr- oder Rübenzucker; in Pflanzen weit verbreitete Zuckerart

Safloröl Distelöl, gewonnen durch Extraktion aus den Samen der Färberdistel

Sanguiniker Temperamentstyp; lebhafter, temperamentvoller, lebensbejahender Mensch

Sauerstoff chemisches Element, Symbol O, das häufigste Element auf der Erde; lebensnotwendig für die Atmung fast aller Lebewesen

Sauerstoffdefizit Sauerstoffmangel

Schilddrüse lebenswichtige Drüse am Hals, unter dem Kehlkopf; ihre Hormone regulieren Wachstum und Stoffwechsel

Schlaganfall Hirninfarkt infolge Durchblutungsstörungen des Gehirns

Schmelzbereich Bereich, bei welchem ein Stoff vom festen in den flüssigen Zustand übergeht

Schmelzpunkt Temperatur, bei welcher ein Stoff vom festen in den flüssigen Zustand übergeht

Schock plötzliche schwere Beeinträchtigung des Nervensystems, wobei der Betroffene nicht mehr fähig ist, seine Reaktionen zu kontrollieren

Schwips leichter Rauschzustand infolge Alkoholkonsum, Mundart

Sekret von einer Drüse produzierter und abgesonderter Stoff, der im Organismus bestimmte Aufgaben erfüllt

sekundär an zweiter Stelle stehend, zweitrangig, in zweiter Linie in Betracht kommend; nachträglich hinzukommend

sensorisch die Sinnesorgane, die Aufnahme von Sinnesempfindungen betreffend

Skala Masseinteilung bei Messinstrumenten

Skateboard als Sportgerät dienendes Brett auf vier federnd gelagerten Rollen, mit dem man sich stehend (mit Abstossen) fortbewegt und das durch Gewichtsverlagerung gesteuert wird

Skelett stützendes Körpergerüst aus Knochen, Chitin oder Kalk bei Tieren und Menschen

Skorbut Erkrankung durch Mangel an Vitamin C; führt zu Schleimhautblutungen, Zahnausfall, Infektionsanfälligkeit, Kräfteverfall

Solanin Giftstoff in grünen Kartoffeln, Kartoffelkeimen, grünen Tomaten

Somatotropin Wachstumshormon aus der Hirnanhangdrüse

Sondenkost Form der künstlichen Ernährung mit Einführung von dünnbreiiger oder flüssiger Nahrung durch eine Magensonde

sozial die menschliche Gesellschaft, Gemeinschaft betreffend

Spina bifida Spaltwirbel, Wirbelspalt; angeborene Spaltbildung an der Wirbelsäule

Sprue angeborene Stoffwechselstörung, allergische Reaktion der Dünndarmschleimhaut auf Kleberproteine (Gluten) im Erwachsenenalter

Stabilisatoren Zusätze, welche unerwünschte Reaktionen chemischer Verbindungen verhindern oder verlangsamen

Stärke Vielfachzucker, besteht zu 20 % aus wasserlöslicher Amylose und zu 80 % aus wasserunlöslichem Amylopektin; kommt in Getreide, Hülsenfrüchten und Kartoffeln vor

Stärke, modifizierte Stärkeerzeugnis mit veränderten Eigenschaften. Die verschiedenen Verfahren führen zu einer höheren Hitze-, Kälte- und/oder Säurebstabilität

Stickstoff chemisches Element, Symbol N; farb-, geruch- und geschmackloses Gas Die Luft besteht zu etwa 78 Vol.-% aus Stickstoff

Streptokokken Rundbakterien, die sich in Ketten vermehren, spielen als Milchsäurebakterien bei der Milchverarbeitung eine grosse Rolle; einige Arten sind Eiter- oder Krankheitserreger

Stress Überbelastung körperlicher oder seelischer Art, ruft «Alarmreaktionen» des Körpers hervor

Substrat, Substanz Nährboden, der bei enzymatischen Vorgängen abgebaut wird

Suggestion Beeinflussung eines Menschen

Symbol Kennzeichen; Gegenstand oder Vorgang, der stellvertretend für einen anderen Sachverhalt steht; Sinnbild, Wahrzeichen

symbolisch sinnbildlich; durch Symbole dargestellt

Synthese Zusammenfügung einzelner Teile zu einem höheren Ganzen; Aufbau einer chemischen Verbindung aus einfacheren Stoffen

T

Taille oberhalb der Hüfte schmaler werdende Stelle des menschlichen Körpers

Technologie Wissenschaft von der Umwandlung von Rohstoffen in Fertigprodukte

Temperament Lebhaftigkeit, Munterkeit, Schwung; Wesens- und Gemütsart; siehe Choleriker, Melancholiker, Phlegmatiker, Sanguiniker

Therapeut Pfleger, jemand, der eine Therapie vornimmt

Therapie Kranken- oder Heilbehandlung

Thermisch die Wärme betreffend

Thiamin Vitamin B_1, wasserlösliches Vitamin

Thyroxin Schilddrüsenhormon, beinflusst Grundumsatz und Wachstum

Tocopherol Vitamin E, fettlösliches Vitamin

Tofu aus Sojabohnenmilch gewonnenes, quarkähnliches Produkt

Toxin von Bakterien, Pflanzen oder Tieren ausgeschiedener oder beim Zerfall von Bakterien entstandener Giftstoff

toxisch giftig, auf einer Vergiftung beruhend

Tranquilizer Arzneimittel mit dämpfender Wirkung zur Beseitigung von Angst-, Spannungs- und Erregungszuständen

Triiodthronin Schilddrüsenhormon

Trypsin proteinspaltendes Enzym

Tryptophan eine in den meisten Proteinen enthaltene essenzielle Aminosäure

Tuberkulose durch Tuberkelbakterien hervorgerufene Infektionskrankheit (zum Beispiel von Lunge, Haut, Knochen)

Tumor Geschwulst, Gewebewucherung

Typhus gefährliche, oft seuchenartig auftretende, meldepflichtige Infektionskrankheit; Erreger ist eine Salmonellenart

U

UHT Abkürzung für Ultra-Hochtemperatur

UV-Strahlen Abkürzung für ultraviolette Strahlung. Unsichtbare Strahlung mit kurzer Wellenlänge und starker chemischer und biologischer Wirkung. UV-Strahlen können Keime abtöten und beim Menschen Sonnenbrand verursachen

V

Vakuole mit Flüssigkeit oder Nahrung gefülltes Bläschen im Zellplasma

Veganer jemand, der sich ausschliesslich von pflanzlicher Kost ernährt

Virus, Viren in Proteinhüllen verpackte Stücke genetischen Materials, die den Stoffwechsel geeigneter (lebender) Wirtszellen auf Produktion neuer Viren derselben Art umprogrammieren können. Viren haben keinen eigenen Stoffwechsel

viskos zähflüssig, leimartig

Viskosität Zähflüssigkeit

Vitalstoffe lebenswichtige Stoffe

Vitamin-Antagonisten Substanzen (zum Beispiel Bestandteile von Medikamenten), die Vitamine inaktivieren

Volumen Rauminhalt eines festen, flüssigen oder gasförmigen Körpers, Formelzeichen V, SI-Einheit des Volumens sind Kubikmeter (m^3)

W

Wärme-Isolation Schutz vor Kälte

Wasserstoff chemisches Element, Symbol H; farb- und geruchloses Gas, leichtestes aller Elemente

Wermut Würz- und Heilpflanze aus der Familie der Beifussgewächse; wird wegen seiner Aroma- und Bitterstoffe zur Herstellung von Wermutwein und Bitterlikören verwendet

Wendel Schraubenlinie, schraubenförmig aufgewunden

X

Xylit Zuckeraustauschstoff, wird nur langsam resorbiert, für Zuckerkranke geeignet

Y

Yin und Yang Begriffe der chinesischen Philosophie; Yang ist das männliche Prinzip (Himmel), Yin das weibliche (Erde)

Yoga indische Lehre, deren Ziel es ist, durch Meditation und Askese sowie durch bestimmte körperliche Übungen den Menschen vom Gebundensein an die Last der Körperlichkeit zu befreien. Dazu werden Übungen für eine gesteigerte Beherrschung des Körpers, für Konzentration und Entspannung ausgeführt

Z

Zahnkaries Fäulnis, Zerfall der harten Substanz der Zähne

Zahnschmelz äussere, sehr harte Schicht der Zähne

Zellmembran Oberflächenhäutchen der Zelle

Zellulose Vielfachzucker, Hauptbestandteil der pflanzlichen Zellwände, Grundstoff zur Herstellung von Papier

Zöliakie angeborene Stoffwechselstörung, allergische Reaktion der Dünndarmschleimhaut auf Kleberproteine (Gluten) im Kindesalter

Zusatzstoffe Stoffe, die den Nahrungsmitteln zur Beeinflussung ihrer Beschaffenheit oder zur Erzielung bestimmter Eigenschaften oder Wirkungen zugesetzt werden

Zytoplasma Zellflüssigkeit

Quellenangabe Glossar:

Pschyrembel, klinisches Wörterbuch, Walter de Gruyter Verlag

Lexikon Lebensmittelchemie, Georg Thieme Verlag, Stuttgart

Ernährungsmedizin, Georg Thieme Verlag, Stuttgart

Burgersteins Handbuch Nährstoffe, Karl F. Haug Verlag, Heidelberg

Lebensmittel-Lexikon, Behr's Verlag, Hamburg

Lexikon Lebensmittel und Ernährung, Ceres Verlag, Bielefeld

Fremdwörter-Duden, Dudenverlag, Mannheim

Brockhaus, F. A. Brockhaus, Leipzig

Literatur-Quellenverzeichnis

Grundkurs Ernährung, Dr. Beate Günther,
Karl Walcher, Gehlen, Bad Homburg 1999

Nährwerttabellen, Schweizerische Vereinigung
für Ernährung, Eigenverlag, Bern 1993

*Die grosse GU Nährwert-Kalorien-Tabelle
2000/01,* Prof. Dr. Ibrahim Elmadfa,
Waltraute Aign, Prof. Dr. Erich Muskat,
Dipl. oec. troph. D. Fritzsche, Gräfe
und Unzer, München 1999

Grundstufe Ernährungswirtschaftliche Berufe,
Georg Schneider, Wulf Vesper, Alexa Witzel,
Schroedel, Hannover, Dortmund, Darmstadt,
Berlin 1978

Lexikon Lebensmittel und Ernährung,
Prof. Karl Hermann, Ceres-Verlag,
R. A. Oetker AG, Bielefeld 1989

Ernährungslehre für den Kochberuf,
SFG Autorengruppe, SFG Hotel&Gastro
formation, Weggis 1989/1994

Tiptopf, Ursula Affolter, Rosemarie Felder,
Monika Jaun, Marianne Keller, Ursula Schmid,
Staatlicher Lehrmittelverlag, Bern 1988

Gastronomie Grundstufe, Dr. Wolfgang
Hecker, F. Jürgen Hermann, Fachbuchverlag,
Leipzig 1999

Arbeitsbuch Ernährung und Diätetik, Ulrike
Seib, Urban&Fischer, München, Jena 1999

Ernährung heute, Cornelia A.Schlieper,
Dr. Felix Büchner, Hamburg 1999

Grundfragen der Ernährung, Cornelia
A. Schlieper, Dr.Felix Büchner, Hamburg 1998

Ernährungswissenschaft, Hilka de Groot-
Böhlhoff, Europa Lehrmittel, Haan-Gruiten
1998

In Sachen Ernährung, Hilka de Groot-
Böhlhoff, Jutta Farhadi, Europa Lehrmittel,
Haan-Gruiten 1998

Nahrungsmittel, Blocker Dicker,
Dr. Max Gehlen, Bad Homburg 1993

Ernährungslehre zeitgemäss praxisnah,
Prof. Ulrike Arens-Azevêdo, Dr. Beate Günther,
Renate Pletschen, Georg Schneider,
Dr. Max Gehlen, Bad Homburg 1998

Alternative Ernährungsformen, Prof. Dr. Claus
Leitzmann, Markus Keller, Andreas Hahn,
Hippokrates Verlag GmbH, Stuttgart 1999

Ernährung des Menschen, Prof.Dr. Ibrahim
Elmadfa, Prof. Dr. Claus Leitzmann, Verlag
Eugen Ulmer, Stuttgart 1999

Bioaktive Substanzen in Lebensmitteln,
Dr. Bernhard Watzl, Prof. Dr. Claus Leitzmann,
Hippokrates Verlag GmbH, Stuttgart 1999

Taschenatlas der Ernährung, Prof. Dr. Hans
Konrad Biesalski, Dr. Peter Grimm, Georg
Thieme Verlag, Stuttgart, New York 1999

Diabetes Typ 2, Prof. Arthur Teuscher, Stiftung
Ernährung und Diabetes, Bern 2000

Ernährung im Sport, Paolo Colombani,
Christof Mannhart, Verlag Hans Huber,
Bern 2000

Merkblätter zur Ernährung, Schweizerische
Vereinigung für Ernährung, Eigenverlag, Bern
2000

**Ergänzende Informationen zu diesem
Lehrmittel finden Sie unter
folgenden Internet-Adressen:**

Schweizerische Vereinigung für Ernährung
www.sve.org

Deutsche Gesellschaft für Ernährung
www.dge.de

Deutsches Agrarinformationsnetz
www.dainet.de

Ernährungswissenschaft der
Justus-Liebig-Universität Giessen
www.uni-giessen.de/nutriinfo/metainfo.htm

Kantonsärztlicher Dienst des Kantons Aargau
www.ag.ch/kantonsarzt/kantonsarzt.htm

Nestlé Schweiz – Service Nutrition
www.nestle.ch/de/nutrition/default.asp

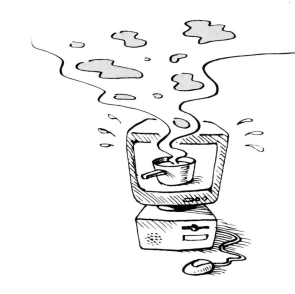

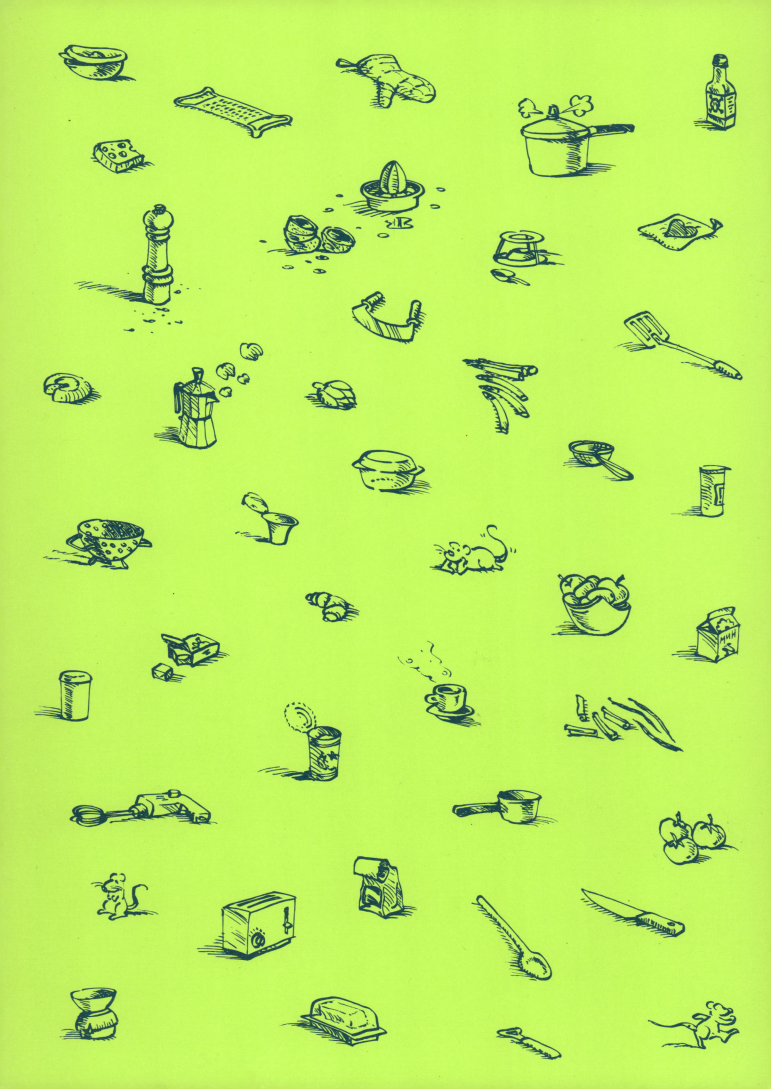